SpringerWienNewYork

Brigitte Scharb

Spezielle validierende Pflege

Unter Mitarbeit von
Silvia Reichl, Rita Wachter und Elfi Bechtold

Mit Geleitworten von
Charlotte Staudinger und Alfred Huber

Dritte, überarbeitete und
erweiterte Auflage

SpringerWienNewYork

Dipl. Krankenschwester Brigitte Scharb
Wien, Österreich

© 1999, 2001 und 2005 Springer-Verlag/Wien
Printed in Austria

Springer-Verlag WienNewYork ist ein Unternehmen von
Springer Science + Business Media
springer.at

Reproduktionsfertige Vorlagen von der Autorin
Druck- und Bindearbeiten: Grasl Druck & Neue Medien, 2540 Bad Vöslau, Österreich
Gedruckt auf säurefreiem, chlorfrei gebleichtem Papier – TCF

SPIN: 11408970

Mit 3 Abbildungen

Bibliografische Information Der Deutschen Bibliothek
Die Deutsche Bibliothek verzeichnet diese Publikation in der Deutschen Nationalbibliografie; detaillierte bibliografische Daten sind im Internet über http://dnb.ddb.de abrufbar.

ISBN-10 3-211-25366-1 SpringerWienNewYork
ISBN-13 978-3-211-25366-3 SpringerWienNewYork
ISBN-3-211-83507-5 2. Aufl. SpringerWienNewYork

Geleitwort

Als ich gebeten wurde, ein Geleitwort für dieses Buch zu schreiben, war meine erste spontane Überlegung getragen von purem Egoismus. Ich dachte mir, wenn sich eine so engagierte und motivierte diplomierte Krankenschwester mit neuen Wegen geriatrischer Pflege auseinandersetzt und in einem Arbeitsbuch, welches für die Grund-, Fort- und Weiterbildung von zukünftigen Pflegeexperten im Rahmen der Altenpflege gedacht ist, wesentliche Elemente der individuellen Betreuung alter Menschen festschreibt, kommt das letztendlich auch mir zugute.

Ich gehe davon aus, daß dieses Arbeitsbuch in den nächsten Jahrzehnten für alle am Thema interessierten Personen zur Verfügung steht und einen Schwerpunkt im Rahmen der Ausbildung für die Pflege von alten Menschen darstellt.

Die Autorin, welche ich seit unserer gemeinsamen Krankenpflegeausbildung kenne, zählt meines Erachtens zu den bestausgebildeten und versiertesten Personen im Bereich der Altenpflege und insbesondere im Bereich der Validation.

Durch ihre Lehrtätigkeit ist ein wichtiger Schritt in die Richtung eines zukunftsorientierten Wertewandels für die alten Menschen gegeben.

Nicht zuletzt entspricht sie mit ihrem Engagement auch der Europäischen Gesundheitspolitik, welche im Rahmen der von der WHO 1991 veröffentlichen Ziele zur „Gesundheit für alle" unter Ziel 6 – „Altern in Gesundheit" festschreibt, daß für die über 85jährigen eine besondere Nachfrage nach neuen Programmen und Einrichtungen der Langzeitbetreuung gegeben sein wird und diese zu schaffen sind.

Generaloberin Charlotte Staudinger

Leiterin der Direktion Kranken- und Altenpflege
des Wiener Krankenanstaltenverbundes

Geleitwort

Der Rückzug hochbetagter Menschen in die Vergangenheit geschieht, weil sie die Gegenwart nicht mehr ertragen und an keine Zukunft mehr glauben können. In ihrer Lebensvergangenheit finden sie sich hingegen gut zurecht und können dort Klarheit und Ordnung schaffen, wie sie es bisher nicht tun konnten. Das ist für sie eine ganz wichtige Voraussetzung, in Ruhe sterben zu können.

Validation bedeutet, desorientiertes Verhalten hochbetagter Menschen zu begreifen, ernstzunehmen, ja sogar wertzuschätzen und zu versuchen, einen Zugang in diese Erlebniswelt der alten Mitmenschen zu finden. Validation hat nicht zum Ziel, ihr Verhalten zu korrigieren. Jeder diesbezügliche Versuch wird abgelehnt und scheitert. Es sollte versucht werden, diese Menschen mit validierender Pflege in die Gegenwart der Realität zu reintegrieren, unter Wahrung ihrer Integrität und Respektierung ihrer Einmaligkeit.

Voraussetzung für eine umfassende Betreuung der alten Menschen ist nicht nur die gute Ausbildung des Pflegepersonals, sondern auch der Ärzte, Physiotherapeuten, Beschäftigungstherapeuten usw. Ich habe in letzter Zeit viele meiner Ärztekollegen gefragt, was sie mit dem Begriff „Validation" anfangen können. Den meisten war er unbekannt, einige hatten unklare Vorstellungen, ganz wenige wußten genauer Bescheid. Das ist für mich ein Beweis dafür, daß in Zukunft sowohl Studenten als auch Turnusärzte viel intensiver im Fachgebiet Geriatrie ausgebildet werden müssen. Dazu fällt mir ein Satz von Junot ein: „Geriatrie kann so lange nicht etabliert werden, solange man glaubt, daß man an drittklassigen Patienten mit zweitklassigen Ärzten erstklassige Medizin machen kann."

Bedingt durch die zunehmende Lebenserwartung ist mit einer raschen Vermehrung hochbetagter Menschen zu rechnen. Dementsprechend wird sich der Bedarf an Pflegepersonal in den nächsten zwanzig Jahren verdoppeln. Dies gewinnt deshalb an Dramatik, weil wir bereits heute unter Personalmangel leiden. Dieser ist aber nur teilweise durch einen sparsamen Personaleinsatz bedingt, sondern auch durch die Pflegekräfte selbst. Ähnlich wie im Akutspital liegt derzeit der Schwerpunkt der Pflege in der Versorgung und nicht in der Aktivierung der Menschen. Sie werden bei Bedarf gefüttert, gewaschen, trockengelegt und beaufsichtigt. An der zumindest teilweisen Wiederherstellung ihrer Selbständigkeit wird jedenfalls noch zu wenig gearbeitet.

In der Geriatrie werden die Pflegepersonen noch mehr beansprucht als im Akutspital, weil zu den Aufgaben der Pflege beim alten Menschen noch die Auseinandersetzung mit dessen individueller Dynamik hinzukommt. Das ist wohl der Hauptgrund, weshalb viele Pflegepersonen ein geriatrisches Zentrum als Arbeitsplatz meiden. Auch Pflegekräfte sind Mitglieder dieser Gesellschaft. Die Unfähigkeit vieler moderner Menschen, mit sich allein zu sein, führt häufig dazu, daß es ihnen unmöglich ist, Gefühle für den Nächsten aufzubringen. Auf der anderen Seite existiert eine große Zahl human denkender und handelnder Menschen. Es gibt deutliche Zeichen dafür, daß sich ihre Zahl rasch vergrößert. Erst dann, wenn viele Menschen wieder imstande sind, jene Gefühlskategorien zu entwickeln, deren besonders der hochbetagte Mensch bedarf, wird es auch in diesem Bereich bergauf gehen.

Ein häufiger Denkfehler besteht darin, die Geriatrie als billig einzustufen. Eine Geriatrie, die nach den Gesetzen der Heilkunst, der Pflege und der Humanität agiert, ist teuer. Übrigens zeigt sich die Qualität einer Gesellschaft unter anderem darin, wie sie mit ihren alten Menschen umgeht.

Das vorliegende Buch ist zutiefst menschlich. Es zeigt klar und übersichtlich neue Möglichkeiten des Zugangs zu alten Menschen auf, unter Wahrung ihrer Integrität. Naomi Feil hat Validation kreiert. Brigitte Scharb hat sie als „Spezielle validierende Pflege" weiterentwickelt. Sie hat damit einen großen Schritt zur Humanisierung in der Geriatrie getan. Nur wer die Menschen liebt, kann ein solches Buch schreiben.

Ich bin überzeugt, daß es eine Bereicherung für alle im Pflegeberuf Tätigen darstellen wird, die den menschlichen Zugang zu ihren alten Mitmenschen suchen oder intensivieren wollen. Auch meinen ärztlichen Kollegen und anderen Berufsgruppen, die in diesem Bereich arbeiten, möchte ich dieses Buch ans Herz legen.

Ich wünsche diesem Buch jedenfalls viel Erfolg und eine große Verbreitung.

Hofrat Prof. Dr. Alfred Huber

Facharzt für Chirurgie

Vorwort

Dieses Buch ist Spiegel und interimistische Schlußfolgerung meiner langjährigen Erfahrungen im geriatrischen Pflegebereich. Es ist gleichzeitig auch Spiegel, Standortbestimmung und Reflexion meiner persönlichen und beruflichen Lebensentwicklung, die es mir ermöglicht hat, die vielfältigen Erfahrungen und grundlegenden Erkenntnisse meiner geriatrischen Pflegearbeit zu erwerben, und die es mir heute gestattet, diese Pflegephilosophie und dieses Wissen einem großen Kreis von Pflegepersonen im geriatrischen Bereich zugängig zu machen.

Ich verbinde damit die Hoffnung und den innigen Wunsch, daß dieses Buch ein bleibender und stets weitergetragener und sich weiterentwickelnder Beitrag dazu sein wird, daß nicht nur die Generation der heute über Achtzigjährigen, sondern auch künftige Generationen hochbetagter Menschen durch auf ihre individuelle Einzigartigkeit ausgerichtete Betreuung und Pflege ihren letzten Lebensabschnitt in Würde verbringen können.

Leben ist nicht nur permanentes Lernen durch Wissensvermittlung und Erfahrung, es ist auch permanente Erziehung im schönsten Sinn des Begriffs durch Wechselwirkung mit allen Menschen, mit denen jeder einzelne von uns im Laufe seines Lebens bewußt oder unbewußt in Beziehung tritt. Auch ich würde heute ohne alle diese Menschen, die Teil meiner Lebensstationen waren, nicht dort stehen, wo ich mich heute befinde, und ich möchte ihnen allen meinen Dank sagen.

Die vielen alten Menschen, mit denen ich ein Stück Lebensweg gemeinsam gehen durfte und die ich in ihrem letzten Lebensabschnitt begleiten durfte, waren für mich großartige Lehrmeister, und ich möchte sie im nachhinein um Vergebung bitten, wenn ich in meiner festen Überzeugung, richtig zu handeln, im Anfang meiner Berufslaufbahn Handlungen gesetzt habe, die alles andere als validierend waren. Ich habe von ihnen unendlich viel gelernt.

Meine Schuloberin von der Krankenpflegeschule, Frau Gertrude Schmid, und meine Lehrschwester Liselotte Dankovsky haben mir gezeigt, daß Lernen Spaß machen kann. Sie haben mich vieles Grundlegende gelehrt und haben mir während der gesamten Krankenpflegeausbildung das Gefühl vermittelt, daß sie mich in meinem Bemühen ernst nehmen.

Frau Helene Schweiger, die als Verwalterin des Wiener Pensionistenheims Haidehof meine erste Vorgesetzte war, hat mich junge Schwester Konfliktfähigkeit gelehrt und hat mich grundlegend in der Entwicklung meiner beruflichen Fähigkeiten gefördert.

Herr GR Herbert Dinhof hat mir als Geschäftsführer des Kuratoriums Wiener Pensionistenheime das Vertrauen entgegengebracht, mich mit Aufbau und Durchführung der innerbetrieblichen Fortbildung und mit der Installation und Leitung der Pflegehelferausbildung am KWP zu betrauen. Seine großzügige Förderung meiner Eigenkompetenz und das mir entgegengebrachte Vertrauen in die Umsetzung des Bildungsauftrages haben mich sehr motiviert, mich mir selbst gegenüber stets nur mit dem Besten zufriedenzugeben. Seine Förderung und Unterstützung haben viel dazu beigetragen, daß ich als Gerontopädagogin mich dort befinde, wo ich heute stehe.

Dr. Elisabeth Kübler-Ross war die erste, die mich gelehrt hat, daß Sterben Teil des Lebens ist, die mir vermittelt hat, wie man sterbende Menschen human begleiten kann. Sie hat viel Licht in diese von mir anfangs als so dunkel und für mich als Helferin als so hilflos erlebte letzte Begegnung mit zahlreichen hochbetagten Menschen getragen.

Erwin Böhm, dessen Pflegephilosophie der Aktivierung und Reaktivie-rung alter Menschen scheinbar in eine so ganz andere Richtung weist, aber dennoch das gleiche Ziel verfolgt: nämlich sehr alten Menschen ihre Eigenkompetenz zu bewahren, war und ist für mich Freund und Lehrer, der viel dazu beigetragen hat, meinen pflegerischen Horizont zu erweitern, und mich in der Überzeugung gestärkt hat, daß nur die Ausschöpfung aller pflegerischen Möglichkeiten letzten Endes dazu beiträgt, das Wohlbefinden der von uns betreuten hochbetagten Menschen zu bewahren und zu erhöhen.

Naomi Feil hat mir in faszinierender persönlicher Begegnung als meine Lehrmeisterin für Validation neue und wesentliche Aspekte des humanen Zugangs zu hochbetagten desorientierten Menschen erschlossen. Sie hat es mir durch ihre Lehre ermöglicht, meine eigene Pflegetätigkeit in einem anderen Licht zu sehen und an mir selbst und an meinen Ideen zur besseren Befriedigung der psychosozialen Grundbedürfnisse hochbetagter Menschen erfolgreich zu arbeiten, meine eigenen Erkenntnisse und Erfahrungen, für welche Validation neben anderen Methoden und Lehrmeinungen eine wichtige Grundlage war, für Dritte erfahrbar und transparent zu machen.

Vom seinerzeitigen interdisziplinären Team im Wiener Pensionistenheim Haidehof, welches für mich durch achtzehn Berufsjahre eine Stätte permanenten Lernens war, wo ich vor Ort ständig Erfahrungen sammeln konnte, habe ich fortgesetzt ein hohes Maß an Wertschätzung erfahren. Ich danke diesem Team dafür, daß es einfach an mich und meine Arbeit geglaubt hat, daß alle mir vermittelt haben, daß es eine gute Arbeit ist, und mich tatkräftig dabei unterstützt haben. Es war für mich viel mehr als ein Arbeitsverhältnis, es war eine Familie.

Ich möchte allen meinen Schülerinnen und Schülern danken, die mit ihrer Wertschätzung mir gegenüber mich in meiner Lehrtätigkeit bestätigen und mir vermitteln, daß ich auf dem richtigen Weg bin. Sie geben mir den Mut, weiter zu lehren. Ich bin froh, daß sie meine Erfahrungen und mein Wissen, bereichert um die Erfahrungen, die sie selbst gemacht haben, in ihrer Arbeit weiterleben lassen, und ich wünsche mir von ganzem Herzen, daß sie meine Ideen nicht nur weitertragen, sondern ständig weiterentwickeln. „Möge der Schüler den Lehrer überflügeln" (Seneca) – das wünsche ich mir!

Besonderer Dank gilt meiner lieben Freundin Roswitha Wilfer, die mich seit Jahren mit unendlicher Geduld und Toleranz bei der Entwicklung und Umsetzung des Pflegemodells der „Speziellen validierenden Pflege" mit Rat und Tat begleitet und ohne deren Ermunterung, Beharrungsvermögen und ordnende Kraft dieses Buch nicht so rasch realisiert werden hätte können.

Bedanken möchte ich mich auch bei Herrn Thomas Redl vom Springer-Verlag für seine Kooperation bei der Erstellung des druckfertigen Manuskripts und dafür, daß es somit nicht nur ein gutes, sondern dank seiner konstruktiven Kritik auch ein drucktechnisch schönes Buch geworden ist.

Mein Dank gilt allen Menschen, die Teil meines Lebens sind und waren und die ich hier nicht namentlich anführen kann. Sie alle haben bereichernd zu meinem persönlichen Entwicklungsprozeß beigetragen und sie alle sind somit auch immanenter Bestandteil dieses Buches.

Brigitte Scharb

Vorwort zur dritten Auflage

Leben ist permanentes Lernen, und auch ich habe seit dem Erscheinen der zweiten Auflage dieses Buches in meinen vielen Begegnungen mit hochbetagten, dementen Menschen vieles dazulernen dürfen. Sie alle waren wieder beeindruckende LehrmeisterInnen für mich, und dafür danke ich ihnen allen aus tiefem Herzen.

Danke auch an alle KollegInnen in der geriatrischen Pflege, die meine Pflegephilosphie leben und umsetzen. Sie tragen alle in ihrer täglichen Arbeit engagiert und kompetent entscheidend dazu bei, daß die Lebensqualität hochbetagter Menschen – und hier insbesondere der desorientierten unter ihnen – verbessert werden kann.

Besonderer Dank gilt Silvia Reichl, die drei ihrer fachlich beispielhaften Dokumentationen für den Praxisteil dieser Ausgabe zur Verfügung gestellt hat. Herzlichen Dank auch an Rita Wachter und Elfi Bechtold für ihr Einverständnis zur Veröffentlichung des von ihnen erstellten und praktizierten Pflegestandards für validierende Haltung, eines Standards, der vorbildlich den Weg für eine der grundsätzlichen Schlüsselqualifikationen in der geriatrischen Pflege weist.

Ein ganz besonderes Dankeschön hier auch wiederum meiner langjährigen treuen Wegbegleiterin Roswitha Wilfer, die als meine emotionale „Tankstelle" mich immer wieder ermutigt, meine validierende Arbeit fortzuführen und auch zu Papier zu bringen, und die immer wieder Ordnung in mein kreatives Chaos bringt, dies nicht zuletzt auch in der Vorbereitung auf die Neuauflage dieses Buches.

Der Inhalt dieses Buches wurde von mir neuerlich kritisch durchgesehen und textlich wieder in mehreren Teilen erweitert, ebenso wurde der Praxisteil mit den Musterdokumentationen analog den sich in der praktischen Unterrichtsarbeit ergebenden Anforderungen entsprechend adaptiert und gestrafft.

Mein Dank geht an alle, die mit ihren Anregungen dazu beigetragen haben, daß dieses Buch als Beitrag zur Verbesserung der Lebensqualität hochbetagter Menschen stets aktuell bleibt.

Brigitte Scharb

Brief an meine Großmutter Anna Peschke

Meine liebe Oma,

Du warst und bist für mich mein wertvollster Lebensmensch, denn Du hast mir als Kind ein Geschenk von unschätzbarem Wert gemacht: Du hast mich bedingungslos geliebt. Was das eigentlich bedeutet, wurde mir erst bewußt, als Du schon lange tot warst und ich Dir mit Worten dafür nicht mehr danken konnte.

Du warst, seit ich mich erinnern kann, meine wichtigste Bezugsperson, Du hast den Grundstein zu meiner seelischen Entwicklung gelegt. Meine Mutter (Deine Tochter) hat es als alleinerziehende Mutter von zwei Kindern nicht einfach gehabt, als Krankenschwester Beruf und Kindererziehung unter einen Hut zu bringen – und in den fünfziger Jahren war die Arbeit einer Krankenschwester mehr als aufreibend. So war ich als Kind einfach immer bei Dir, und wenn ich bei Dir sein durfte, dann war es für mich ein wenig Himmel auf Erden: Du hast mir erklärt, was recht und was unrecht ist, doch Du hast mich stets so akzeptiert, wie ich bin, Du warst nie böse auf mich und hast mich nie mit Liebesentzug gestraft. Du hast mir immer das Gefühl vermittelt, daß ich etwas ganz Wertvolles auf dieser Welt bin, und Du hast mir nie etwas vorgemacht, mir gegenüber nie auch nur eine Notlüge gebraucht.

Es war nur zu verständlich, daß mich meine Mutter seinerzeit ins Internat gegeben hatte: Ich war kein einfach zu lenkendes Kind. Meine Mutter ließ sich diese Erziehung viel Geld kosten, das sie mühevoll erst verdienen mußte, und ich danke von Herzen ihr für ihr unermüdliches Bemühen, mir alles in ihrer Kraft stehende an guten Grundlagen für mein späteres Erwachsenenleben zu ermöglichen. Was sie nicht wissen konnte und auch nicht glauben wollte, war diese emotionale Kälte, dieser Zwang zur Konformität und uniformen Verhaltensweise, dieses Unterdrücken jeglicher individuellen Regung unter das Reglement der Institution, das ich lebhaftes Kind erfahren und zu ertragen lernen mußte. Es war eine schmerzhafte, aber auch wertvolle Erfahrung, denn seither weiß ich sehr genau, was es heißt, wenn andere Macht über einen ausüben, wenn man ausgeliefert ist, weil man sich nicht wehren kann.

Liebe Oma, wann immer ich in dieser Zeit drohte, emotional zu verhungern, habe ich mich von der Gewißheit genährt, daß Du für mich da bist, wenn ich Dich brauche. Tief in meinem Inneren spüre ich, daß Du immer noch da bist, und daran wird sich nichts ändern.

Ich habe so viele wunderschöne Erinnerungen an Dich, an Deine Wärme, die rauhen Hände, die, wenn sie mich gestreichelt haben, weicher als Samt waren. Wenn ich krank war, bist Du zum Hl. Thaddäus beten gegangen, daß ich wieder gesund werde.

Ich sehe Dich heute noch vor mir in der dampfenden Waschküche bei der schweren körperlichen Arbeit mit der Waschrumpel, dem schweren Waschtrog, dem Kessel, der Schweiß ist Dir heruntergeronnen. Dann hast Du die Wäsche aufgehängt und mit dem schweren Bügeleisen gebügelt. Obwohl Du immer schwer gearbeitet hast, hast Du ja nur eine Mindestrente bekommen, und Du bist für fremde Leute Wäsche waschen gegangen, um ein wenig dazuzuverdienen. Und die paar Schillinge, die Du dafür bekommen hast, hast Du gespart, damit Du uns zu Weihnachten und zum Geburtstag 500 Schilling schenken konntest.

Ich erinnere mich an Deinen Sonntagswintermantel. Du warst so stolz darauf. Er war Vorkriegsqualität und hatte einen echten Pelzkragen. Zu Ostern, im April wurde er immer eingemottet. Unzählige Naphthalinkugeln kamen in einen großen Leinensack und dann kam der Mantel dazu und wurde ganz hinten im Kasten aufgehängt. Im Oktober wurde das gute Stück wieder ausgepackt, die Naphthalinkugeln wurden entfernt und der Wintermantel wurde am Hoffenster für einige Tage aufgehängt, damit er wieder auslüftet. Der Naphthalingeruch ging nie ganz weg, und Du hast immer, wenn Du an Festtagen den Mantel angehabt hast, nach Naphthalin gerochen.

Ich weiß ganz genau: Sollte ich einmal hochbetagt und dement in irgendeinem Heim mich schon ganz weit aus der Realität der Gegenwart entfernt haben – wenn ich das Gefühl habe, emotionell zu verhungern, wenn niemand da ist, der mir sagt: „Ich hab Dich lieb, ich brauch dich", und niemand mir vermittelt, daß ich ein wertvoller Mensch bin, dann kann es ohne weiteres passieren, daß ich mir einen dieser Sanitärsteine auf der Toilette, die so ähnlich riechen wie die Mottenkugeln, in den Mund stecken werde, daran riechen, ihn streicheln und spüren werde,

Du, Oma, bist bei mir und gibst auf mich acht und hast mich lieb. (Und die Pfleger werden sagen: „Wir müssen die alte Frau Scharb sichern – die kann man ja nicht einmal mehr allein auf die Toilette lassen".)

Liebe Oma, obwohl Du schon so lange tot bist, bist Du bei mir und bist so präsent für mich. Ich danke Dir für all die Liebe, die ich von Dir erfahren durfte. Ich wünsche Dir und mir, daß ich Deine Lebensphilosophie immer wieder von neuem erfolgreich an alle diejenigen Menschen weitergeben kann, die hochbetagte desorientierte Menschen betreuen, und daß sie diesen sehr alten Menschen jede Wertschätzung zurückerstatten, die ich von Dir erfahren habe, damals, als Du in dem Alter warst, in dem diese hochbetagten Menschen heute sind.

Ich widme Dir dieses Buch in tiefer Dankbarkeit.

Deine Gitti

Inhaltsverzeichnis

Einleitung

Geriatrische Pflege wird oft zu unrecht als Pflege minderer Kategorie angesehen. Dieses Mißverständnis hat seine Ursache darin, daß geriatrische Pflege als Handwerk definiert wird, für dessen Umsetzung das Erlernen einiger Basishandfertigkeiten genügt (woraus daher auch der weitverbreitete und in Zeiten erhöhter Arbeitslosigkeit gern geäußerte Stehsatz folgert, daß jedermann für die Altenpflege geeignet sei, unabhängig von seiner bisherigen Tätigkeit).

Diese leider festgefahrene Sicht geriatrischer Pflege ist schlichtweg falsch, sie ist darüber hinaus gefährlich – sie führt zu Pflegeabläufen, die an den wirklichen Bedürfnissen hochbetagter Menschen vorbeizielen, ja diese oft konterkarieren, die den Bedürfnissen der Pflegepersonen und nicht denen der Gepflegten angeglichen sind und infolge des dadurch vorprogrammierten Arbeitsleides die Bedürfnisse der Pflegenden dann trotzdem nicht erfüllen, sondern den beruflichen Burnout beschleunigen.

Pflege – und insbesondere geriatrische Pflege – ist eine Kunst. Um geriatrische Pflege richtig und klientenorientiert einsetzen zu können, ist Sensibilität, Schlüsselqualifikationen wie vorrangig Empathie und die Bereitschaft vonnöten, im hochbetagten desorientierten Menschen nicht das Objekt normierter Pflegearbeit, sondern das zentrale Subjekt einer auf jeden einzelnen Klienten individuell ausgerichteten, auf hochqualifizierte spezielle Ausbildung gestützten, den ganzen betagten Menschen umfassenden Pflege und Betreuung zu sehen.

Traditionell sind Pflegepersonen beim Erkennen von Pflegebedarf für desorientierte, hochbetagte Menschen vorrangig an körperorientierten Pflegeproblemen orientiert, die große Bedeutung unbefriedigter psychosozialer Grundbedürfnisse jedes einzelnen pflegebedürftigen Menschen für den Pflegeprozeß wurde bisher selbst im Lichte ganzheitlicher Pflege nur sehr zögerlich und bruchstückhaft erkannt und auch weiterhin kaum oder zumindest unvollständig in der Pflegedokumentation verankert. Sie werden darüber hinaus meist teamorientiert, d.h. an den Bedürfnissen des Pflege- und Betreuungsteams orientiert ergriffen, wobei in der Regel die Überzeugung besteht, daß diese Form der Maßnahmensetzung aus ethischer und emotionaler Verantwortung den betagten Menschenn gegenüber geschieht und diesen nützt.

Dabei ist gerade im geriatrischen Langzeitpflegebereich eine patientenorientierte Pflegeplanung und -umsetzung besonders wichtig, um die zumindest teilweise Befriedigung psychosozialer Grundbedürfnisse sicherzustellen. Dies ist von zumindest gleichrangiger Bedeutung für die Pflege wie die Durchführung körperorientierter Pflegehandlungen, sie stellt einen wesentlichen Faktor für die Verbesserung der Lebensqualität der in Langzeitpflegeinstitutionen lebenden hochbetagten – und hier insbesondere der desorientierten – Menschen dar.

Es soll daher mit diesem Buch das Bewusstsein dafür geweckt werden, daß nicht teamorientierte Pflegeprobleme im Pflegeprozeß erfasst werden, wodurch Maßnahmen gesetzt werden, die zum Problem des hochbetagten Menschen werden, sondern daß ausschließlich patientenorientiert diagnostiziert und geplant wird. Ansonsten werden unter der allzu oft missverstandenen ATL „Für Sicherheit sorgen" Maßnahmen gesetzt, welche die Würde und persönliche Freiheit hochbetagter Menschen zutiefst verletzen.

Wobei sich auch die Frage stellt, warum der Zeitaufwand für die Durchführung teamorientierter Pflegemaßnahmen seitens der Pflegepersonen praktisch nie in Frage gestellt wird, der im Vergleich zeitlich gleich große Handlungsaufwand für patientenorientierte Pflegemaßnahmen jedoch immer noch viel zu oft mit dem Argument „Keine Zeit" als unzumutbare Mehrbelastung empfunden wird.

Wenn wir uns die „klassische" Dokumentation betrachten, finden wir häufig teamorientiert formulierte Eintragungen wie die folgenden:

Patient: Leopold M., 84 J.: Patient ist stationsflüchtig – Patient ist aggressiv – Patient verweigert Vollbad – Patient beschimpft Schwestern als „Huren" – Patient ist gewalttätig – Patient ist uneinsichtig – Patient ist nicht kooperativ.

Und aus dieser teamorientierten Sicht der Probleme heraus werden Maßnahmen gesetzt, welche nicht nur die Lebensqualität des Patienten drastisch einschränken, sondern auch unzulässige Freiheitsbeschränkungen im juristischen Sinne darstellen, wie z.B.:

– Tagsüber Aufenthalt im Geriatriesessel mit Tisch (= selbständige Ortsveränderung nicht möglich)

- Nachts Seitenteile beidseitig (= selbständige Ortsveränderung nicht möglich)
- Allein setzen (= hohes Risiko sozialer Isolation, da Kontaktaufnahme mit anderen Personen vom Patienten aus nicht möglich!)
- Achtung! Keine Gegenstände in Nähe des Patienten lassen, mit denen er werfen kann (= Förderung einer reizarmen Umgebung!)
- Bei Vollbad zwei Pflegepersonen mit Zivildiener (= Anwendung von körperlicher Gewalt bei der Körperpflege!)
- Psychiater vorstellen zwecks Medikation (= Freiheitsbeschränkung durch sedierende Medikamente!)

Diese Maßnahmen führten zu keiner Besserung der Pflegesituation, im Gegenteil polarisierte sich das Verhältnis zwischen Herrn M. und dem Pflegeteam zusehends. Ich wurde in meiner Eigenschaft als Geronto-konsiliarin gebeten, den Klientin zu besuchen, um einen anderen Weg zu finden, „damit es mit ihm einfacher wird" und kam in der validierenden Interaktion mit Herrn M. zu folgenden Schlüssen:

Das Problem des Klienten besteht vorrangig darin, daß er ein sehr enmotionaler Mensch ist, dessen soziale Kontrolle jedoch völlig verlorengegangen ist - wobei mir nicht bekannt ist, in welchem Ausmaß Herr M. früher soziale Kontrolle über seine Emotionen besessen hat. Widerspruch löst bei ihm ungeheuren Streß aus. Er besitzt eine äußerst geringe Frustrationstoleranz, wenn ihm irgendetwas nicht zusagt und/oder bei ihm Unbehagen auslöst, ist er nicht in der Lage, dieses emotionale Mißbehagen anders als durch heftige Beschimpfungen und Gestikulieren abzuleiten, er wirkt aber gleichzeitig von Mimik und Gestik her nicht wütend sondern verzweifelt.

Es findet ein starker Wechsel von positiven und negativen Emotionen binnen Sekunden statt – ich betrachte meine Arbeit somit derzeit vor-rangig als streßreduzierende Katalysierung seiner Emotionen.

Wie aus seinen Äußerungen zu erkennen ist, dürfte er ein negatives Frauenbild besitzen, er scheint diesbezüglich für ihn schmerzhafte Erfahrungen gemacht zu haben.

Er hat wieder zum Ausdruck gebracht, dass er von dort, wo er sich befindet, weg möchte. Auf meine Frage, was da so schlimm ist, hat er mich wieder verbal attackiert, das sieht doch ein Blinder, das ist hier kein Zustand.

Herr M. ist in seinem jetzigen Umfeld sehr unglücklich, er hat geäußert, er möchte in seine Wohnung, und ich soll mich kümmern, dass er dort hinkommt. Im Zuge meiner vorsichtigen validierenden Interaktion hat der Klient dann vom dritten Bezirk erzählt, wo er „bei der Landstraße" gewohnt hat und in einer Friedhofsgärtnerei gearbeitet hat.

Da die Interaktion sehr behutsam geführt werden mußte, um Herrn M. nicht zusätzlich in Streß zu bringen, war es mir bei dieser ersten Begegnung nicht möglich, etwas mehr aus seiner Biographie zu erfahren.

Wenn wir die Probleme von Herrn Mayer nun aus klientenorientierter Sicht analysieren und bewerten, so kommen wir unter Anwendung psychosozialer Pflegediagnosen aus der NANDA-Taxamonie zu folgenden Definitionen:

Pflegeprozeßbegleitende Anamnese (nach NANDA):

*00052 **Soziale Interaktion, beeinträchtigt.***Klient ist in ungenügender und unwirksamer Weise an sozialen Kontakten beteiligt, aufgrund umweltbedingter Einschränkungen, eingeschränkte Mobilität und Fehlen von Bezugspersonen

*00055 **Rollenerfüllung, unwirksam***. Durch Veränderung der physischen und psychischen Gesundheit beeinträchtigte Fähigkeit des Klienten, die gewohnte soziale Rolle einzunehmen - Rollenverlust

*00097 **Beschäftigungsdefizit***. Klient erlebt Mangel an Beschäftigungs-möglichkeit in seinem unmittelbaren Umfeld, reizarme Umgebung durch Fehlen von Medien (TV, Radio) und Bezugspersonen

*00114 **Verlegungsstreß-Syndrom***. Klient besitzt psychosoziale Störun-gen infolge der Verlegung von einer Umgebung in eine andere, bedingt durch hohes Ausmaß an Umgebungsveränderung und Fehlen eines ange-messenen Unterstützungssystems

*00125 **Machtlosigkeit***. Wahrnehmung des Klienten, daß sein Handeln keinen wesentlichen Einfluß auf eine Änderung seines Status haben wird, bedingt durch Hilflosigkeit in seiner Lebensweise

*00129 **Verwirrtheit, chronisch***. Klient erlebt irreversible, fortschreitende Verschlechterung von Intellekt und Persönlichkeit, bedingt durch dementielle Prozesse

*00130 **Denkprozeß, verändert*** Klient erlebt Zustand der Störung der kognitiven Abläufe und Vorgänge, Situationen richtig zu erkennen, zu verarbeiten und zuzuordnen, aufgrund hirnorganischer Veränderungen

Wenn auf diese Weise bereits die Pflegediagnosen aus der Sicht des Klienten definiert werden, so stellen sich auch die Pflegeprobleme und -ziele in ganz anderer Weise dar, als ursprünglich in unserem Beispiel dargelegt:

Probleme: 1.) Das psychosoziale Grundbedürfnis des Klienten nach Geborgenheit und Sicherheit ist stark unbefriedigt - Klient erlebt seine

Situation als stark stressbesetzt und empfindet Pflegehandlungen als unangenehm, drückt dies durch Abwehr aus. Empfindet Steckgitter als Einschränkung seiner freien Bewegungsmöglichkeit, äußert „Laßt mich raus, ich hab ja nichts verbrochen!"

2.) Das psychosoziale Grundbedürfnis des Klienten, spontane Gefühle auszudrücken, ist unbefriedigt - Klient wird sanktioniert und isoliert

Ziele: 1.) Das psychosoziale Grundbedürfnis des Klienten nach Geborgenheit und Sicherheit ist in Ansätzen besser befriedigt - Klient erfährt Zuwendung und Wertschätzung, Streßreduktion, erkennbar in Mimik und Gestik.

2.) Das psychosoziale Grundbedürfnis des Klienten, spontane Gefühle auszudrücken, ist besser befriedigt - Klient erfährt Stressreduktion durch Respektierung seiner Emotionen

Ich habe dem Team folgende klienten- und psychosozial orientierte Pflegemaßnahmen vorgeschlagen:

–   Vollbad durch Pfleger in Absprache mit Herrn M. - eventuell Duschbad
–   Nach Möglichkeit Intimpflege durch männliche Pflegepersonen
–   Sachwalter ersuchen, persönliche Gegenstände aus der Wohnung von Herrn M. (z.B. Bilder, Fotos, Wecker, Polster, usw.) zu bringen.
–   Blumenstöcke von zuhause durch Sachwalter bringen lassen
–   Herrn M. bitten, täglich zu kontrollieren, ob die Blumen auf der Station ausreichend gegossen sind, gedüngt werden müssen usw., wenn er möchte
–   Bei Pflegehandlungen Herrn M. um Tipps für Blumenpflege bitten
–   Herrn M. Platz in der Blumenecke reservieren mit Schild „Stammplatz von Herrn M."
–   Abends keine Seitenteile beim Bett - Bett ganz tief stellen, Bodenmatte

Die anfängliche Skepsis des Pflegeteams schwand bald, als erkennbar wurde, daß es tatsächlich „mit Herrn M. einfacher wurde" - nämlich deshalb, weil es Herrn M. einfacher gemacht wurde, seine psychosozialen Grundbedürfnisse zumindest in Ansätzen zu befriedigen.

Solche Situationen wie das von mir hier beschriebene Beispiel kommen im Spannungsfeld des Pflegealltags häufig vor. Die Hilflosigkeit, für die vorgefundene Situation eine Lösung zu finden, die zur Stressreduktion und zur Verbesserung der Lebenssituation des betagten Menschen beiträgt, führt zu aggressiven Pflegemaßnahmen, die in ihrer Aggressivität vom Pflegeteam gar nicht wahrgenommen werden, bei den betagten - und hier insbesondere den desorientierten betagten - Menschen den bestehenden Streß verstärken und damit auch von ihrer Seite aggressive Reaktionen auslösen.

Dieses Buch handelt davon, hochbetagte desorientierte Menschen bei der Befriedigung ihrer psychosozialen Grundbedürfnisse zu unterstützen und durch das Wiederbeleben emotional positiv besetzter Empfindungen aus ihrem vergangenen Leben die gegenwärtige Lebensqualität zumindest in Ansätzen zu verbessern. Es stellt den hochbetagten, desorientierten Menschen in den Mittelpunkt unserer Pflegeplanung. Es erfordert von uns ein Umdenken in unserer täglichen Pflegepraxis. Darüber hinaus ist es mehr als die Vermittlung von Methoden und Techniken psychosozialer Pflegeplanung und Pflegemaßnahmensetzung.

Es ist eine Pflegephilosophie, die nicht nur praktiziert, sondern gelebt werden will.

Was ist Validation?

> Der Rückzug hochbetagter Menschen in ihre eigene
> Vergangenheit ist keine Geisteskrankheit und kein
> Gebrechen, sondern eine Form des Überlebens.
> *Naomi Feil*

Validation ist eine Kommunikationsmethode zum Verständnis sehr alter und desorientierter Menschen. Sie hilft, desorientiertes Verhalten hochbetagter Menschen zu verstehen und einen Zugang in ihre innere Erlebniswelt zu finden. Diese Methode wurde von Naomi Feil in den Jahren 1963–1980 entwickelt.

„Validation" heißt soviel wie „gültig erklären", „wertschätzen", „ernstnehmen", „akzeptieren" und bedeutet, die Gefühle hochbetagter Menschen anzuerkennen, ohne sie zu beurteilen oder ihr Verhalten korrigieren zu wollen.

Das Prinzip dieser Methode besagt, daß Desorientiertheit im hohen Alter nicht auf organische Gehirnschäden zurückzuführen ist, sondern daß sich der hochbetagte Mensch unbewußt in die Vergangenheit zurückzieht. Feil stützt sich mit dieser Erkenntnis auf Ergebnisse von Obduktionen einer Gruppe von Personen, die in sehr hohem Alter verstorben waren. Bei diesen Obduktionen war festgestellt worden, daß bei *sämtlichen* obduzierten Verstorbenen dieser Gruppe gehirnorganische Abbauprozesse stattgefunden hatten. Trotzdem war ein Teil dieser Personen bis zu ihrem letzten Atemzug orientiert gewesen, ein Teil jedoch desorientiert geworden. Feil schließt daraus, daß der gehirnorganische Abbauprozeß nicht zwingend Ursache` für die Desorientierung mancher hochbetagter Menschen sein muß.

Feil begründet den unbewußten Rückzug von hochbetagten Menschen in die Vergangenheit damit, daß diese hochbetagten Menschen dies einerseits tun, weil sie die Gegenwart nicht ertragen können, und andererseits, weil sie sich bemühen, Unvollendetes aus ihrer Vergangenheit zu klären und aufzuarbeiten.

Wenn wir uns vor Augen halten, in welchem Maße ab der Lebensmitte die sozialen und körperlichen Verluste zunehmen, welche jeder Mensch in der einen oder anderen Form erleidet, so ist es durchaus verständlich, daß für einige dieser Menschen die Alltagsrealität mit fortschreitendem Alter unerträglich wird, und sie sich daher aus dieser „Realität der Gegenwart" zurückziehen (Abb. 1).

Verluste (körperlich und sozial)		Selbstwert- gefühl
■	Erste Anzeichen des Alterns	■■■■■■
■■	Ende der Arbeitszeit (Nützlichkeit)	■■■■■
■■■	Familienangehörige (Bezugspersonen)	■■■■
■■■■	Zunahme körperlicher Beschwerden (körperliche Integrität)	■■■
■■■■■	Gewohnte Umgebung (= Freiheit) – Altersheim	■■
■■■■■■	Pflegestation (Unabhängigkeit)	■
■■■■■■■	Verlust von Stimulation Sensorische Deprivation (Identitätsverlust)	■

Abb. 1. Verlustmodell des Alterns

Hochbetagte Menschen erleiden starke körperliche Einbußen: Das Sehvermögen verschlechtert sich, das Gehör läßt nach, Erkrankungen des Bewegungsapparats verursachen eine Einschränkung der

Bewegungsfreiheit – dies alles führt dazu, daß sich der Aktionsradius dieser hochbetagten Personen oft sehr rasch sehr drastisch einschränkt. Liebgewordene Hobbies und Gewohnheiten müssen dann aufgegeben werden: Bewegungssportarten genauso wie Beschäftigungen, die gutes Seh- oder Hörvermögen voraussetzen. Oft muß infolge einer ernsten Behinderung die ursprüngliche gewohnte Wohnung und die damit verbundene Lebensumgebung aufgegeben werden. Verwandte, Freunde, Bekannte sind gestorben oder ebenfalls bereits so sehr in ihrer Mobilität eingeschränkt, daß kein Kontakt mehr möglich ist.

Die Vielzahl an Reizen aus der Umwelt, denen wir „Aktiven" täglich – zum Großteil sogar unbewußt – ausgesetzt sind, sinkt für diese hochbetagten Personen rasch gegen null. Wer immer nur im monotonen Tagesablauf eines Pflegeheims die Zeit verbringt und – fast blind und taub – weder Zeitung lesen noch fernsehen kann, wird den Bezug zu den Geschehnissen „draußen" rasch verlieren. Wer – noch schlimmer – den ganzen Tag an einen Rollstuhl gefesselt ist und vor einen Tisch geschoben nur immer die Wand und die Tischdecke betrachten oder fast bewegungsunfähig im Bett liegend stets nur an die Zimmerdecke starren kann, weil er den Kopf nicht bewegen kann, wird sich kaum an der Realität orientieren. Es ist daher nur zu verständlich, wenn viele dieser hochbetagten Menschen sich aus der für sie höchst unbefriedigenden Gegenwart „ausklinken" und sich „zeitreisend" in ihre eigene Vergangenheit zurückziehen.

Feil knüpft daran folgende Theorie: Wenn hochbetagte Menschen sich in die Realität ihrer eigenen Vergangenheit begeben und dort seelisch Unerledigtem aus ihrem früheren „aktiven" Leben begegnen, dann werden sie sich bemühen, diese unerledigten Lebensaufgaben doch noch zu lösen, damit sie in Frieden sterben können. Sie tun dies in einer Art und Weise, die für uns als Pflegepersonen oft nicht eindeutig zu erkennen und nicht rational zu erklären ist (sie agieren „ver-rückt").

Nicht nur hochbetagte desorientierte Menschen – wir alle sind manchmal „zeitreisend". Stellen Sie sich das folgende Szenario vor.

Sie kommen nach der Arbeit müde nach Hause. Es gab Ärger mit dem Chef und den Kollegen. Im Postkasten sind nur Rechnungen, in der Küche nur schmutziges Geschirr. Schon im Vorraum stolpern Sie über die Hausschuhe diverser Familienmitglieder, die es nicht und nicht lernen können, Ordnung zu halten, am Anrufbeantworter ein nicht sehr freundlicher Anruf von der Schwiegermutter – Sie erledigen vorerst gar nichts. Sie machen sich Kaffee, versuchen abzuschalten, gehen ins Wohnzimmer und drehen das Radio auf.

Sie sitzen verärgert da und denken gerade daran, diesen Tag ersatzlos zu streichen. Auf einmal werden Sie hellhörig: Im Radio wird eine Melodie gespielt, die vor einigen Jahren „der" Sommerhit in dem südlichen Strandhotel war, wo Sie seinerzeit mit Ihrer großen Liebe den Urlaub verbracht haben. Auf einmal befinden Sie sich am Strand, spüren den warmen Sand auf den Fußsohlen, schmecken die salzige Meerluft auf den Lippen, spüren den warmen Wind auf der Haut, hören das Meeresrauschen und sehen den azurblauen Himmel und das glitzernde Meer. Sie befinden sich nicht mehr im Wohnzimmer auf dem Sofa, sondern Sie gehen am Strand spazieren, weit weg in einer ganz anderen Dimension.

Die Melodie ist aus, und Sie befinden sich wieder in Ihrem Wohnzimmer. Entweder fühlen Sie sich jetzt besser oder viel schlechter als vorher, weil Sie jetzt den Gedanken nicht mehr loswerden: warum bin ich nicht aus meinem Alltagstrott ausgestiegen und an diesem Urlaubsort geblieben, wo alles viel besser und viel schöner war, und wo es keine lästigen Kollegen und keine unangenehmen Vorgesetzten gegeben hat!

Sie waren kurzfristig „zeitreisend", und die Melodie war die „Fahrkarte" dazu, in die Vergangenheit zu gehen.

Diese „Zeitreisen" aufgrund eines äußeren Reizes – im gegenständlichen Fall eine zufällig im Radio gehörte Melodie –, die Verknüpfung von Geschehnissen aus der Gegenwart mit Ereignissen aus ihrer persönlichen Vergangenheit sind für hochbetagte desorientierte Menschen eine Überlebensnotwendigkeit. Wenn das Kurzzeitgedächtnis versagt, stellen diese sehr alten Menschen durch frühere Erinnerungen das Gleichgewicht wieder her. Versagt ihr Gesichtssinn, so sehen sie mit dem inneren Auge. Versagt der Gehörsinn, so hören sie mit dem inneren Ohr. Äußere Reize wie z.B. Lieder, Töne, Gerüche sind dann ihre „Fahrkarten", mit denen diese hochbetagten desorientierten Menschen zu ihren Erinnerungen „verreisen".

Validation ist keine Psychotherapie

Validation ist kein Bereich der Psychotherapie. Durch die Anwendung von Psychotherapie sollen Einsichten erzielt werden und daraus resultierend beim Klienten Einstellungen für die Zukunft verändert werden. Es sind aber hochbetagte mangelhaft orientierte Personen zu solchen Einsichten nicht mehr willens; sie reagieren mit Ablehnung und Insichzurückziehen, unter Umständen sogar mit Selbstaggression. Zeitdesorientierte Personen, Personen mit immer wiederkehrender

Bewegung oder gar vegetierende KlientInnen besitzen nicht mehr die kognitive Möglichkeit für Einsichten.

Psychotherapie kann in den vorgenannten Fällen also nicht nur nichts mehr nützen, sie kann hochbetagten desorientierten Menschen in vielen Fällen schaden. Wenn ein hochbetagter desorientierter Mensch, der für sich keine Zukunftsperspektiven mehr sieht, von uns veranlaßt wird, sich mit Wert und Unwert, mit Gelingen und Nichtgelingen seines Lebensverlaufes und seiner Lebensaufgaben auseinanderzusetzen, dann ist das Ergebnis nicht Begreifen und Wille zur Veränderung, sondern Frustration, Weltekel und in den schlimmsten Fällen völlige Verzweiflung bis hin zum Suizid.

Validation hingegen unterstützt und intensiviert die Interaktion, da hier nicht versucht wird, das Verhalten des hochbetagten Menschen zu verändern. Validation ist eine komplexe Aufgabe von hoher Sensibilität und fußt auf einem Fundament profunder Arbeit mit dem desorientierten alten Menschen, die nicht rationale Einsicht der KlientInnen voraussetzt, sondern auf die Gefühle der hochbetagten desorientierten Menschen eingeht.

Richtig angewendet sind positive Auswirkungen von Validation sowohl für die KlientInnen als auch für ihre BetreuerInnen bald zu bemerken. Die psychische Verfassung der KlientInnen bessert sich, der Streß für Betreute und BetreuerInnen nimmt ab, Aggressionen vermindern sich, die Beteiligten werden selbstsicherer, kommunikativer und ausgeglichener.

Was ist validierende Pflege?

Das Pflegemodell der „Speziellen validierenden Pflege" ist ein wichtiges Instrument, den hochbetagten Menschen individuell zu fördern, zu begleiten und zu pflegen.

Spezielle validierende Pflege ist ein wesentlicher Aspekt bei der systematischen Gestaltung des Pflegeprozesses und orientiert sich an fachlichen Kriterien und an den individuellen Bedürfnissen der pflegebedürftigen alten Menschen. Dieses Pflegemodell betrachtet nicht die beim hochbetagten Menschen vorhandenen Defizite als definitiv unveränderbar, sondern stellt die erhaltenen *Kompetenzanteile* in den Vordergrund. Es ist das Ziel, mit Hilfe sorgfältiger persönlicher Anamnese und individueller Pflegeplanung sowie durch kontinuierliche Beobachtung und Begleitung des gesamten Pflegeprozesses diese vorhandenen Kompetenzanteile zu erhalten und zu stärken.

Es war mir im gesamten Verlauf meines Berufslebens immer ein besonderes Anliegen, für die Betreuung und Pflege hochbetagter Menschen neue und ständig verbesserte Wege zu finden. Im Zuge meiner zahlreichen Ausbildungen im lehrenden und leitenden Bereich wurde ich neben anderen Modellen und Methoden auch mit Validation bekannt. Diese Methode erschien mir als ein wertvolles Instrument für den Zugang zu desorientierten alten Personen.

Ich habe bei Naomi Feil die Ausbildung von der Anwenderin über die Lehrerin zur Therapeutin durchlaufen und Validation in der Folge vielfach praktiziert, mein Wissen und meine Erkenntnisse in Seminaren weitergegeben. Doch habe ich von vielen Pflegepersonen im geriatrischen Bereich im Gespräch immer wieder die dringende Forderung gehört (und auch ich persönlich hatte derartiges bisher schmerzlich vermißt):

Für die praktische Arbeit im geriatrischen Pflegebereich wird eine fundierte, praxisorientierte Zusammenführung aller methodischen Ansätze zu einem Instrument systematischer Gestaltung des Pflegeprozesses durch das Pflegeteam, orientiert an fachlichen Kriterien und an den individuellen Bedürfnissen der pflegebedürftigen alten Menschen, dringend benötigt.

Aus dieser Überlegung heraus habe ich das Konzept der „Speziellen validierenden Pflege" als einen Weg entwickelt, eine fundierte Grundlage für die praxisorientierte, systematische Gestaltung des Pflegeprozesses zu schaffen und gleichzeitig Platz für künftige Neuorientierungen zu lassen. Methoden nicht auszugrenzen, sondern adäquat zu integrieren, die Kooperation des Pflegeteams zu stärken und nicht Konkurrenzsituationen zu schaffen, die niemandem dienen, am wenigsten dem Gepflegten.

Aufgrund meiner oben erwähnten langjährigen praktischen Erfahrung und aus dem Wissen der Vielzahl meiner Ausbildungen heraus habe ich versucht, einen gangbaren Weg zu finden, der sich wie gefordert an den individuellen Bedürfnissen der pflegebedürftigen hochbetagten Menschen orientiert und gleichzeitig dem Pflegeteam die Möglichkeit gibt, den Erfolg ihrer Pflegearbeit über den Rahmen der körperlichen Befindlichkeit der Gepflegten hinaus zu verfolgen und gesichert festzustellen.

Wesentlicher Bestandteil des Modells der „Speziellen validierenden Pflege" ist daher nicht das validierende Gespräch allein, sondern die systematische Erstellung eines Bedürfnismodells durch Ermittlung von Bedürfnissen und Gewohnheiten des betagten Menschen unter Anwendung validierender Techniken. Ziel ist – zumindest in Ansätzen, nach Möglichkeit in größeren Teilbereichen – die individuelle Befriedigung der psychosozialen Grundbedürfnisse der einzelnen KlientInnen – und dadurch die Reintegration der betreuten hochbetagten Menschen in die Realität der Gegenwart – mittels validierender Pflegemaßnahmen.

Verstärkter Einsatz von Pflegemaßnahmen mit Hilfe sensorischer Stimulation ermöglicht auch bei Personen in einem höheren Stadium des Rückzugs, in welchem verbale Kommunikation nicht mehr möglich ist, einen nonverbalen Zugang auf Basis von Reizsetzungen aus der vergangenen individuellen Erlebniswelt der einzelnen KlientInnen.

Die von mir speziell hiefür entwickelte Pflegedokumentation gibt die Möglichkeit, den Erfolg dieser Zielsetzungen transparent und über den Moment der Maßnahmensetzung hinaus zu beobachten und damit einen gesicherten Weg zu schaffen, die Maßnahmen- und Zielsetzungen mittels dieser Monitorfunktion auch laufend korrigieren und verbessern zu können, um den Erfolg letztendlich zu gewährleisten. Der konsequente Einsatz dieser Dokumentation schafft fundierte Grundlagen für belegbare und diskutierbare Vergleiche und bildet damit den Ausgangspunkt für weitere, noch individuell besser eingesetzte validierende Pflegemaßnahmen bei künftigen KlientInnen.

Der Schwerpunkt bei diesem Pflegemodell liegt, wie schon oben erwähnt, auf der Befriedigung psychosozialer Grundbedürfnisse, wie Geborgenheit, Sicherheit, Status/Prestige, produktiv zu sein und gebraucht zu werden sowie spontane Gefühle auszudrücken. Der Stellenwert dieser Bedürfnisbefriedigung ist mindestens ebenso hoch wie jener der körperlichen Bedürfnisbefriedigung, wie z.B. Waschen und Kleiden, Essen und Trinken. Diese Schwerpunktsetzung ist das Resultat meiner eigenen Beobachtungen und der Beobachtungen von zahlreichen meiner KollegInnen, daß die Befriedigung rein körperlicher Bedürfnisse allein keine ausreichende Voraussetzung dafür schafft, daß sich bei den von uns gepflegten hochbetagten Menschen wirklich das Gefühl von Wohlbefinden und Geborgensein einstellt.

In diesem Lichte gesehen ist Spezielle validierende Pflege nicht nur ein weiteres Pflegemodell, sondern eine Pflegephilosophie: Wenn wir vom Begriff der „Ganzheitlichkeit" reden (und wenn das nicht nur Lippenbekenntnisse sein sollen), dann ist die klare Sicht der Pflegenden auf die – wenn gleich auch oft scheinbar verschütteten – Ressourcen der von uns gepflegten hochbetagten Menschen und deren Förderung sowie die (zumindestens ansatzweise) Befriedigung der psychosozialen Grundbedürfnisse dieser hochbetagten Menschen unabdingbarer Bestandteil klientenorientierten Pflegeverständnisses.

Beim Pflegemodell der Speziellen validierenden Pflege lege ich einen der Hauptschwerpunkte darauf, die in der Praxis tätigen Pflegepersonen dahin gehend zu sensibilisieren, welche Ressourcen jeder von uns gepflegte hochbetagte Mensch noch besitzt. Denn es wird in der Pflegepraxis traditionell das Augenmerk vielfach ausschließlich auf die Defizite der betreuten hochbetagten Menschen gerichtet und die noch vorhandenen Kompetenzanteile (Ressourcen) bleiben sehr oft unbemerkt.

Darüber hinaus wird vieles im Pflegeprozeß als Problem der Klient-Innen angesehen, was in Wirklichkeit ein Problem für das Team darstellt, wie im folgenden Beispiel erläutert.

In einem Supervisionsgespräch berichtet mir ein Team von einem „schwierigen" hochbetagten Patienten, der immer gegen drei Uhr früh unbedingt aufstehen will. Um ihn daran zu hindern, wurde sein Bett mit Steckgittern versehen. In der Folge

versuchte der alte Mann, das Steckgitter zu überklettern. Der Nachtdienst hatte
große Mühe, ihn daran zu hindern. In der Pflegedokumentation wurde eingetragen:
„Problem: Herr St. möchte nachts immer aufstehen".

Ein Blick in die Biographie des alten Mannes zeigt uns, daß er von
Beruf Wald- und Forstarbeiter gewesen war, das Aufstehen um drei Uhr
früh daher zu seinem Lebensrhythmus gehörte.

In der Dokumentation wird dieses In-der-Nacht-Aufstehen als
Problem des Klienten vermerkt. Es ist aber in Wirklichkeit ein Problem
für das Team, welches ihn als unruhig erlebt und vermeiden möchte,
daß er aufsteht und sich dabei verletzt. Der Klient selbst hat aber mit
dem Wunsch nach dem Aufstehen kein Problem. Er möchte ja
aufstehen und arbeiten gehen (nützlich sein und gebraucht werden). Zu
seinem Problem wird das Aufstehen-Wollen sekundär erst durch die
Steckgitter, die ihn am Aufstehen hindern.

Sein Bedürfnis aufzustehen müßte daher in der Dokumentation
unter „Ressourcen" folgendermaßen vermerkt werden: „Großes
Bedürfnis nach Bewegung und biographischer Bezug".
Dementsprechend muß sodann eine validierende Pflegemaßnahme
gesetzt werden, damit dieses Bedürfnis auch befriedigt werden kann.
Aber davon später.

Ziele der validierenden Pflege

– Weitgehende Befriedigung der psychosozialen Grundbedürfnisse des
  hochbetagten Menschen
– Individuelle Förderung, Pflege und Begleitung des hochbetagten
  Menschen
– Reduktion von Streß bei Pflegenden und Gepflegten
– Reduktion von chemischen und physikalischen Maßnahmen
– Verbesserung des Gehvermögens, des körperlichen und seelischen
  Wohlbefindens
– Verbesserung der verbalen und nonverbalen Kommunikation
– Verbesserung der Lebensqualität

Praktische Umsetzung der validierenden Pflege

Vorab möchte ich betonen, daß es die „einzige, allmächtige Wahrheit"
und die „einzig wahre Pflegemethode" nicht gibt. Dies gilt auch für das
in diesem Buch vorgestellte Modell der Speziellen validierenden Pflege.

Wenn wir von ganzheitlicher und individueller Pflege sprechen und davon, daß wir auf jeden einzelnen Klienten anders eingehen müssen, um seiner Persönlichkeit gerecht zu werden, dann dürfen wir bei den unserer Pflege anvertrauten betagten Menschen in keinem Fall immer generell nur ein und dasselbe Pflegemodell anwenden. Methodische „Gleichschaltung" würde bedeuten, diese betagten Menschen alle in eine einzige Kategorie einzuordnen, anstatt sie so zu sehen und zu behandeln, wie sie wirklich sind: nämlich einzigartige Persönlichkeiten mit dem großen, unverwechselbaren persönlichen Erlebens- und Erfahrungsschatz eines langen Lebens.

Es ist mir in meinen Seminaren wiederholt aufgefallen, daß in den Diskussionen immer wieder ein sehr polarisierter Vergleich z.B. zwischen dem Pflegemodell nach Erwin Böhm und der Validationsmethode nach Naomi Feil angestellt wurde und anfangs immer eine der beiden Methoden weit über die andere gestellt wurde. Gott sei Dank ist es mir bisher fast immer gelungen, alle Beteiligten davon zu überzeugen, daß es „die Pflegemethode" nicht gibt.

Erst im Kontakt mit dem einzelnen betagten Menschen können wir erkennen: Kann dieser hochbetagte Mensch soweit reaktiviert werden, daß er genügend mobilisiert werden kann, sich in der Realität des täglichen Lebens wieder besser zurechtzufinden, oder ist er – durch sein hohes Alter *und* durch seine Desorientiertheit – nicht mehr in der Lage, sich an der Realität der Gegenwart zu orientieren? Um das festzustellen, muß ein langer Zeitraum ablaufen, in dem wir uns mit diesem hochbetagten Menschen intensiv und sehr persönlich befassen.

Wir müssen bemüht sein, mehr über ihn und seine früheren Lebensumstände zu erfahren, seine Biographie, seine frühere Umgebung, seinen Beruf, seine soziale Rolle. Wenn uns das nicht möglich ist, weil wir weder von dem hochbetagten Menschen selbst noch von Angehörigen oder Freunden Informationen erhalten können, sollte es für uns als professionelle Begleiter alter Menschen eigentlich selbstverständlich sein, daß wir uns soweit ausreichend ein wenig mit Zeit- und Sozialgeschichte auseinandergesetzt haben, daß wir aus dem Verhalten, das sie zeigen, einige biographische Anhaltspunkte ableiten können (denn wir alle sind ein Produkt unserer Lebensgeschichte!).

„Von vornherein" können wir jedoch gar keine Methode erfolgreich anwenden. Der betagte Mensch selbst muß uns durch den Kontakt mit uns dorthin führen, welche Pflegemethode seine gegenwärtige

Lebensqualität verbessert und ihm beweist, daß er volle Wertschätzung durch uns erfährt.

Spezielle validierende Pflege ist ein offenes Modell. Denn ein Pflege- und Betreuungskonzept, das sich ganzheitlichen Maßstäben erfolgreich annähern möchte, muß viele Bereiche umfassen und darf sich nicht nur auf den Kern der Pflege allein beschränken. Validierende Haltung (Toleranz) kann ich nicht „bei Bedarf" an- und ausknipsen wie einen Lichtschalter. („Wenn wir Zeit haben, gehen wir immer validieren" ist ein häufig anzutreffendes Beispiel für falsch verstandenen Einsatz eines Kommunikationsinstruments.) Validierende Haltung ist ein untrennbarer Teil ganz persönlichen Verständnisses im Umgang mit *jedem* Menschen *zu jeder Zeit,* im Rahmen *jeder* Form von Interaktion.

Es muß uns auch bewußt werden, daß sich umfassende Pflege- kompetenz nicht mit dem Erlernen eines einzigen Pflegemodells erlangen läßt, sondern nur kontinuierliches Lernen und fortgesetztes Einbeziehen neuer Kenntnisse und Methoden (auch aus anderen Berufsgruppen innerhalb des interdisziplinären Teams!) es ermöglichen, Pflege und Betreuung von herausragender Qualität zu erreichen und permanent zu sichern.

Das von mir entwickelte geriatrische Pflegekonzept der „Speziellen validierenden Pflege" bietet durch seine modulare Struktur und Vielfalt zahlreiche Koordinations- und Kooperationselemente für andere Modelle und Konzepte der Pflege und Betreuung. Es bietet aber durch die Schwerpunktsetzung auf die Befriedigung psychosozialer Grundbedürfnisse des Menschen, in der philosophischen Grundhaltung gelebter Toleranz (validierende Haltung) in vielen Teilen auch für andere Berufsgruppen im interdisziplinären Team – und darüber hinaus – ein breites Spektrum an Anwendungsmöglichkeiten in der Praxis (Abb. 2).

Die Sinnhaftigkeit vieler Maßnahmen wird auf diese Weise über den Rahmen des reinen Kosten- und Arbeitseinsatzes auch für Nicht- pflegende transparent, und die Annäherung der einzelnen Berufs- gruppen aneinander durch das klare Bewußtsein eines gemeinsamen Zieles erleichtert und dauerhaft gesichert. Dies gilt in gleicher Weise für das Zusammenwirken der Institutionen untereinander, zwischen Tages- betreuungsstätte, Akutkrankenhaus, extramuraler Betreuung und den Langzeitpflegeinstitutionen.

Spezielle validierende Pflege ist ein praxisorientiertes Pflegemodell *und* eine Philosophie, für die ein hohes Maß an Identifikation nötig ist.

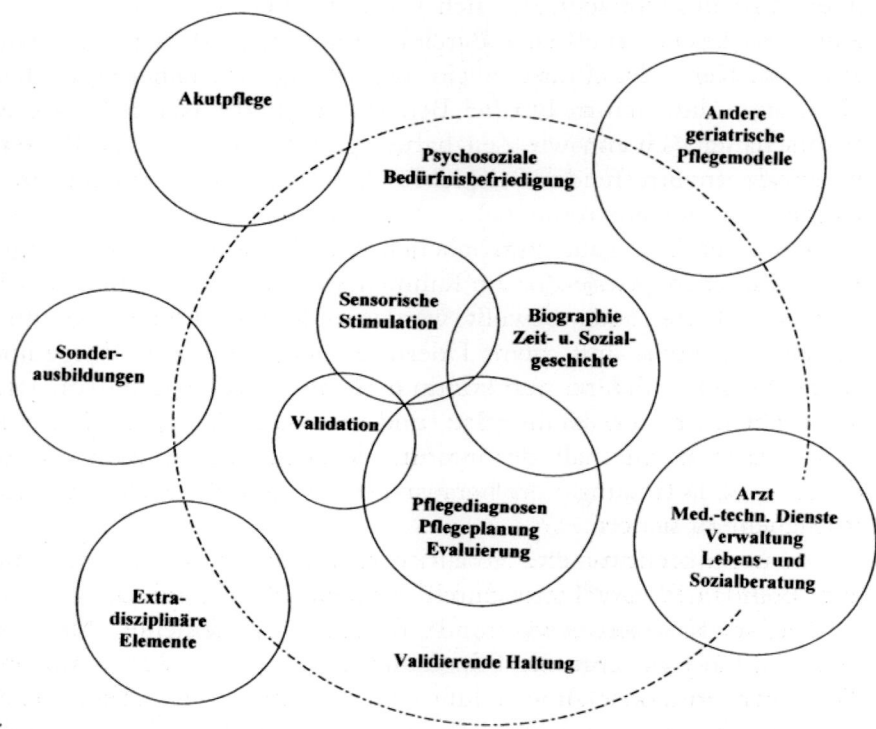

Abb. 2. Die Module der Speziellen validierenden Pflege
im inter- und intradisziplinären Verbund

So, wie nicht alle desorientierten alten Menschen zur Zielgruppe für
Spezielle validierende Pflege gehören, sollte auch jede Pflegeperson für
sich selbst prüfen, ob sie Neigung und Eignung zur Anwendung von
Spezieller validierender Pflege besitzt und sich mit den Zielsetzungen
dieses Pflegemodells identifizieren kann. Spezielle validierende Pflege
beinhaltet nicht nur das Wissen um eine bestimmte Form geriatrischer
Pflege, sondern inkludiert auch innere Haltung und Lebensverständnis
in spezieller Weise. Im übrigen gilt hier dasselbe wie für jede andere
Form einer Pflege- und Lebensphilosophie, daß jeder seine für ihn

gültige Form von Pflegephilosophie für sich selbst individuell definieren
muß.

Zielgruppe für Spezielle validierende Pflege

Zur Zielgruppe für Spezielle validierende Pflege zählen Personen ab
zirka achtzig Jahren, und zwar Menschen, die kein psychiatrisches
Krankheitsbild aus jüngeren (= an Alter jüngeren) Jahren haben, deren
psychosoziale Grundbedürfnisse nicht befriedigt sind und/oder die
unbewältigte Krisen oder Traumata aus der Vergangenheit in sich
tragen.

Nicht zu dieser Zielgruppe gehören Menschen mit Alzheimer-
Erkrankung. Menschen, welche an der Alzheimer-Krankheit leiden,
werden sich durch Anwendung validierender Techniken angenommen
fühlen, aber es ist ein Irrglaube anzunehmen, daß durch Validation die
Alzheimersche Erkrankung zum Stillstand gebracht werden kann.
Vielleicht kann in einzelnen Fällen der Verlauf der Erkrankung etwas
verlangsamt werden, aber zu sagen, die Alzheimer-Erkrankung werde
durch Anwendung von Validation oder durch Spezielle validierende
Pflege geheilt, wäre absolut unseriös.

An dieser Stelle möchte ich auch einige grundsätzliche Anmerkungen
zum Begriff des „psychiatrischen Krankheitsbilds" machen.

Wie schon oben erwähnt, ist Spezielle validierende Pflege keine
Form der Psychotherapie und will daher auch kein Ersatz für andere
Therapien und/oder Behandlungsformen sein, die in jedem einzelnen
konkreten Falle die effiziente und sachgerechte Maßnahme sind. Es ist
aber wohl oft so, daß hochbetagte Menschen sehr rasch mit einem
Stigma versehen werden (Multiinfarktdemenz, Altersparanoia, Alters-
schizophrenie, psychoorganisches Hirnsyndrom usw.) und der Faktor
des inneren Rückzugs infolge unbefriedigter psychosozialer Grundbedürfnisse nicht in Erwägung gezogen wird. Es sollte uns daher der
Blick auf eine bereits gestellte Diagnose nicht daran hindern, Spezielle
validierende Pflege bei diesen KlientInnen einzusetzen. Wenn sich im
Befinden der betreuten hochbetagten desorientierten Menschen eine
Besserung ergibt, dann ist ersichtlich, daß die Wahl dieser Methode
richtig war. Schaden kann dem hochbetagten desorientierten Klienten
die Anwendung der Methode der Speziellen validierenden Pflege bei
richtigem Einsatz gewiß nicht, und der Pflegende bekommt durch den
fachlich richtigen Einsatz dieses Instruments einen guten Zugang zu der
von ihm betreuten Person.

Die praktische Umsetzung der Speziellen validierenden Pflege folgt den nachstehenden Kriterien:

1. Ausgangsverhalten – Lebensgeschichte erheben
2. Stadium der Desorientierung bestimmen
3. Plan für validierende Pflege erstellen
4. Validierende Pflegemaßnahmen durchführen
5. Verlaufsdokumentation erstellen
6. Evaluierung/Auswertung des Fortschritts

Lebensphasen – Lebenskrisen:
E. Eriksons Theorie der Lebensaufgaben

Wenn wir als Pflegepersonen ersten Kontakt zu einem hochbetagten, desorientierten Menschen haben, sehen wir nur die Momentaufnahme seiner gegenwärtigen Erscheinung und nehmen ihn nur so wahr, wie er sich zum Zeitpunkt unserer ersten Begegnung verhält. Wir wissen nichts oder nur wenig über die Hintergründe, die zu diesem gegenwärtigen Erscheinungsbild geführt haben, und auch nichts über seine Lebensgeschichte, die (wie bei jedem von uns) untrennbar mit diesem hochbetagten Menschen verbunden ist.

Die Lebensgeschichte eines jeden Menschen ist von großer Bedeutung für sein späteres Verhalten. Wir alle verhalten uns in unverwechselbarer Weise aufgrund unserer Sozialisation und Prägung, unserer Erfahrungen und der Einflüsse, denen wir zeit unseres Lebens ununterbrochen ausgesetzt sind. Wir als Pflegepersonen müssen daher versuchen, möglichst viel über die Lebensgeschichte der von uns betreuten hochbetagten Menschen zu erfahren, und wenn wir uns auch ein wenig mit Zeitgeschichte befassen und versuchen, mehr über die vergangene Lebensumwelt dieser hochbetagten Menschen zu lernen, dann werden wir uns besser in sie einfühlen und ihr gegenwärtiges Verhalten besser verstehen können (vgl. „Prägung und Sozialisation" unten).

Erik H. Erikson hat in seinen Arbeiten vor allem versucht, die Bedeutung der Lebensgeschichte für den Menschen von seinen frühkindlichen Verhaltensweisen bis hin zu den Phasen des Erwachsenseins und die Abhängigkeit der Ausprägung der Ich-Identität von historisch-gesellschaftlichen Veränderungen darzulegen und zu erforschen. Erikson geht davon aus, daß jedem Entwicklungsabschnitt unseres Lebens eine spezielle Lebensaufgabe zugeordnet ist, deren Lösung (oder das Scheitern an dieser Aufgabe) für unser weiteres Leben entscheidend ist. Wir sind zeitlebens bemüht, diese Lebensaufgaben zu lösen.

Feil legt dar, daß nicht gelöste („ignorierte") Aufgaben aus früheren Lebensabschnitten im hohen Alter nach Erledigung drängen. Solange unser Über-Ich noch die Kontrolle über unser Ich behält, können wir die unerledigten Probleme verdrängen. Sobald das Filter zwischen Ich und Über-Ich im hohen Alter durchlässig geworden ist, brechen diese lange begrabenen Probleme hervor.

Feil fügt daher dem Schema Eriksons noch ein weiteres, letztes Lebensstadium hinzu. Sie sagt: „Hochbetagte weise Menschen vermeiden Verzweiflung, indem sie alte, unerledigte Gefühle ausdrücken. Dies ist ihr letzter Kampf um Ich-Integrität. Das ist das neue Stadium – Verarbeiten oder Vegetieren –, das ich als natürliche Phase bei hochbetagten Personen entdeckt habe, die noch keinen inneren Frieden gefunden haben. Das Aufarbeiten der Vergangenheit ist nicht psychotisch, sondern eine normale Methode, das zurückliegende Leben vor dem Sterben zu rechtfertigen."

Die für das Pflegemodell der Speziellen validierenden Pflege relevanten Lebensstadien und Lebensaufgaben sind in Tabelle 1 aufgelistet und werden anhand von sechs Lebensbildern erläutert.

Tabelle 1. Lebensaufgaben im Modell der Speziellen validierenden
Pflege nach Erikson und Feil

Stadium	Aufgabe	Aufgabe nicht erfüllt
nach Erikson:		
Frühe Kindheit	Vertrauen	Mißtrauen
Späte Kindheit	Darmfunktion, Regeln	Scham, Schuldgefühl
Adoleszenz	Eigenidentität finden, kämpfen	Unsicherheit, ich bin nur jemand, wenn ich geliebt werde
Erwachsenenzeit	Intimität	Isolation, Abhängigkeit
Lebensmitte	Neue Aktivitäten entwickeln, wenn alte Rollen überholt sind	Stagnation, Festklammern an überholten Rollen
Hohes Alter	Integrität	Verweiflung
nach Feil: Sehr hohes Alter	Verarbeiten der Vergangenheit	:Vegetieren

Fallbeispiele: Der Ausdruck unbewältigter Lebenskrisen in der Desorientierung

Frühe Kindheit

– Aufgabe:
Urvertrauen gegen Mißtrauen: Bekommen, Nehmen, Abhängigkeit
– Empfinden bei Bewältigung:
Vertrauen: „Ich bin, was man mir gibt"
– Störungen:
Gefühl des Verlassenseins, Angst zu verhungern, Emotionelle Verwahrlosung
– Entwicklungsergebnis:
Mißtrauen: „Ich bin ohne Halt"

Frau Stefanie stand wütend in der Tür zum Badezimmer ihres Heimapartments und sah mich böse an: „Es ist mir schon klar", sagte sie, „warum Sie sich IMMER BEI MIR die Hände waschen kommen. Sie wollen zuhause die Seife einsparen!" Kein Dankeschön dafür, daß ich ihr gerade nach einem Inkontinenzmißgeschick geholfen hatte, Bett und Zimmer wieder sauber zu bekommen. Es stimmte ganz offensichtlich, was Pflegehelferinnen und Bedienerinnen wiederholt erzählten, daß die alte Frau immer wieder behauptete, man würde ihr noch einmal die Haare vom Kopf wegstehlen, nur um sich selbst etwas „einzusparen". Eine geizige Alte? Durch Altersstarrsinn verstärkte Raffsucht? Einfach Bösartigkeit, dem Nächsten etwas Negatives zu unterstellen?

Einen Tag vorher noch hatte ich ihr geholfen, Blumen auf dem Balkon ihres kleinen Apartments einzusetzen. Das Hantieren mit den Pflanzen und der Sonnenschein hatte die alte Frau gesprächig gestimmt, und ganz plötzlich begann sie, unaufgefordert aus ihrer Kindheit zu erzählen: Ein Pflegekind war sie gewesen, dabei waren sie sechs Geschwister gewesen. Ihre richtigen Eltern hatte sie durch einen tragischen Unfall verloren, den Onkel interessierten die Kinder nicht, sie wurden aufgeteilt, auf verschiedene Pflegestellen. Ihre Pflegeeltern hatten nur zugestimmt, sie aufzunehmen, weil sie Geld dafür erhielten, aber gekümmert hatten sie sich nicht viel, nur das Allernotwendigste. Als Baby wurde sie auf dem Feld abgelegt, mit dem berühmt-berüchtigten „Mostzuzler" als Beruhigung, sie bekam nie etwas extra, kein Spielzeug. Ihre Puppe war ein Kochlöffel, den legte sie abends mit einem

Geschirrhangerl zugedeckt zu sich ins Bett, bis die Pflegemutter ihr das Ganze wegnahm. Kochlöffel und Hangerl wurden für „vernünftige" Arbeit gebraucht.

Später, als sie groß war, hatte sie ihre Lektion gelernt. Was man besitzt, muß man festhalten, die Menschen sind schlecht, sie nehmen einem alles, man wird nur immer ausgenützt. Einmal lernte sie einen Mann kennen, einen Postbeamten, der erzählte ihr viel von Liebe und Heiraten, also „fing sie sich mit ihm etwas an". Dann verschwand er und sie hatte wieder etwas Unwiederbringliches verloren, diesmal ihre Jungfernschaft. Von dem Moment an war es endgültig aus mit dem Vertrauen in andere Menschen. War es ein Wunder, jetzt, wo sie sehr alt war und schon sehr vergeßlich, daß sie in allem, was andere Leute taten, nur den Nachteil für sich selbst sah? Wo doch sogar die angeblich immer so selbstlose Krankenschwester sich jetzt die Hände wusch, mit IHRER Seife ...

Wenn wir uns dem aus unserer Sicht völlig unbegründeten Mißtrauen hochbetagter Patienten – so wie Frau Stefanie vorhin – gegenübersehen, dann dürfen wir nicht verärgert sein, und wir dürfen diese Mißtrauensäußerungen von seiten dieser hochbetagten Menschen nicht persönlich nehmen. Wir stehen stellvertretend für einen Verlust, den diese hochbetagten Personen als ganz kleines Kind erlitten haben und den sie ihr ganzes Leben lang nicht mehr überwunden haben, von dem sie für ihr ganzes Leben geprägt wurden.

Wenn ein Kind zur Welt kommt, ist die allererste und die intensivste Beziehung, die es entwickelt, die Beziehung zu seiner Mutter. Das muß nicht unbedingt die biologische Mutter sein, aber es ist die Person, die das Kind hält, liebevoll streichelt, ihm die Brust gibt, es später füttert. Die Beziehung ist eng und unmittelbar, durch körperliche liebevolle Berührung ständig gegenwärtig und stabil. Der Zustand scheint für das Kind immerwährend, durch nichts veränderbar.

Plötzlich ereignet sich etwas, was die Aufmerksamkeit der Mutter in Anspruch nimmt – das Telefon läutet, auf dem Herd pfeift der Wasserkessel, die Türglocke läutet –, die Mutter legt das Kind in seine Wiege oder in sein Bett und geht weg. Das ist die erste ernste und unmittelbare Enttäuschung, die das Kind in seinem Leben erlebt: Meine Mutter hat mich verlassen. Und so spontan wie die Enttäuschung da ist, erfolgt auch die Reaktion: Das Kind beginnt zu weinen oder zu schreien. Erst wenn die Mutter zurückkommt, wenn sie das Kind berührt, es aufnimmt, ist „die Welt wieder in Ordnung", und das Kind beruhigt sich rasch.

Die erste ungeheuer wichtige Aufgabe im jungen Leben dieses Kindes besteht nunmehr darin zu lernen, daß es seiner Mutter vertrauen kann: Egal, wie oft die Mutter sich von ihm entfernt, sie kommt immer wieder. „Meine Mutter läßt mich nicht im Stich." Was aber, wenn sich niemand um das Kind kümmert, wenn es „weggelegt" wird, ihm niemand beweist, daß es geliebt wird, und niemand mit ihm spielt? Genauso ist es Frau Stefanie vom Anfang dieser Geschichte ergangen: Von den Verwandten abgeschoben, von den Pflegeeltern „weggelegt" am Feldrand, auch später ohne liebevolle Zuwendung und Verständnis gelassen, ohne Spielzeug (und dort, wo sich das Kind einen Gegenstand des täglichen Bedarfs zum Spielzeug umfunktionierte, wurde ihm dieses Spielzeug weggenommen) – sie konnte Urvertrauen nie lernen, weil sie schon als Säugling erfahren mußte, daß man sie allein ließ, ihr stets etwas wegnahm.

Als sie erwachsen war und versuchte, mit dem Mann, den sie in ihre Intimsphäre ließ, Vertrauen zu lernen, da wurde sie wiederum enttäuscht. Das Mißtrauen blieb verankert und begleitete diese Frau bis in ihr hohes Alter. Es war zur Überlebensstrategie geworden.

Späte Kindheit

– Aufgabe:
Autonomie gegen Scham und Zweifel: Egozentrik, Ichkonstituierung, primäre Sozialisation (erziehende Beeinflussung der primären Triebsteuerung)
Initiative gegen Schuldgefühl: Identifizierung mit den Eltern (Gewissen), Übernahme von Alters- und Sexualrollen, „sich an etwas heranmachen", spielen
– Empfinden bei Bewältigung:
Autonomie: „Ich bin, was ich will"
Initiative: „Ich bin, was ich mir zu sein vorstelle"
– Störungen:
Gefühl eigener Wertlosigkeit; Angst vor der Unzulänglichkeit und vor drohender Schande, Gefühl, nicht liebenswert zu sein, Angst vor Strafe
– Entwicklungsergebnis:
Scham, Zweifel: „Ich bin wertlos"
Schuldgefühle: „Ich bin schlecht"

Der alte Mann im Bett sah sehr verzweifelt aus: „Schwester", flüsterte er leise, „ich habe mich angemacht. Ich hab's nicht geschafft, aufzustehen und hinauszugehen ... „Aber, macht doch nichts", sagte ich – so, wie ich glaubte, beruhigend –, „Sie haben ja ohnehin eine Schutzhose an, da können Sie ruhig hineinmachen." Doch der alte Mann brach in Tränen aus und war nicht zu trösten: „Ich bin doch kein kleines Kind, das in die Windeln macht! Seit ich ein Bub war, habe ich nicht mehr in die Hose gemacht, das ist entsetzlich, entsetzlich ist das, was ist nur aus mir geworden ...“

Ich war tief berührt. Wie konnte ich nur so gedankenlos sein! Da war der alte Mann den Regeln gefolgt, die er als Kind „fürs Leben" gelernt hatte („Man macht nicht in die Hose!", „Bist du aber ein Schweinderl!", „In die Hose machen ist pfui!", „Geh schön auf den Topf!", „So ist's brav!"), hatte sich dafür geniert, diese Regeln nicht eingehalten zu haben, und da kam ich und erklärte diese Regeln für überflüssig, stellte damit ihn selbst als Ganzes in Frage ...

Es ist für den alten Mann schon schlimm genug, daß er überhaupt eine Schutzhose anziehen muß, weil es ihm zu seinem eigenen Schreck und Unbehagen schon ein paarmal passiert ist, daß er ins Bett gemacht hat. Wir haben also dem alten Menschen als Inkontinenzhilfe eine Schutzhose gegeben (die wir so locker auch oft als „Windelhose" bezeichnen, denn alte Menschen erinnern uns in ihrem Verhalten sehr oft an kleine Kinder, ist doch so? Man sagt ja auch so: Man geht sie „wickeln" und man geht sie „füttern"). Und denken uns, wenn wir so reden und handeln: „Der alte Mensch bekommt das ohnehin nicht mehr mit!"

Es mag sein, daß dieser hochbetagte desorientierte Mensch mit seinem Intellekt nicht mehr erfaßt, was da alles mit ihm und um ihn herum passiert. Aber die emotionale Erinnerung, die Regeln, die er als Kind gelernt hat, und die damit verbundenen Schuldgefühle, wenn diese Regeln nicht befolgt werden, die sind noch „da". Diese Regeln bleiben ein ganzes Leben lang bis zum letzten Atemzug lebendig, und er wird sich unschuldig – denn er kann ja nichts für seine Inkontinenz – schuldig fühlen für sein „Versagen", wenn wir nicht liebevoll und respektvoll mit ihm umgehen.

Es gehörte zu den Lebensaufgaben auch dieses alten Mannes, als Kind Regeln zu lernen. Auch wir haben als Kind diese und ähnliche Regeln lernen müssen. Wir haben sie nach Meinung unserer Erzieher besser oder schlechter erfüllt, und dementsprechend kleiner oder größer sind unsere Scham- und Schuldgefühle, die wir hegen, wenn diese Regeln nicht eingehalten werden. Uns „plagt das Gewissen" oder, wie Sigmund Freud das Über-Ich bezeichnet: „das Schuldgefühl des Unschuldigen".

In diesem Lebensstadium als Kind lernen wir (je nachdem, wie ehrgeizig unsere Eltern sind und wie früh genug sie uns darauf trainieren), unsere Blasen- und Schließmuskelfunktion unter Kontrolle zu halten. In diesem Lebensstadium geschieht noch etwas: Es entwickelt sich unser Über-Ich, das Gewissen. Jenes Gewissen, das sehr oft in unserem Leben unserem Ich im Wege steht. Das Ich in uns äußert unser Begehren, etwas zu tun, und unser Über-Ich sagt uns, ob wir das, was mir möchten, tun dürfen oder nicht.

Ob wir dürfen, hängt davon ab, in welchem Kulturkreis wir aufwachsen, aus welchem Gewissen heraus unsere Erzieher uns gegenüber handeln, wie also der Prozeß unserer Sozialisation verläuft.

Wir unterscheiden zwischen primärer und sekundärer Sozialisation: Im Wege primärer Sozialisation, die vorwiegend im Elternhaus stattfindet, lernt das Kind, seine Bedürfnisse und Wünsche zu äußern, und lernt auch, Beziehungen einzugehen. Sekundäre Sozialisation ist eigentlich ein lebenslanger Prozeß, der sich unser ganzes Leben lang fortsetzt, weil wir uns immer wieder an neue Situationen, wie z.B. Berufsleben, Partnerschaften, neue Gemeinschaften, Krankenhaus oder Aufenthalt in einem Pflegeheim, anpassen müssen.

Das Kind, welches in dieser Lebensphase daran gewöhnt wird, auf den Topf zu gehen, und dann doch noch hie und da in die Hose macht, hört nur immer wieder: „Pfui, in die Hose macht man nicht!" Das Kind empfindet das „Schuldgefühl des Unschuldigen" – es kann sich nicht erklären, daß es etwas Verbotenes getan hat, und erfährt schmerzlich, wie schlimm es sein kann, etwas plötzlich nicht mehr zu dürfen, was vor einer Weile noch erlaubt gewesen war. Oder: Das Kind krabbelt auf allen Vieren zum Fenster hin, zu einem Sessel, der dort steht, schafft es, hinaufzuklettern, und jauchzt laut vor Freude. Da kommt die Mutter ins Zimmer herein und ruft erschrocken (und daher mit „bösem" Gesicht): „Daß du ja nicht mehr da hinaufsteigst!" Und wieder erlebt das Kind das „Schuldgefühl des Unschuldigen", es war so stolz, es hatte etwas Neues entdeckt, etwas Anstrengendes geschafft, und jetzt erfährt es unsanft, daß es sich eigentlich gar nicht freuen durfte – es hatte etwas Verbotenes getan und die Mutter gekränkt und geärgert.

Das kleine Kind sammelt auf diese Weise seine ersten Erfahrungen. Wenn es aber stets nur erfährt, daß alles, was es tut, falsch und böse ist, werden die Scham- und Schuldgefühle übermächtig werden, und das Kind wird als Erwachsener seine weiteren Lebensaufgaben nicht erfüllen können.

Wenn der junge Mensch den Kreis der Familie, später vielleicht auch den Kulturkreis, in dem er aufgewachsen ist, verläßt, wird er wieder mit dem „Schuldgefühl des Unschuldigen" reagieren, wenn Dinge, die „daheim" gültig und lobenswert waren, plötzlich nichts mehr wert sind, ja, unerwünscht, verboten sind. Er wird im Laufe seines langen Lebens auch erfahren, daß Anstandsregeln aus seiner Kindheit im Laufe der Zeit „aus der Mode kommen", ungültig werden, belächelt werden.

Aus diesen Konfrontationen resultieren weitere Erfahrungen, die den einzelnen Menschen sein ganzes Leben lang begleiten. Wenn dieser Mensch sehr alt geworden ist und er sich auf seine Erinnerungen zurückzieht, dann werden die Regeln seiner Kindheit und seine früheren Erfahrungen für ihn wieder sehr wichtig, und er wird unter Umständen in Konflikt mit den Regeln und Erfahrungen derjenigen Personen kommen, die ihn pflegen und ihm Gutes tun wollen, die aber der nächsten und übernächsten Generation angehören und die dann meinen werden, er sei ein störrischer alter Mann.

Ich habe in meiner Praxis selbst so einen Fall von „Mißverständnis" erlebt: Ich wollte auf der Pflegestation, wo ich tätig war, den alten Leuten ein Brotbuffet anbieten. Ich wollte ihnen die Möglichkeit geben, daß sie sich beim Frühstück selbst bei verschiedenen Brotsorten bedienen können, mehr Abwechslung haben und ihr „Lieblingsbrot" vorfinden.

Für mich ist der Begriff „Brotbuffet" emotionell sehr positiv besetzt, ich finde es einfach luxuriös, wenn ich zu einem Buffettisch hingehen und mir unter mehreren Brot- und Gebäcksorten selbst aussuchen kann, was mir schmeckt. Doch der erwartete Erfolg blieb aus. Ein Teil der alten Leute wollte sich nicht selbst etwas aussuchen, zum Teil waren sie über die Neuerung verärgert, ja, gekränkt, und ich habe nicht gleich verstanden warum.

Eine alte Frau hat mir dann erklärt, was alle diese alten Menschen unbewußt fühlten:

„Wissen Sie, ich mußte mich in meinem Leben so oft ums Brot anstellen, nach dem Ersten Weltkrieg, im Zweiten Weltkrieg, nach dem Zweiten Weltkrieg, ich bin stundenlang gestanden, oft hat es kein Brot mehr gegeben, und ich mußte ohne Brot nach Hause gehen. Jedesmal, wenn ich hier vom Tisch aufstehen muß und dort hingehen und mich wegen einem Stück Brot anstellen muß, ist dieses Gefühl von früher wieder da, ich fühle mich so elend."

Für diese alten Menschen war es Luxus, sitzenbleiben zu können und bedient zu werden. Es war an *mir*, ein „schlechtes Gewissen" zu haben, weil ich die Lebenserfahrungen dieser hochbetagten Menschen, ihre Biographie, nicht mit in meine Überlegungen einbezogen hatte!

Im Stadium der späten Kindheit beginnen wir auf diese Weise unseren „Rucksack" zu packen, den wir ein Leben lang mitschleppen: voll mit unbewältigten Schuldgefühlen, gegenüber unseren Eltern, unseren Partnern, unseren Kindern, den Patienten, den Kollegen am falschen Ort zur falschen Zeit bei der falschen Person falsch gehandelt zu haben. Die Einflüsse der unterschiedlichen Sozialisation aus der Kindheit bei Gepflegten und Pflegenden – wie etwa unterschiedliche Moralbegriffe und ethische Einstellungen – sind oft sehr gegensätzlich und können zu erheblichen Konflikten im Pflegealltag führen.

Ich denke da z.B. an das Thema „Sexualität": Wir leben zwar heute in einer sehr offenen (besser: in einer sehr permissiven) Gesellschaft, dennoch ist Sexualität auch heute noch ein sehr tabuisiertes Thema, besonders die Sexualität der hochbetagten Menschen. Gerade in diesem Punkt wird der Gegensatz zwischen eigenen Moralbegriffen und ethischen Einstellungen und denen der von uns betreuten Menschen besonders deutlich.

Dazu kommt noch, daß wir ein „von außen her" vorbestimmtes Bild davon haben, wie sich ein hochbetagter Mensch zu verhalten hat, damit er ein guter alter Mensch ist – und um die Dinge zu komplizieren, ist dieses Bild, wie ein guter alter Mensch sein soll, auch noch von jener Generation vorgegeben worden, deren Vertreter heute von uns betreut werden. Da stimmt scheinbar nichts mehr zusammen.

Wir alle wissen, im hohen Alter wird der Filter zwischen Ich und Über-Ich durchlässig, hochbetagte Menschen können ihre Bedürfnisse nicht aufschieben, diese Bedürfnisse müssen sofort befriedigt werden, und wir sprechen mit Überzeugung davon, daß die Befriedigung dieser Bedürfnisse dem hochbetagten Menschen gestattet werden muß. Aber jetzt sitzt da ein alter Mann im Rollstuhl und onaniert.

Nun begegnet ihm in dieser Situation eine Pflegeperson, deren Über-Ich selbstverständlich noch sehr ausgeprägt ist und die vielleicht in ihrer Erziehung von den Eltern oder Erziehern gehört hat, daß „so etwas" eine Sünde ist, gesundheitsschädlich, oder beides. Das „schlechte Gewissen" der Pflegeperson projiziert diese negativen Empfindungen auf den alten Mann vor ihr, und die Pflegeperson mit ihrem ausgeprägten Über-Ich, die Schamgefühle hat, wenn sie den alten Mann das tun sieht, reagiert dementsprechend auf die für sie unbewußt belastende Situation.

Im günstigsten Fall damit, daß sie wegschaut. Im weniger günstigen Fall, daß sie den alten Mann sanktioniert. Ja, vielfach wird dann im Dienstzimmer über den „unmöglichen Herrn X." gesprochen, den man unter keinen Umständen unter die anderen Leute lassen darf, weil er sich so unmöglich und so unappetitlich benimmt. Und setzt weitere Sanktionen, er wird „weggesperrt".

Vielleicht überlegt man dann auch, diesen alten Mann mit Psychopharmaka ruhigzustellen, weil er für die Station „untragbar" ist, statt sein Bedürfnis zu erkennen: daß dieser alte Mensch sich selbst befriedigt, weil er Sehnsucht nach Zärtlichkeit und Lustbefriedigung hat. Statt darauf einzugehen, daß sich dieser Mensch allein fühlt, und zu bedenken, daß Sexualität nicht nur der reine Geschlechtsakt ist, sondern daß Sexualität aus Zärtlichkeit, Streicheln, Berühren, Wärme, Nähe, Geborgenheit besteht, und dies alles als psychosoziales Grundbedürfnis des Menschen zu erkennen und danach zu handeln.

Wir müssen uns permanent bewußt sein, daß Pflege eine immerwährende, komplexe und untrennbare Wechselbeziehung und stetiges Zusammenwirken zwischen Gepflegten und Pflegenden ist, und daß wir alle zusammen die Summe unserer individuellen, einzelnen und gemeinsamen Lebenserfahrungen in diesen Prozeß mit einbringen. Wir geraten daher gegenüber unseren PatientInnen und gegenüber uns selbst öfters in ambivalente Gefühlssituationen, die uns beunruhigen und belasten. Diese ambivalenten Gefühle zuzulassen und sie als Teil unseres Lebens anzunehmen ist mit ein wichtiger Baustein und Bestandteil des Konzeptes des Speziellen validierenden Pflege.

Adoleszenz

– Aufgabe:
Identität gegen Rollenkonfusion: Emanzipation von den Eltern, Experimentierstadium auf dem Wege zur Identitätsfindung
– Empfinden bei Bewältigung:
Identität: „Ich weiß, wer ich bin"
– Störungen:
Angst, bei der Meisterung neuer und widersprüchlicher Triebregungen zu versagen; Gefühl, die Welt sei nicht gut genug
– Entwicklungsergebnis:
Identitätsverlust

Das NEIN, das ich endlich sagen will
ist hundertmal gedacht
still formuliert
nie ausgesprochen.
Es brennt mir im Magen
nimmt mir den Atem
wird zwischen meinen Zähnen zermalmt
und verläßt als freundliches
JA
meinen Mund.
Peter Turrini

„Das wichtigste im Leben", sagte Frau Karoline und hob belehrend ihren Zeigefinger, „ist die Einhaltung des vierten Gebots: Du sollst Vater und Mutter ehren, auf daß du lange lebst auf Erden. Das wichtigste ist das: Daß man seinen Eltern gehorcht und für sie da ist." Dabei verhielt sie sich sonst durchaus nicht demütig. Wenn der Arzt ins Heim kam und ihr einen wohlmeinenden Ratschlag gab, schimpfte sie laut hinter ihm her: „Dieser Gauner! Allen redet er ein, was sie machen sollen, und er hat den Vorteil davon, nur er!" Es folgten einige deftige Dialektwörter. Uns allen war das äußerst peinlich. Peinlich war auch, daß sie in der Nacht bei anderen Heimbewohnern an die Türen klopfte, weil sie sich unterhalten wollte, wie sie freimütig sagte. Die Leute verbaten sich das, Frau Karoline sagte ihnen in unverfälschtem Vorstadtdialekt, was sie davon hielt. Daraus entstanden große Konflikte, auch mit dem Heimvertrauensmann. Alle meinten nur: „Diese bissige Alte vergiftet die gesamte Heimatmosphäre". Sie wieder erklärte wiederholt wütend: „Die Männer nehmen mir alles weg." Und sparte nicht mit Schimpfwörtern.

Die unverträgliche Frau Karoline, weit über 85 Jahre alt, klammerte sich sehr an mich in meiner Rolle als „Autoritätsperson". Mit der „Frau Oberschwester" konnte man wenigstens vernünftig reden, fand sie. Wenn sie mit mir allein im Schwesternzimmer war und eine große Schale echten Bohnenkaffee trank – ein Ritual, das sich zwischen uns entwickelt hatte –, dann sagte sie: „Das ist Kaffee! Nicht dieser Negerschweiß wie unten im Speisesaal. Ich weiß, wie Kaffee sein muß, ich war in Peru!"

In vielen validierenden Gesprächen erfuhr ich dann ihre Lebensgeschichte. Immer sprach sie von ihrem Vater. Das mit dem vierten Gebot hatte der Vater ihr beigebracht. Er hatte immer gewußt, was richtig ist, er war so gescheit. Der Vater beherrschte alles. Als die Mutter früh starb, und er bald darauf wieder heiratete, *wurde er nicht müde zu betonen, das tue er nur, damit die Kinder wieder eine Mutter hätten, und er erwarte von ihnen ewige Dankbarkeit.*

Den Beruf einer Friseurin, den Karoline gerne ergriffen hätte, verbot er ihr mit der Begründung, daß „ein anständiges Mädel fremden Männern nicht auf den Kopf greift". Weißnäherin sollte sie werden, sie wollte zwar nicht richtig, aber wenn der Vater es sagte, der alles wußte und richtig machte ... Nur hat sie dann keinen Lehrplatz bekommen. Über Bekannte, mehr durch Zufall, bekam sie dann eine Stellung in Peru bei einer Wienerin, die dort mit einem Fabrikanten verheiratet war. Was für ein Erlebnis! Karoline, gerade 15 Jahre alt, fuhr also nach Südamerika, lernte dort Spanisch, beaufsichtigte die Dienstboten und kam „in bessere Kreise": ins Theater, in Konzerte, Opern, sie war „wie das Kind im Haus". Karoline war glücklich.

Als sie 20 Jahre alt war, starb ihre Stiefmutter, und der Vater kommandierte sie brieflich nach Wien zurück: es sei ihre Pflicht als Tochter, sich um den Vater zu kümmern. Für Karoline war das „selbstverständlich" – das vierte Gebot! –, daß sie nach Wien zurückkam, ins alte Milieu zurück, in die Substandardwohnung nach Favoriten.

Sie kam von ihrem Vater nie mehr los. Männer, die Karoline gerne geheiratet hätten, zogen sich geschockt zurück, wenn Karoline ihnen den Wunsch des Vaters unterbreitete, sie mögen in die väterliche Wohnung einziehen, denn anders würde er keiner Heirat zustimmen. Die beiden Brüder fielen im Krieg. Da wurde alles noch schlimmer für den Vater, jetzt mußte Karoline ihm auch die Söhne ersetzen. Sie, die als Halbwüchsige eine „Chefin" gewesen war, arbeitete als Hilfsarbeiterin, weil die Fabrik „ums Eck" war und sie rasch täglich wieder nach Hause gelangen konnte.

Mit 90 Jahren fällte den Vater ein Schlaganfall. Aber noch lebte er, war halbseitig gelähmt, wurde von Karoline gepflegt, „selbstverständlich", wie sie sagte, „Sie wissen, das vierte Gebot ..." Nach einem weiteren Jahr starb der Vater. Karoline war eine alte Frau, ihr Leben vorbei.

Als sie ins Pensionistenheim kam, lud sie all ihre Wut und Enttäuschung, den nie ausgelebten Frust ihres ganzen Lebens, den sie nie hatte aussprechen können, dessen Empfindung sie nie zugelassen hatte, auf „die Männer" ab. Erst als im Heim eine politische Diskussionsgruppe gegründet wurde, fand Frau Karoline die Möglichkeit, ihren Frust abzubauen: Sie sitzt jetzt jede Woche inmitten eines zustimmend nickenden Auditoriums und nimmt führende Politiker wütend aufs Korn: „Dieser Gauner! Allen redet er ein, was sie machen sollen, und er hat den Vorteil davon, nur er!" Und es folgen einige deftige Schimpfwörter. Der Arzt, der Heimvertrauensmann, das Pflegepersonal – alle finden, Frau Karoline ist jetzt viel umgänglicher.

Karoline hatte es als Mädchen nicht geschafft, sich vom übermächtigen Vater zu emanzipieren. Pubertät ist eine sehr schwierige Zeit für den Jugendlichen und auch für seine Familienangehörigen, doch es ist so ungeheuer wichtig, daß der Jugendliche die Lebensaufgabe dieses Lebensalters bewältigt und seine Identität findet: „Ich weiß, wer ich bin." Damit dieser Jugendliche seine Lebensaufgabe bewältigen kann, muß er sich der Liebe seiner Eltern sehr, sehr sicher sein. Er muß wissen und spüren: „Ich kann und ich darf rebellieren, denn meine Eltern lieben mich." Wenn jedoch die Eltern diese Möglichkeit dem Jugendlichen nicht geben, wenn es zuhause heißt: „Solange du deine Füße unter meinen Tisch streckst, wird das gemacht, was ich dir sage!" oder, noch schlimmer: „Du als Kind bist für mich als Elternteil da", dann wird dem Jugendlichen die Rebellion oft zu riskant. Er traut sich nicht zu kämpfen, er wird gehorchen, denn es könnte ja sein, daß Vater und Mutter ihn vielleicht nicht mehr lieben und daß sie ihn verlassen, und dann wäre er allein. Der junge Mensch wird immer das tun, was Vater und Mutter von ihm erwarten, und er wird nie lernen, wer er eigentlich ist. Er kann sich nicht von seinen Eltern emanzipieren und wird das Gefühl haben, ohne Autorität nichts zu sein. Das Entwicklungsergebnis ist Identitätsverlust. Der junge Mensch nabelt sich niemals ab, er lernt nie, was es bedeutet, ohne seine Eltern zu existieren.

Wir als Pflegepersonen haben solche Erfahrungen ja auch selbst: Viele von uns streben doch auch nach der immerwährenden Harmonie mit den Autoritäten, wir versuchen immer gute Kollegen zu sein, immer einzuspringen, stets freundlich, lieb und nett zu sein, auch wenn wir das Gefühl haben, daß wir das alles eigentlich längst nicht mehr schaffen. Wir fühlen uns als Märtyrer, als Opfer unseres Berufs, aber wir werden immer noch versuchen, so zu funktionieren, „wie es alle von uns erwarten". Und wir erwarten das auch von denjenigen, die unserer Pflege anvertraut sind.

Daheim haben wir Kinder, die pubertieren, die sich „ver-rückt" benehmen, Krach schlagen, sich „unmöglich" anziehen, exaltiert benehmen, Kraftausdrücke gebrauchen, keine Regeln einhalten wollen. Da zucken wir mit leisem Lächeln die Achseln und sagen: „Mein Gott, wir waren doch auch einmal so und sind etwas Ordentliches geworden ..." Aber bei den hochbetagten desorientierten Menschen, die uns während unserer Arbeit begegnen, wenn die sich „ver-rückt" benehmen, Krach schlagen, sich unmöglich anziehen, exaltiert benehmen, Kraftausdrücke gebrauchen, keine Regeln einhalten wollen, da sagen wir dann nicht: „Mein Gott, die waren doch auch einmal tüchtige Leute und sind halt jetzt so ..." Da wollen wir diese Menschen „ruhigstellen" mit Buronil, Dominal Forte, Psychopax oder Haldol?

Es liegt daran, daß wir alle einmal halbwüchsig waren und uns an diese Zeit erinnern können. Das fördert unser Verständnis für junge Leute. Sehr alt waren wir noch nie, daher sind wir orientierungslos und hilflos und reagieren mit Zwangsmaßnahmen. Wir sind uns eigentlich gar nicht bewußt, daß *wir* es sind, die in solchen Momenten zeitdesorientiert sind, und nicht unsere Patienten: Wir sehen in den alten Menschen unsere Eltern, die uns vor langer Zeit mit ihrer Erfahrung und Vernunft klargemacht haben, daß „man sich nicht verrückt aufführen kann", „daß das nichts bringt", „daß man vernünftig leben und handeln muß", „daß man von der Gemeinschaft nur akzeptiert wird, wenn man normal agiert". Und da liegen jetzt unsere Vorbilder und „führen sich auf", ärger als wir uns selbst in Erinnerung haben? Wo bleibt da die Lebenslogik? Und darauf haben wir keine andere Antwort als medikamentöse und physikalische Zwangsmaßnahmen?

Erwachsene

– Aufgabe:
Intimität gegen Isolierung: Eigenverantwortliche Rollenübernahme in den verschiedenen sozial-kulturellen Lebensbereichen; persönliche Bindung, Konkurrenz, Kooperation, generatives Verhalten (Nachkommenschaft)
– Empfinden bei Bewältigung:
Intimität, Generativität: „Ich nehme aktiv am Leben teil"
– Störungen:
Angst vor Spontaneität, vor Beziehungen zu anderen; Gefühl, im Leben nur eine Rolle zu spielen, Gefühl der Unzulänglichkeit; Vermeidung von Konkurrenz und Kooperation
– Entwicklungsergebnis:
Isolierung, Selbstbeschäftigung: „Ich entziehe mich den Lebensaufgaben"
Frau Amalie A. war gerade erst in unser Pensionistenheim eingezogen und machte sich bereits nachhaltig unbeliebt. Zur Nachbarin, die bei ihr anklopfte und sie in ihr

Zimmer auf einen Kaffee einladen wollte, sagte sie freundlich, aber distanziert: „Das ist sehr nett, daß Sie bei mir vorbeischauen, aber ich halte nichts von diesem primitiven Hausmeisterinnenklatsch und ich bin auch an Kontakten überhaupt nicht interessiert." Schloß die Tür und ließ die Nachbarin draußen stehen.

Zur Ergotherapeutin, die sie besuchte und ihr die Palette von Aktivitäten im Haus anbieten wollte, sagte sie ebenso freundlich, aber in leicht abfälligem Ton: „Vielen Dank für Ihre Mühe, meine Liebe, aber ich bin mit mir selbst ausreichend beschäftigt. Was soll ich mit Ihren Aktivitäten, das hat doch alles kein Niveau! Ich bitte Sie, Bastelrunden und dieses ganze Kasperltheater!" Als die Ergotherapeutin meinte, es gebe ja schließlich auch Runden für Englischkonversation, Bridgerunden und Gruppen für Gedächtnistraining, erwiderte Frau A. etwas ungnädig, sollte sie einmal etwas Zeit erübrigen können, werde sie unverbindlich vorbeischauen, aber das sei eher ungewiß. Und damit war das Gespräch beendet.

„Die hält sich für etwas Besseres", meinten die anderen Bewohner. „Kommt zu keiner Geburtstagsfeier, keinem Heurigennachmittag, nicht zum Faschingsball – was heißt, sie hat mit sich selbst so viel zu tun. Betont immer nur, daß sie eigentlich eine Oberbuchhalterin hätte werden können ... na und? Auch wenn sie sich dreimal am Tag umzieht und dauernd in den Spiegel schaut und von ihrer feinen Haut redet, die soviel Pflege braucht. Glaubt sie etwa, sie ist eine Gnädige?"

Den netten, höflichen Herrn Josef, der im gleichen Stockwerk wohnte, den ließ sie auch ganz fürchterlich abblitzen. Endlich war es ihm geglückt, Frau A. dazu zu bewegen, an einem Tanznachmittag im Speisesaal teilzunehmen. Hatte sie endlich erfolgreich überredet, mit ihm zu tanzen – obwohl sie sagte, sie könne ja gar nicht tanzen –, wollte doch nur höflich sein, als er sie zurück an den Tisch brachte, und meinte, sie tanze ganz ausgezeichnet und ihr die Hand küßte – aufgesprungen war sie und hatte wütend gerufen, er solle sich schämen in seinem Alter, die Männer wollten doch alle nur das eine, aber nicht mit ihr, sie sei eine anständige Frau! Hatte ihn stehen gelassen und war abgerauscht.

Wir vom Pflegepersonal machten auch bald unsere Erfahrungen mit Frau A. Als sie mit einem harmlosen, aber natürlich lästig juckenden Ekzem an beiden Unterschenkeln kurzfristig auf unsere Bettenstation mußte und sah, daß ihre Bettnachbarin eine moribunde, fast blinde Fau war, erklärte sie gleich: „Also, schauen kann ich auf die Frau nicht, und helfen schon gar nicht, ich bin selbst so krank, das kann ich nicht verantworten!" Unsere Beteuerungen, sie wäre für nichts verantwortlich, nützten nichts. Als eine unserer Kolleginnen sie bat, der Schwester zu läuten, sobald die Infusionsflasche der blinden Frau neben ihr leer wäre, kam wieder der Satz: „Wie komme ich dazu, ich bin selbst so krank, das kann ich nicht verantworten!" Und als die blinde Frau durch eine ungeschickte Handbewegung eine Mineralwasserflasche zu Boden fallen ließ, verlangte Frau A., sofort die Station zu *verlassen: „Das ist doch ein Wahnsinn, da überträgt man mir die Verantwortung für diese blinde Person und gefährdet mich dadurch, wenn da die Scherben herumfliegen ...!"*

Die Kolleginnen sagten unisono: „Die kann ja überhaupt nicht mit anderen Leuten – die blockt ja total ab, die sieht nur sich selbst!"

Mit der Zeit erfuhr ich die Lebensgeschichte von Frau A. und wunderte mich nicht mehr über ihr Verhalten. Sie stammte aus einer „besseren" Familie, die sehr auf Erziehung hielt, und sie hatte drei Brüder, die alle erheblich älter waren als sie und immer sehr auf sie aufpaßten, wie sie oft sehr betonte. Das ganze Augenmerk der Familie lag auf den Brüdern. Die studierten und „wurden alle etwas": Der eine studierte Medizin, der zweite wurde ein Geschichtsprofessor und der dritte übernahm die Firma des Vaters.

Sie war immer nur das Kind, das „hinausgeschickt" wurde: Von den Erwachsenen, weil sie etwas reden wollten, „was du ohnehin nicht verstehst". Vor dem „Besuch", weil „ein Kind macht einen Knicks und grüßt und geht dann auf sein Zimmer." Von der Haushälterin aus der Küche, „denn du kannst das nicht, du brauchst mir nicht zu helfen, das ist meine Aufgabe." Weg von den Gleichaltrigen: „Das ist doch kein Umgang für dich!" Und immer hieß es, selbst noch für die Halbwüchsige: „Geh schön in dein Zimmer!"

Kein Wunder, daß Frau A. in dieser ganzen Familie keine persönliche Identität entwickeln konnte und auch keine Beziehung zu anderen Menschen ihres Alters. Wie hätte sie auch sollen. Bis zu ihrem 20. Lebensjahr wohnte sie immer noch zuhause. In einem Alter, in dem andere sich in Gruppen zusammenfinden, sich einander anvertrauen, einander erzählen, wie sie sich selbst fühlen, wie sie für andere empfinden, welche Wünsche, Hoffnungen und Pläne sie haben, saß Frau A. allein daheim. Es war ihr nicht möglich, in diesem Lebensstadium des frühen Erwachsenenalters ihre Lebensaufgabe zu bewältigen: Nämlich ihre eigene Identität zu entwickeln, Verantwortung und Rollen zu übernehmen und Beziehungen einzugehen.

In ihrer Isolation konnte sie nie eine Beziehung zu anderen Menschen aufbauen und daher auch keine andere Beziehung zu sich selbst als in Form einer alles andere verdrängenden Eigenliebe entwickeln. Wenn überhaupt, gelangen ihr nur Beziehungen oberflächlicher Natur. Geheiratet hat sie nie. Über einen Mann, den es in ihrem Leben gegeben hatte, sagte sie nur wortkarg, er sei „moralisch nicht einwandfrei gewesen".

Weil sie die Aufgabe, Elternteil zu werden, Kinder zu haben und zu erziehen, nie gelernt hatte, wurde sie ihr eigenes Kind: Sie verwöhnte sich selbst, sie konzentrierte sich auf ihr eigenes Ich. Gleichzeitig aber scheute sie jede Verantwortung, auch im Beruf. Hinter dem pompösen Satz: „Ich hätte ja Oberbuchhalterin werden können, aber diese Verantwortung konnte mir ja keiner bezahlen!" steckte nur die uneingestandene Erkenntnis, nie gelernt zu haben, Verantwortung zu übernehmen.

Sie tauschte das Zimmer im Elternhaus gegen eine kleine Wohnung in dem Haus, in dem die Firma, bei der sie arbeitete, ihren Geschäftssitz hatte, und blieb dort arbeitend und wohnend von ihrem 20. Lebensjahr bis zu ihrer Pensionierung. Tauschte die eine Autorität gegen die andere. Hielt Distanz zu den Kollegen, weil „das ja doch nichts bringt". Und: „Beruf und privat gehören getrennt". Wenn sie verreiste, dann allein und zu Kuraufenthalten. Fleißig war sie, beständig in der Arbeit. Aber die Einheit von Arbeit und Leben, das ausgewogene Mittelmaß zwischen eigener Familie und Broterwerb, die Freude daran, in Eigenverantwortung ihr Leben zu gestalten, hat Frau A. nie gelernt.

Trotz aller Freundlichkeit und Höflichkeit, die in ihrem Elternhaus vorherrschte, hatte Frau A. nie jemand Wärme, Vertrauen und Spontanität entgegengebracht. Sie konnte nie jemanden an sich heranlassen. Sie fühlte sich nur sicher in der Distanz. Für ihre Umwelt wurde sie eine Einzelgängerin, mit der man sich nur Unangenehmes einhandelte, wenn man mit ihr in Kontakt kam.

Lebensmitte

– Aufgabe:
Zeugende Fähigkeit gegen Stagnation: Neuorientierung auf Inhalte und Aufgaben der zweiten Hälfte des Lebens; Fürsorge, Autorität, Produktivität, Kreativität
– Empfinden bei Bewältigung:
Rekreation: „Ich weiß, wozu ich da bin"
– Störungen:
Angst vor Übernahme von Autorität; Gefühl, unkonstruktiv zu sein, das Leben vergeudet zu haben
– Entwicklungsergebnis:
Stagnation: „Ich fühle den Fluß der Entwicklung versanden ..."

Frau Grete S. war eine seltsame Erscheinung und geisterte durch meine Kindertage als tragische Figur aus einem Drama, dessen Dimensionen mir erst viel später bewußt wurden, als ich schon lange im Beruf stand und wußte, warum hochbetagte Leute oft so „ver-rückt" auf uns wirken. Bei mir als Kind löste die alte Frau eine Mischung aus Gruseln, verlegener Erheiterung und Betroffenheit aus, zum Teil aus eigenem, zum Teil war ich auch das Echo der Gesprächsfetzen und abfälligen Bemerkungen der Erwachsenen rundherum.

Früher, als sie noch jung war, war Frau Grete in der Nachbarschaft überall sehr beliebt gewesen, immer war sie fröhlich und lustig und sehr hilfsbereit. Sie hatte zwei Kinder großgezogen und zwei Kostkinder dazu. Die geborene Mutter, sagten alle, und so tüchtig dazu! Ein wenig eitel war sie, die Frau Grete, aber kein Wunder, bei diesen prachtvollen echtroten Haaren, das verlangte ja geradezu nach einer aufwendigen Frisur, und überhaupt muß eine Frau auf sich halten, sagte sie immer. „Das bin ich meinem Mann schuldig." Ihr Mann besaß eine Schusterwerkstatt, ein tüchtiger Mann auch er, und es war selbstverständlich für eine so tüchtige Frau wie Frau Grete, auch dort fallweise auszuhelfen.

Irgendwann begannen die Probleme, und in der Kafferunde rund um meine Großmutter wurde getuschelt – das sollte ich als Kind nicht hören, wenn die Leute über die Frau Grete redeten, und wie sie sich doch in letzter Zeit verändert hatte: Jetzt ist sie so ungefähr Fünfzig, wurde geschätzt, immer sieht man sie mit rotgeweinten Augen, und der Frau T. gegenüber hat sie ganz niedergeschlagen gesagt, sie kriegt die Regel nicht mehr, sie ist jetzt keine richtige Frau mehr. Der Mann hat auch zu trinken begonnen, wie man sieht. Und – so wurde geflüstert – im Wirtshaus sagt er immer, seine Frau will vom Bett nichts mehr wissen.

Der Mann trank sich vor Kummer um seinen Verstand, er mußte das Geschäft aufgeben, er kam später in ein Pflegeheim und verdämmerte dort. Tochter und Sohn verließen schon vorher den Haushalt. Die Tochter heiratete in die Schweiz, ein Schlag für Frau Grete, die gerne ihre Enkelkinder so rundum betreut hätte wie früher die eigenen und die Kostkinder. Der Sohn verunglückte tödlich beim Bergsteigen. Das war der zweite Schlag für die Frau. Kostkinder gab es schon lang keine mehr – Frau Grete wußte ganz genau warum: Wer gibt schon Kinder in eine Familie, wo der Mann ständig trinkt!

Frau Grete hörte auf zu lachen, verlor das Interesse an ihrer Umwelt. Die prachtvollen roten Haare begannen rasch grau zu werden. Sie wollte es nicht wahrhaben und schnitt die grauen Strähnen einfach aus der Frisur heraus. Eine mürrische Frau mit wirrer, löchriger Frisur – die Nachbarn lachten. Es war ein Teufelskreis. Da war sie nun allein in der Wohnung, ohne Freunde, ohne Bekannte. Sie besuchte noch fallweise ihren Mann im Pflegeheim, doch nachdem er gestorben war, riß auch der spärliche Kontakt zur Tochter endgültig ab. Es gab ohnedies nur *mehr Streit zwischen Mutter und Tochter: Frau Grete warf ihrer Tochter immer vor, die Tochter brauche sie jetzt nicht mehr, sie sei ja jetzt unnütz, und so weiter. Die Tochter wiederum machte ihr ständig Vorwürfe, sie hätte den Vater in die Trunksucht getrieben, die Mutter sei daran schuld, und sie solle endlich „normal" werden.   So blieb nur mehr die tragische lächerliche alte Frau: Sie war schon an die achtzig Jahre alt und immer übertrieben geschminkt wie ein Clown. Sie sah ja schon schlecht und hörte schon schwer, aber weigerte sich, Brillen und Hörapparat zu tragen, denn: „Das ist doch nur etwas für alte Weiber!" Im Winter rutschte sie einmal bei Glatteis aus und brach sich den Fuß. Der Arzt empfahl ihr einen Gehstock. Frau Grete sagte aber immer: „Ich bin doch kein altes Weib!" Und hinkte fortan mühsam. Wenn sie dann auf der Straße ging – immer mit einer hochaufgetürmten Perücke unter einem riesigen Kopftuch und übertrieben jugendlich angezogen, löste sie in der ganzen Nachbarschaft nur Kopfschütteln aus. „... und Stöckelschuhe trägt die Alte auch noch", sagten die Leute belustigt, „kann ja ohnehin nicht mehr gescheit gehen und kommt daher wie die Reichsgräfin Triangi*."*

---

* Die Reichsgräfin Triangi hat tatsächlich gelebt. Sie war ein Original aus dem Wien der Zwischenkriegszeit – verarmt, übertrieben im Stil der längst vergangenen Kaiserzeit wie eine Aristokratin gekleidet. Sie war im ganzen dritten Wiener Gemeindebezirk und darüber hinaus bekannt. Ihr Name wurde in Wien zum Begriff für „exzentrische Frau".

Frau Grete endete tragisch. Zunächst fiel sie auf, weil sie immer und immer wieder Kinderbluserln und Kinderschuhe „für meine Kinder" kaufte. Dann, weil sie immer für vier Personen einkaufte und besonders schöne Fleischstücke verlangte „für meinen Mann". Nachbarn hörten sie laut in der Wohnung mit ihrem Mann sprechen, obwohl der doch im Heim war, und die Hausbesorgerin, die manchmal zur ihr in die Wohnung eingelassen wurde, fand immer den Tisch für vier Personen gedeckt und große Töpfe mit Essen auf dem Herd, „weil mein Mann und die Kinder jetzt zum Essen kommen". Jedem, der sie nach ihrem Alter fragte, antwortete sie fest: „Ich bin Mitte Dreißig." So lose der Kontakt zwischen Tochter und Mutter auch war, es reichte für die Tochter zu veranlassen, daß die Mutter auf die Psychiatrie gebracht wurde, wo sie kurz darauf depressiv und desorientiert starb.

Frau Grete scheiterte daran, daß ihr in der Mitte ihres Lebens ihre Lebensinhalte abhanden gekommen waren: Der Verlust der Gebärfähigkeit, der körperlichen Attraktivität und der Rolle als Mutter konnte von ihr nicht bewältigt werden, sie klammerte sich an das Verlorene, weigerte sich, es loszulassen, verlor darüber den Bezug zur

Realität. Es gelang ihr nicht, sich neu zu orientieren und für die zweite Hälfte ihres Lebens neue Lebensinhalte und Aufgaben zu finden.

Dabei ist gerade die Lebensmitte ein sehr wesentliches Lebensstadium für jeden Menschen, denn in diesem Alter wird einem nachhaltig bewußt, daß man von Jugend, Attraktivität, Gesundheit und rundum klaglos funktionierenden Sinnen Abschied nehmen muß, und es ist überaus wichtig, sich rechtzeitig neuen sozialen Rollen und neuen Lebensaufgaben zuzuwenden und seine verbliebenen Kompetenzen zu nutzen, um nicht „überzubleiben".

Natürlich haben gerade in der Zeit, in der wir heute leben, Jugend und Attraktivität einen überproportional hohen Stellenwert. Schönheits-chirurgen und Kosmetikindustrie verdienen ein Vermögen damit, den Leuten Hilfsmittel an die Hand zu geben, die das Älteraussehen zumindest etwas verzögern. Zahllose Männer und Frauen laufen überholten Jugendbildern von sich selbst (oder schlimmer noch: idealistischen Vorstellungen aus der Jugend) nach: Männer kämmen den spärlich verbliebenen Haarschopf quer über die Glatze, keuchen sportiv über Tennisplätze, wollen mit einer jungen Freundin imponieren. Frauen färben sich die Haare grell, quälen sich durch Abmagerungskuren und geben Unmengen für Kosmetika aus, die glatte Haut versprechen, und doch bleibt das Unbehagen, daß die Umwelt „etwas merkt", daß das mit der ewigen Jugend bei der nächsten Generation nicht so ganz ankommt, man dennoch zum alten Eisen gerechnet wird.

Diese Phase erleben beide Geschlechter als sehr kritisch, und spätestens in diesem Lebensstadium sollte man sich bewußt werden, daß „Frausein" viel vielfältiger ist in seinem Erleben als funktionierende Eierstöcke, oder die Rolle der Mutter ausleben zu können, und „Mannsein" viel vielfältiger ist, als sexuelle Potenz zu haben und ständig und überall die Nummer Eins zu sein.

In der Mitte des Lebens sollte zum erstenmal das Wirklichkeit werden, was wir beim alten Menschen als „Weisheit" finden und schätzen: Über den Rand des bisherigen Lebensumfeldes hinauszublicken und den unendlichen Horizont der Lebensvielfalt jenseits der alten Tretmühlen wahrzunehmen. Sich einzulassen auf Gedanken und Tätigkeiten jenseits der bisher gelebten Klischees und nicht zu resignieren, sondern freudig zu neuen Aktivitäten aufzubrechen – gesellig zu bleiben trotz körperlicher Einbußen, den Geist beweglich zu halten, Hobbies zu pflegen und *zu lernen:* vornehmlich mit dem eigenen Altwerden umgehen zu lernen, sich anzunehmen und sich selbst zu schätzen.

Wir erleben es als Pflegepersonen täglich an uns selbst, wie wir die von uns gepflegten hochbetagten Menschen und auch uns selbst ständig an den Vorbildern, die uns Fernsehen und Werbung frei Haus liefern, messen und abschätzen. Lösen wir uns von diesen Klischees, die uns bei unserer Arbeit und in unserem Privatleben fortwährend unter Streß setzen: nicht jung genug, nicht aktiv genug, nicht schön genug zu sein. Lernen wir wieder, den stetigen Wandel von Werden und Vergehen zu akzeptieren und uns an uns und unserem Sein *heute und jetzt* zu freuen!

Hohes Alter

– Aufgabe:
Ich-Integrität gegen Verzweiflung: Bewußtwerden des eigenen Lebens als Vergangenheit und Lebensganzes; Wiederholung als Zusammenfassung, Vergeistigung (Tod)
– Empfinden bei Bewältigung:
Integrität: „Ich nehme mein Leben als das eigene an"
– Störungen:
Angst vor dem Tod; Gefühl der Resignation, Abscheu, Zynismus; Übernahme pessimistischer Vorurteile hinsichtlich Altern, Rollenverlust
– Entwicklungsergebnis:
Verzweiflung: „Ich trage meines Lebens ganze Last"

Der alte Mann saß auf einer Bank am Gang und starrte düster vor sich hin. Als die Stationsschwester und ich vorbeigingen, blickte er auf. Ich grüßte freundlich. Der alte Mann sagte böse: „Ihr Weiber, ihr Ludern!" und spuckte mir vor die Füße.

„Nehmen Sie das nicht persönlich", meinte die Stationsschwester entschuldigend zu mir, „so ist er zu allen, der Herr Sepp. Alle Frauen sind für ihn Ludern und Huren. Er schimpft immer, wenn er einen Menschen sieht. Unlängst waren die Enkelkinder von seiner Nachbarin im nächsten Zimmer da. Die hat er auch gleich beschimpft. Ratzenbrut, hat er gesagt. Sie können sich vorstellen, wie bös die Nachbarin jetzt ist. Der Mann hat an nichts eine Freude. Für den ist alles nur schwarz in schwarz, es ist ein Jammer."

Später zeigte sie mir das Zimmer des finsteren Herrn Sepp: Ein kahler, spartanischer Raum, harte Sessel, Tisch ohne Tischtuch, der Teppich ein grober Kotzen, ebenso die Bettdecke. Kein Bild, kein Buch. Das Zimmer genauso abweisend wie sein Bewohner. Das einzige freundliche Element: ein Aquarium in einer Ecke des Zimmers, offensichtlich sehr gepflegt, die Fische munter und gut genährt.

„Das ist seine einzige Freude", erzählte mir die Stationsschwester. „Mit den Fischen beschäftigt er sich jeden Tag stundenlang. Aber mit Menschen will er nichts zu tun haben. Sie sollten einmal dabei sein, wenn die Bedienerin aufräumen kommt, was er da jedesmal für einen Kampf liefert. Ohne Beschimpfungen geht das nie ab. Ein Glück, daß unsere Frau Anni dafür Verständnis hat, daß er halt so ist. Hat ja auch ein wirklich schweres Leben gehabt, der Herr Sepp – und hat es halt nicht verkraftet."

So erfahre ich die Geschichte des finsteren alten Mannes: Geboren wurde er in den steirischen Bergen als lediges Kind einer Magd und diesen „Makel" bekam er von klein auf immer im Dorf zu spüren. Der Herr Pfarrer betrachtete ihn immer mitleidig, aber distanziert, und nannte ihn „ein Kind der Sünde". Andere Kinder, die mit ihm in die Schule gingen, begannen das nachzuplappern. Er fühlte sich schuldig und wußte nicht warum.

Als er zehn Jahre alt war, steckte ihn seine Mutter zu entfernten Verwandten, dort arbeitete er schon als Kind schwer und lebte schlechter als der letzte Hilfsknecht. Stets der letzte bei der Schüssel, oft hungrig, weil für ihn nichts mehr übrigblieb, vom ersten Knecht unter den Augen des Bauern stets drangsaliert, bei der Arbeit auf dem Feld ohne Winterschuhe, nur mit Fetzen an den Füßen, weil das Geld hinten und vorn nicht reichte, und er wurde auch noch ausgelacht dafür. Einmal wurde er dabei erwischt, wie er heimlich ein Hühnerei austrank, das eine Henne im Stall verlegt hatte. Der erste Knecht prügelte ihn windelweich, und keiner half dem Kind gegen seinen Peiniger.

Irgendwann als Halbwüchsiger ging er weg und verdingte sich einige Täler weiter bei einem wohlhabenden Bauern als Knecht. Da das Leben ihn bisher so schlecht behandelt hatte, suchte er seinen Trost in der Religion. Er glaubte fest an Gott und an die Gottesmutter und betete innig in der Überzeugung, daß Gott und Maria ihn beschützen und dafür sorgen würden, daß es ihm irgendwann einmal besser gehen werde.

Das Schicksal schien sich zu wenden: Die unverheiratete Tochter des Bauern erwartete ein Kind, von wem blieb unbekannt. Um die „Schande" abzuwenden, bot der Bauer Sepp an, seine Tochter zu heiraten und das Kind als seines anzuerkennen. Doch die ganze Verwandtschaft ließ ihn stets voll Verachtung spüren, daß er nur der „Hereingeheiratete" war, der arme Schlucker, der sich ins gemachte Nest gesetzt hatte, daran änderte auch die Geburt des gemeinsamen zweiten Kindes, eines Sohnes, nichts. Und dann kamen wieder schwere Schicksalsschläge: Das Kind, das die Frau mit in die Ehe gebracht hatte, ertrank im Hochwasser führenden Bach. Die Frau stürzte bei der Arbeit vom Heuboden und starb wenige Tage später an den Folgen.

Den Hof übernahm der Bruder der Frau, Sepp wurde gerade noch geduldet. Sein einziger Lichtblick blieb sein Sohn. Als dieser 1939 an die Front einrücken mußte, betete Herr Sepp täglich, Gott möge seinen Sohn gesund zurückkehren lassen. Tatsächlich kehrte der Sohn ohne einen Kratzer heim. Doch fünf Jahre später erschlug der Sohn im Suff einen Freund und wurde zu einer langen Gefängnisstrafe verurteilt.

Von diesem Augenblick an war für Herrn Sepp nichts mehr von Wert. Die Menschen nicht, die ihm immer nur Böses vergolten hatten, die Religion nicht, die ihn um seinen Sohn betrogen hatte. Sein Sohn nicht, der einen Menschen umgebracht hatte. Herr Sepp konnte seinem Sohn nie verzeihen. Er hatte keinen Sohn mehr, sah ihn nie mehr wieder. Ihm verblieb nichts mehr als das Bewußtsein, einsam immer älter zu werden, ohne Sinn und Zweck. Er wurde ein resignierter, pessimistischer, menschenverachtender alter Mann.

Gerade in einem Zeitabschnitt, in dem für jeden Menschen die für ihn ungeheuer wichtige Aufgabe darin besteht, sich des eigenen Lebens als Vergangenheit und Lebensganzes bewußt zu werden und auf das Erlebte und Erfahrene wie auf einen gesammelten Schatz zurückzublicken, konnte Herr Sepp nur einen Scherbenhaufen erkennen. Seine Trauer und Resignation galt nicht nur dem Umstand, als alter Mensch seine angestammte soziale Rolle nicht mehr ausfüllen zu können. Für ihn war es viel schlimmer: Er hatte nie eine unverwechselbare individuelle Rolle innegehabt, er war immer nur der Sündenbock, der letzte in der Reihe, der Ersatz. Die wenigen positiven Fixpunkte in seinem Leben erwiesen sich als flüchtige Trugbilder. Es gab nichts, wovon er als alter Mensch sagen konnte: „Das ist mir gelungen." Er flüchtete in Zynismus und Abscheu vor dem Leben und versank in bittere Resignation.

Es ist für uns als Pflegende sicher sehr schwierig, uns in einen Menschen wie Herrn Sepp hineinzufühlen, der uns so abweisend und schroff begegnet und niemanden an sich „heranläßt". Versuchen wir trotzdem, „in seinen Schuhen zu gehen" und ihn in seiner Haltung zu verstehen, ihn zu begleiten. Wir werden Herrn Sepp sicher nicht mehr „ändern" können, aber wir können unsere Haltung ihm gegenüber ändern. Wenn wir Herrn Sepp akzeptieren, so, wie er ist, und ihn spüren lassen, daß wir ihn respektieren und wertschätzen, dann geben wir ihm seine persönliche Würde zurück, und er wird unsere aufrichtige Emotion spüren, er wird sich verstanden und dadurch besser fühlen.

Sehr hohes Alter

– Aufgabe:
Verarbeiten der Vergangenheit gegen Vegetieren
– Empfinden bei Bewältigung:
Weisheit: „Ich habe mich mit der Welt ausgesöhnt – in mir ist Friede"
– Störungen:
Unvermögen, unbewältigte Lebensprobleme und -aufgaben
aufzuarbeiten
– Entwicklungsergebnis:
Vegetieren: „Ich gebe mich verloren – ich will nicht mehr Teil dieser
Welt sein"

Frau Anna H. war 83 Jahre alt und eine von jenen BewohnerInnen in unserem Heim, die weder im Guten noch im Schlechten jemals „auffällig" waren. Sie war ruhig und liebenswürdig, wenn man sie um einen Gefallen bat, war sie gerne bereit zu helfen, vielleicht war sie nicht übermäßig kontaktfreudig, aber immer freundlich, wenn sie angesprochen wurde. Verwandte hatte sie keine, ihre beiden Söhne waren im Krieg gefallen, der Mann schon gestorben. Hie und da erzählte sie von einer Tochter, die war ihr dreijährig an Diphtherie gestorben, aber sie beendete das Thema stets, bevor man zuviele Fragen stellen konnte.

Frau H. besaß eine einzige Bezugsperson, eine Freundin aus Kindheitstagen, die allerdings in Deutschland verheiratet war und dort lebte. Sie kam Frau H. aber alle zwei, drei Monate besuchen, und die beiden Frauen telefonierten auch öfter miteinander, schrieben einander Briefe. Doch von diesen gelegentlichen Besuchen abgesehen, war Frau H. mit sich allein, introvertiert, zurückgezogen, unauffällig, bis auf eines: Sie besaß eine Puppe.

Diese Puppe saß auf dem Bett – eine alte, sehr schöne Puppe, für Frau H. ein Kultgegenstand, den niemand berühren durfte außer ihr selbst. Ständig saß sie und strickte, häkelte, stickte – für die Puppe. Die Puppe wurde auf jede nur erdenkliche Weise ausstaffiert und wurde mehrmals in der Woche neu angezogen, Frau H. sorgte immer dafür, daß diese Puppe auf ihrem Bett schön gerade saß.

Mit der Zeit war Frau H. nicht mehr in der Lage, ihre persönliche Pflege in ihrem Zimmer, innerhalb des Wohnbereiches im Heim, zu bewältigen, sie wurde pflegebedürftig, kam zu uns auf die Pflegestation. Frau H. bestand darauf, ihre Puppe mitzunehmen.

Meine Kolleginnen und Kollegen im Team hatten Bedenken – Platzmangel, Hygiene, und überhaupt. Ich stand seinerzeit erst am Beginn meiner Ausbildung als Validationsanwenderin, aber ich erkannte intuitiv, daß die Puppe auf dem Bett im

Zimmer von Frau H. für die alte Frau emotionell sehr stark besetzt war und konnte meine KollegInnen überzeugen: Die Puppe kommt mit. Es gab zwar keine neuen Kleider mehr, denn Frau H. strickte und häkelte nicht mehr, aber die Puppe saß neben dem Kopfpolster von Frau H., und die alte Frau schien sehr beruhigt durch ihre Anwesenheit.

Nach kurzer Zeit ereignete sich wiederholt Merkwürdiges: Wenn der Arzt zur Visite kam und Frau H. fragte: „Wie geht es Ihnen?" antwortete sie regelmäßig: „Ja, ja, die Wehen – sie kommen jetzt schon alle Stunden." Wenn nachmittags die Jause ausgeteilt wurde, legte Frau Anna die Puppe an ihre Brust und sagte mit völlig verzweifeltem Gesicht: „Schauen Sie her, mein armes Kind, das muß verhungern, ich habe überhaupt keine Milch. Sie müssen mir unbedingt noch einen zweiten Kaffee und eine Milch geben, damit mein armes Kind nicht stirbt." Und wenn die Betten gemacht wurden, verlangte sie immer eine Betteinlage zum Schutz, denn sie sei ja Wöchnerin und würde sonst die Matratze blutig machen.

Im Team herrschte begreiflicherweise Beunruhigung. Einige waren der Ansicht, man müsse Frau H. die Puppe sofort wegnehmen, denn „die alte Frau schnappt uns sonst noch über!" Andere waren so wie ich der Überzeugung, daß Frau H. die Puppe unbedingt behalten müsse, die Puppe stehe für etwas sehr Wichtiges aus dem Leben von Frau H. Die Puppe blieb, Frau H. fuhr fort, von der Puppe als ihrem Kind zu sprechen. Eines Tages, als die Nachtschwester Frau H. am Morgen waschen wollte und die Bettdecke entfernte, bemerkte sie mit Schrecken, daß aus der Scheide von Frau H. ein abgebrochener Puppenfuß ragte. Frau H. hatte versucht, die Puppe in ihr Genital einzuführen, und dabei war der Puppenfuß abgebrochen und steckengeblieben. Frau Anna H. mußte kurzfristig ins Spital, der Puppenfuß durch einen kleinen operativen Eingriff entfernt werden.

Nach knapp zwei Wochen kam Frau H. wieder zurück zu uns auf die Station. Sie war völlig verändert. Sie fragte mit keinem Wort nach ihrer Puppe, sie lächelte still vor sich hin, sie reagierte zwar nach wie vor freundlich darauf, wenn man sie ansprach, aber sie war, als spreche sie aus einem anderen Raum zu uns, da war eine große Ruhe, friedliche Distanz, sie besaß die gelassene Zufriedenheit jemandes, der eine schwierige Arbeit endlich beendet hat. Kurze Zeit darauf schlief sie ein, um nicht mehr zu erwachen.

Ich verständigte ihre Freundin in Deutschland. Die kam, um sich um die Verlassenschaft zu kümmern. Wir unterhielten uns, und ich erzählte ihr von meiner Validationsausbildung und über meine Erfahrungen. „Wissen Sie", sagte ich zu Frau H.s Freundin, „wenn ich Frau H. aus validierender Sicht betrachte, dann scheint es mir fast so, daß sie symbolisch hat ein Kind zur Welt bringen müssen, um in Frieden sterben zu können."

Da brach die Freundin in Tränen aus und rief: „Sie wissen ja gar nicht, wie recht Sie haben!" Und fing an zu erzählen: Der Mann von Frau H. war sehr roh gewesen, er mochte auch seine Kinder nicht. Jetzt hatte Frau Anna schon zwei Buben und war schon wieder schwanger. Man muß sich die Stellung der Frau in der Ehe seinerzeit vergegenwärtigen, mit dieser absoluten Entscheidungsgewalt des Ehemannes (es gab auch das eheliche Züchtigungsrecht!), um zu begreifen, daß Frau H. die Vorwürfe des Mannes ertrug: Was sei sie nur für eine Frau, schrie er, er komme einmal an ihrer Unterhose an und schon sei sie schwanger. Er drohte ihr: Dieses eine Kind noch, gut. Aber wenn sie noch einmal schwanger wird, bringt er sie um.

Als ihre jüngste Tochter zweieinhalb Jahre alt war, wurde sie wieder schwanger. Voller Furcht vor ihrem Mann flüchtete sie ratsuchend zu ihrer Freundin. Was blieb, war der Weg zur „Engelmacherin", Einleitung der Abtreibung, heimlich, auf dem Tisch einer Waschküche, unter Mißachtung jeglicher Hygiene unter Zuhilfenahme eines kleinen Schlauches, den ihr die Kurpfuscherin einführte. Die Abtreibung selbst ebenso heimlich, daß der Ehemann nichts merkte, im Kellerabteil des Hauses, die Frucht in einem Kübel, in Zeitungspapier weggeschafft und heimlich verbrannt – tiefe Gewissensnöte, verheimlicht und verdrängt.

Kurz darauf erkrankte die Tochter an Diphtherie und starb. Zu ihrer Freundin sagte Frau H. nur: „Ich habe dem Herrgott ein Kind umgebracht und dafür hat der Herrgott mein Kind geholt. Ich habe mich schuldig gemacht, und jetzt muß ich es büßen." Dann sprach sie nie mehr darüber, sagte höchstens: „Erinnere mich nicht, ich habe es vergessen."

Die für uns Außenstehende bestehende „Desorientiertheit" von Frau H. und ihr „Tick" mit ihrer Puppe hatten für Frau H. tiefen Symbolcharakter. Frau Anna H. hatte das Kind, das sie seinerzeit in ihrer Not abgetrieben hatte, in ihrem letzten Lebensstadium als hochbetagte Frau symbolisch doch noch zur Welt bringen müssen, um diese unbewältigte Lebensaufgabe abzuschließen. Erst dann konnte sie in Frieden sterben.

Prägung und Sozialisation

Wir alle werden ein Leben lang beeinflußt, und wir können uns diesem lebenslangen Beeinflussungsprozeß nicht entziehen. Er beginnt damit, daß wir in eine bestimmte Umgebung hineingeboren werden, in einem bestimmten Kulturkreis aufwachsen und in einem ständigen Interaktionsprozeß mit unserer Familie, unseren ErzieherInnen und unserem gesamten Umfeld lernen, mit uns selbst und mit diesem Umfeld umzugehen, sowie unsere emotionalen und sozialen Handlungsmöglichkeiten kennenzulernen, zu erproben und zu beherrschen.

Diesen Prozeß nennt man Sozialisation (= Prozeß der Einordnung des einzelnen in die Gemeinschaft). Wir unterscheiden zwischen *primärer* und *sekundärer* Sozialisation.

Primäre Sozialisation findet in der frühen Kindheit (in der Regel in der Familie) statt. Dem Kind werden die ersten emotionalen und sozialen Handlungsmöglichkeiten vermittelt, und es lernt, Beziehungen zu anderen Menschen aufzunehmen, Gefühle und Wünsche auszudrücken, sich mit den Anforderungen seiner (familiären) Umwelt auseinanderzusetzen u.a.m.

Die Entwicklung des einzelnen Menschen in dieser Phase ist durch erbliche Anlagen und Einflüsse der sozialen Umwelt bedingt. Aus dieser Wechselwirkung entwickeln sich erste Züge der späteren, erwachsenen Persönlichkeit.

Als sekundäre Sozialisation bezeichnet man die Summe der Einflüsse, denen das Kind und der heranwachsende Mensch nach dem Heraustreten aus der Familie ausgesetzt ist: Kontakt mit Gleichaltrigen, Anforderungen und Lernprozesse in Kindergarten und Schule, Ansprüche der Arbeitswelt usw. Sekundäre Sozialisation ist ein *lebenslanger* Vorgang. Jeder Mensch wird immer wieder mit neuen Aufgaben und Anforderungen konfrontiert. Die Einflüsse der primären und sekundären Sozialisation können gegensätzlich sein und zu Konflikten führen. Die Bewältigung oder Nichtbewältigung dieser

Konflikte steht in engem Zusammenhang mit der Bewältigung der einzelnen Lebensphasen.

Darüber hinaus werden wir alle durch viele Faktoren geprägt. Prägungen sind erlernte, sich wiederholende Verhaltensformen (Daseinsbewältigungsmechanismen). Prägungen sagen uns durch unser Über-Ich, was wir tun dürfen und was nicht, und erzeugen bei Übertretungen ein „schlechtes Gewissen" in uns. Diese Prägungen sind Ergebnisse einer biologischen Reifung. Sie entstehen im Elternhaus durch Richtlinien der Erziehung, im Kindergarten, in der Schule sowie im sozialen Umfeld der Menschen auf den unterschiedlichsten Ebenen (z.B. Grundbedürfnisse, Heimatgefühl, Kommunikation, Schule, politische Situation, Körperpflege). Sie sind in unserem Über-Ich (Gewissen) verhaftet und sind oft Hindernisse für den Tätigkeitsdrang unseres Ichs.

Beeinflussende Faktoren für unsere Prägung sind erste Kindheitserinnerungen, Lebensstil sowie Umweltfaktoren und die Konstellation der Familie. Eine besondere Rolle kommt der Stellung des einzelnen innerhalb der Geschwisterreihe zu. So werden Geschwister früher dahin gehend geprägt, sich in einer Gruppe einzuordnen und durchzusetzen, als dies Einzelkinder tun müssen, ebenso wird die jüngste Schwester aufgrund ihrer Erfahrungen mit den älteren Brüdern anders geprägt werden als die älteste Schwester, die immer auf alle jüngeren Geschwister aufpassen mußte.

Prägend sind auch die Erfahrungen, die der einzelne aufgrund seines Geschlechtes durchlebt. Da die Geschlechtsrolle früh eingeübt wird und das gesamte Umfeld darauf hinzielt, Mädchen und Buben in ihrer jeweiligen Geschlechtsrolle zu bestärken, ist es selbst in der heutigen Zeit der Gleichberechtigung von Mann und Frau oft nur sehr schwer, nicht nachhaltig in die eine oder andere Richtung geprägt zu werden. Wobei die Vorbildrolle der Eltern und ihre Erziehungsvorstellung natürlich ebenfalls sehr entscheidend sind. Wenn zwischen der Geschlechtsrolle, wie sie im Elternhaus verstanden wird, und den Vorstellungen der Lebenswelt „draußen" ein erheblicher Unterschied besteht, dann kommt es zu großen inneren und äußeren Konflikten. In der gegenwärtigen Zeit großer Migrationsbewegungen in Europa erleben wir diesen Konflikt z.B. besonders deutlich bei Familien aus anderen Kulturkreisen, deren Nachkommen nun bereits in der zweiten Generation in Europa leben.

Die Identifikation mit den Eltern findet nicht nur ihren Ausdruck darin, daß Vater und Mutter in ihrem Verhalten und in ihrer Art, sich zu kleiden oder eine Tätigkeit zu verrichten, nachgeahmt werden und daß die Anschauungen der Eltern zu den eigenen gemacht werden. Selbst wenn in späterer Zeit Geisteshaltung, politische Weltsicht und religiöse Anschauungen der Eltern abgelehnt werden, haben sie doch bewußt oder unbewußt das Verhalten der Kinder mit bestimmt und sind oft unerkannte Auslöser für spätere, manchmal unerwartete Verhaltensweisen.

Die persönliche Stellung der Eltern im Sozialgefüge des Umfeldes prägt ebenfalls das Kind. So wird sich der Sohn des Kleinkeuschlers von klein auf anders verhalten als der einzige Sohn des Bürgermeisters im Ort und wird dieses Verhalten für sein ganzes Leben im Unterbewußtsein „mitnehmen", auch wenn sich die sozialen Verhältnisse durch äußere Umstände umkehren sollten und der Kleinkeuschlersohn ein schwerreicher Mann wird.

Auch die Familienatmosphäre ist prägend. Wer in einer harmonischen Familie aufwächst, wird mit anderen Voraussetzungen in eine Partnerschaft gehen als ein Abkömmling aus einer Familie, in der Streit und Handgreiflichkeiten an der Tagesordnung sind. Die unterschiedlichen Familienwerte können oft genug der Grund dafür sein, daß anfangs harmonische Partnerschaften letzten Endes wieder zerbrechen. Auch für das Leben in Gemeinschaften außerhalb der Familie ergeben sich dadurch oft Konflikte, wenn in solchen Gemeinschaften andere Werte den Vorzug haben, als sie in der Familie hochgehalten wurden.

Nicht nur die soziale Stellung der Kleinfamilie an sich, sondern auch die soziale Stellung ganzer Gruppen und Gemeinden wirkt sich prägend auf die Einzelmitglieder aus. Diskriminierung oder Bevorzugung als Mitglied einer Elitegruppe schaffen prägende Verhaltensweisen, die das ganze Leben lang – auch bei geänderten sozialen Verhältnissen – weiterwirken. Ebenso wirkt der weite Kreis der Beziehungen jedes einzelnen Menschen während seines ganzen Lebens stetig prägend auf ihn. Dasselbe gilt für wichtige Ereignisse im Leben jedes einzelnen, für Erfolgserlebnisse und Rückschläge.

Eine besondere Rolle kommt der Prägung durch die Religionszugehörigkeit zu. Hier wird die Gruppenzugehörigkeit durch Rituale und Tabus besonders forciert und in einem Kodex von vorgeschriebenen Verhaltensmustern (Geboten) für die Gruppe verbindlich diktiert. Der

Einfluß der Kirche auf die Lebensführung der Generation der heute über Achtzigjährigen läßt die hochbetagten Menschen auch heute noch „gestrigen" (für uns manchmal „überzogen" wirkenden) Moralbegriffen folgen.

Alle diese Faktoren tragen dazu bei, den Charakter jedes einzelnen Menschen zu formen, seine Lebensweise und seine Anschauungen zu beeinflussen und fortlaufend zu verändern. Am Ende seines Lebens ist der hochbetagte Mensch die Summe seiner zahllosen Lebenserfahrungen. Unsere Prägung und seine Prägung können oft in Lebensführung und Sprache, Geisteshaltung und Weltanschauung so unterschiedlich sein, daß wir meinen, keinerlei Gemeinsamkeiten zu finden. Doch es liegt an uns, zu erkennen, daß er aufgrund seines Lebens so geprägt wurde, wie er ist, und ihn so zu akzeptieren.

Exkurs: Individuelle Lebensgeschichte und Zeitgeschichte

> Die Vergangenheit ist niemals tot, sie ist nicht
> einmal vergangen.
>
> *William Faulkner*

Osborne, Schweitzer, Trilling zitieren in ihrem Buch „Erinnern – Eine
Anleitung zur Biographiearbeit mit alten Menschen" den Ausspruch
einer älteren Dame in einem Gesprächskreis: „Das Schlimme am
Altwerden ist, daß niemand mehr da ist, mit dem man sich ohne große
Erklärungen verständigen kann." Dieser Satz beinhaltet die ganze
Brisanz der ambivalenten Beziehung zwischen den Generationen, er
zeigt die Quelle der permanenten Mißverständnisse auf, die in der
Kommunikation zwischen Pflegenden und Gepflegten in der
geriatrischen Pflege- und Betreuungsarbeit geschehen, dabei sind gerade
sie sehr bedeutende, aber meist unbeachtete Faktoren für die negative
Beeinflussung der Wirksamkeit von Pflegehandlungen.

So schreiben Blimlinger, Ertl, Koch-Straube, Wappelshammer in
ihrem Buch „Lebensgeschichten" ganz richtig: „In der Alten-
arbeit/Altenpflege springt der ‚Verlust von Geschichte' häufig ins Auge.
... Die Belastungen des Alltags und überholte Orientierungen an der
Krankenpflege zwingen die Mitarbeiter, sich auf den Augenblick, die
gegenwärtigen Erscheinungsbilder zu konzentrieren ... Es ist erstaun-
lich, wie wenig Pflegekräfte von der Biographie der alten Menschen
wissen, selbst wenn sie diese über viele Jahre versorgt haben. Die
Pflege, die Betreuung im Hier und Jetzt, wird weitgehend von ihrer
Vergangenheits- und Zukunftsdimension abgetrennt. ... Die alten
Menschen bleiben mit ihren Lebenserfahrungen vielfach allein – mit
den guten, schweren, glücklichen und schmerzhaften. Und die Mitarbeiter stehen vor ihnen und ihren Eigenarten wie vor ‚Büchern mit
sieben Siegeln'."

So kommt es, daß wir Pflegepersonen zwar immer von ganzheitlicher
und patientenorientierter Pflege sprechen, ohne uns bewußt zu sein, was
„ganzheitlich" wirklich bedeutet, was dieses Wort aussagt: Nämlich, daß
wir wirklich *alle* Faktoren aus dem Leben der von uns gepflegten
Menschen mit in den Pflegeprozeß einbeziehen müssen, um diesem
hohen Anspruch wirklich gerecht zu werden. Hier wird selbstverständlich einzuwenden sein, daß nur solche Faktoren im

Pflegeprozeß berücksichtigt werden können, die auch bekannt sind. Das entbindet uns aber nicht der Verpflichtung uns selbst gegenüber, unser Wissen und unsere Kenntnisse permanent zu erweitern und zu vervollkommnen.

Es ist meine Überzeugung, daß wir die unserer Pflege und Betreuung anvertrauten desorientierten hochbetagten Menschen nur dann in ihrem letzten Lebensstadium wirklich individuell ihren psychosozialen Bedürfnissen entsprechend begleiten können, wenn wir die Umstände ihres früheren Lebens möglichst gut kennen und uns auch mit der allgemeinen Umfeldsituation näher beschäftigen, in die diese heute über Achtzigjährigen seinerzeit hineingeboren wurden und in der sie ihr Leben gelebt haben.

Wir müssen dazu nicht erst umfangreiche Geschichtswerke studieren und Tabellen mit wichtigen Eckdaten der Weltgeschichte auswendig lernen. Wir müssen nur offen sein für die Erzählungen unserer Eltern und Großeltern und deren Freunden und Bekannten und uns von der Vorstellung lösen, daß Geschichte und Lebensgeschichte zwei völlig voneinander getrennte Dinge sind.

Orientierte hochbetagte Menschen erzählen gerne und ausführlich über ihr früheres Leben und ihre Erfahrungen und sie zeigen uns über Ersuchen gerne ihren Schatz an Schriftstücken, Fotografien, Büchern und Gebrauchsgegenständen, die sie von früher noch aufbewahrt haben. Sie wissen viel über heute Unbekanntes zu erzählen, das früher Allgemeingut des Alltagslebens gewesen ist. Je größer die Anzahl der Personen ist, mit denen wir über diese Dinge sprechen können, umso größer wird die Bandbreite des Wissens, das wir uns über die letzten achtzig Jahre Weltgeschehen – widergespiegelt in der kleinen Welt des Alltags – erwerben können.

Es gibt auch die Möglichkeit, Erinnerung in Form einer Reminiszenzgruppe zu pflegen, wobei diese Form der Erinnerungsarbeit aber gut geplant und konsequent fortgeführt werden muß.

Wesentlich ist, sich vor Beginn zu überlegen, ob das Erinnern in einem Rahmen zwanglos geselligen Zusammenseins stattfinden soll, ob es Bestandteil der Betreuungs- und Pflegearbeit ist, um die einzelnen Mitglieder der Erinnerungsgruppe besser kennenzulernen, oder ob am Ende dieser Reihe an Begegnungen eine Broschüre oder ein Buch herausgegeben werden soll, in welchem die Erkenntnisse aus diesen Begegnungen an Dritte weitergegeben werden sollen. Es sollten die entsprechenden Räumlichkeiten vorhanden sein, um Störungen zu vermeiden, und die Gruppe sollte 6–8 Personen nicht übersteigen, damit die Konzentration auf das Gruppengeschehen bei allen GruppenteilnehmerInnen während des ganzen Treffens erhalten bleibt.

In den Treffen selbst sollte ein Thema vorgegeben werden, zu dem alle Beteiligten einen Beitrag leisten können. Wenn das Thema schon vor der Versammlung der Gruppe bekannt ist, sind die TeilnehmerInnen in der Lage, eventuell Gegenstände, die das Thema illustrieren, mitzubringen. Diese Themen sollten aus dem Alltagsleben kommen, also z.B. Mode, Mahlzeiten, Elternhaus, Schule, Sonntagsausflüge, Arbeit, und Früheres aus der Biographie der betagten GruppenteilnehmerInnen durch Erzählen und Vorzeigen wieder lebendig machen.

Das gewählte Thema sollte in den Alltagsablauf der GruppenteilnehmerInnen passen (überspitzt gesagt: keine Weihnachtserinnerungen im Hochsommer), denn die sensorischen Reize aus der gegenwärtigen Jahreszeit fördern den Fluß der Erinnerungen nur dann, wenn sie der seinerzeit gelebten Jahreszeit entsprechen. Es kann aber natürlich durchaus vorkommen, daß jemand aus der Gruppe sich für alle unvermutet im heißesten Hochsommer plötzlich an Weihnachten erinnert, weil er seine Kindheit in den Tropen oder in Brasilien verbracht hat!

Ein Thema kann z.B. in der kalten Jahreszeit „Winter in meiner Kindheit" sein. Wie wurde damals geheizt und das notwendige Brennmaterial beschafft und gelagert? Wie kleidete man sich damals (das berühmte „Entmotten" der Winterkleidung)? Was wurde gegessen in einer Zeit, als es noch keine Kühlschränke und keine Luftfrachtimporte gab? Wie vertrieb man sich winters die Freizeit? Wie war der Winter in den beiden Weltkriegen? Wie in der Nachkriegszeit?

Da die im Altzeitgedächtnis hochbetagter Menschen gespeicherten Erinnerungen von diesen Menschen meist ad hoc abrufbar sind, sind sie oft in der Lage, ganze Gedichte, Prosatexte und vor allem viele Lieder (mit sämtlichen Liedstrophen) zu sagen und zu singen. Wenn dies alles gesammelt, aufgeschrieben und auf Tonband aufgenommen wird, dann kommt binnen kürzestem eine Sammlung von Materialien zusammen, die bei der Pflege desorientierter hochbetagter Personen als sensorischer Reiz äußerst wirkungsvoll eingesetzt werden kann.

Es gibt auch genügend gut orientierte betagte Menschen, die sich gerne als Zeitzeugen für historische Ereignisse zur Verfügung stellen, die sie selbst miterlebt und miterlitten haben. Wenn es möglich ist, einen solchen Zeitzeugen für ein Gespräch mit Pflegepersonen im Rahmen einer Fortbildungsveranstaltung zu gewinnen, lernt man in spannender Form in Kürze sehr viel über bestimmte Abschnitte der vergangenen achtzig Jahre.

In welcher Form wir uns über die Geschichte und das Alltagsleben der letzten achtzig Jahre informieren, bleibt uns und unserer bevorzugten Form, in der wir uns Wissen aneignen möchten, über-lassen. Aber je eher wir in der Lage sind, die Ereignisse der letzten achtzig Jahre in der Welt und das Leben der heute über Achtzigjährigen miteinander in Bezug zu bringen, desto wirkungsvoller wird unsere Pflege und Betreuung sein. Wir erwerben uns dadurch die Möglichkeit, die von uns gepflegten und betreuten sehr alten Personen in ihrem Handeln und Verhalten richtig zu interpretieren und zu verstehen. Gleichzeitig werden wir, wenn wir uns mit der Lebensgeschichte dieser von uns betreuten Generation näher befassen, auch unsere eigenen Wurzeln besser kennenlernen.

Wir werden nicht nur erkennen, in welchen Bereichen wir immer noch genau wie unsere Urgroßeltern denken, fühlen und tun, bzw. was wir heute nicht mehr oder ganz anders machen – es wird uns vor allem bewußt werden, daß das ganze Leben einem ständigen Fluß und ständiger Veränderung unterworfen ist. Das wiederum ist auch ein Beitrag, uns selbst und unser Lebensumfeld toleranter zu betrachten. Wenn wir diese Erkenntnis als zu uns gehörig akzeptieren und nicht verdrängen, leisten wir damit einen wesentlichen Beitrag zur Gestaltung unseres eigenen Alters.

Wenn wir zulassen können, daß nichts so bleibt, wie es ist – im guten wie im schlechten –, dann werden wir den körperlichen und geistigen Einbußen, die wir im hohen Alter erleiden werden, viel gelassener gegenüberstehen.

Bedürfnisse und Motivation

> Die innere Natur jedes Menschen hat einige Merkmale, die alle anderen auch haben, und einige, die für den einzelnen einzigartig sind. Das Bedürfnis nach Liebe charakterisiert jeden Menschen, der zur Welt kommt.
>
> *Abraham H. Maslow*

Motivationstheorien

Abraham H. Maslow gehört zusammen mit Carl R. Rogers und Erich Fromm zu den Begründern und wichtigsten Vertretern der Humanistischen Psychologie. Maslow geht davon aus, daß die Grundbedürfnisse jedes einzelnen Menschen zueinander in einer bestimmten Wertigkeitsordnung stehen, wobei es vom momentanen Lebenszustand jedes einzelnen abhängt, welche Grundbedürfnisse für ihn im Augenblick wichtig sind und welche nicht. Wenn sich der Lebenszustand ändert, wechselt auch die Wertigkeit der Bedürfnisse.

Maslow teilt die Grundbedürfnisse des Menschen in „niedere" und „höhere" Bedürfnisse ein – er sieht diese hierarchische Ordnung im menschlichen Organismus selbst begründet, von dem her sich eine Wertordnung aufdrängt, die dem ganzheitlichen Prinzip des Menschen entspricht.

Maslow ordnet diese „niederen" und „höheren" Bedürfnisse in eine Pyramide ein: Zu den „niederen" Bedürfnissen des Menschen, den Grundbedürfnissen, zählt Maslow die physiologischen Bedürfnisse, also Hunger, Durst, Schlaf, Bewegung; darauf aufbauend die „höheren" Bedürfnisse nach Sicherheit, nach Zugehörigkeit und Liebe, nach Wertschätzung und als Spitze der Bedürfnispyramide das Bedürfnis nach Selbstverwirklichung, d.s. die höheren geistigen Werte, das Bedürfnis zu wissen und zu verstehen und das Bedürfnis nach Transzendenz.

Der Begriff „Hierarchie der Bedürfnisse" deutet – wie schon eingangs erwähnt – an, daß sich die Motivationen eines jeden einzelnen Menschen ständig ändern können. Ein Bedürfnis, das gestern noch wichtig war, kann heute anders empfunden werden oder unwichtig erscheinen. Das gleiche Bedürfnis kann für den einen wichtig, für den anderen unwichtig sein. (Hochbetagte Personen, die im Zuge der beiden Weltkriege Hunger und Entbehrungen miterlebt haben, können viel darüber berichten, wie rasch sich die Bedürfnispyramide umkehren kann und physiologische Bedürfnisse alle anderen Bedürfnisse überlagern können.) Maslow stellte jedoch fest, daß man ungefähr vorhersagen kann, in welcher Folge verschiedene Bedürfnisse wichtig werden. Maslows These besagt, daß die Befriedigung von „höheren" Motiven erst dann möglich wird, wenn die „niederen" Motivationen zumindest teilweise befriedigt sind.

Maslows Theorie aus dem Jahr 1954 ist eine organische, in deren Zentrum die Annahme steht, der Hauptantrieb des Menschen sei ein Streben nach Wachstum, das durch Selbstverwirklichung gewonnen werden kann.

Maslow hält deswegen auch die Befriedigung von Bedürfnissen für die Weiterentwicklung eines Menschen für wichtiger als ihre Frustration. Seiner Theorie liegt ein sehr optimistisches Menschenbild zugrunde. Maslow vertritt die Ansicht, der Mensch ist seiner Natur nach gut – wenn man ihn nur läßt –, das heißt, das Böse entsteht aus schlechten Umwelteinflüssen.

Dennoch ist für Maslow eine vollständige und dauerhafte Befriedigung aller Bedürfnisse nicht denkbar und er merkt hiezu in seinem Buch „Motivation and Personality" auch demgemäß an: „Der Mensch ... erreicht selten einen Zustand völliger Bedürfnisbefriedigung, ausgenommen für eine kurze Zeitspanne. Sobald ein Wunsch befriedigt ist, taucht plötzlich ein anderer auf, um seinen Platz einzunehmen. Wenn dieser befriedigt ist, schiebt sich wieder ein anderer in den Vordergrund. Es ist charakteristisch für ein menschliches Wesen, daß es sein ganzes Leben hindurch praktisch fortwährend etwas erstrebt."

Die diversen Motivationstheorien können in zwei sich ergänzende Kategorien eingeteilt werden, abhängig davon, ob sie sich auf einen inneren Antrieb des Menschen oder auf einen äußeren Anreiz beziehen, durch den ein Verhalten beim Menschen ausgelöst wird (Herkner). Sie werden als „Stoßtheorie" (Motivation als Antrieb) und „Zugtheorie" (Motivation als Anreiz) bezeichnet.

Die „Stoßtheorie" geht davon aus, daß ein bestimmtes Verhalten beim Menschen durch einen innerorganischen Zustand ausgelöst wird (z.B. Hunger, Durst). Der Mensch erfährt einen Antrieb.

Die „Zugtheorie" nimmt äußere Faktoren, situative Bedingungen als Motivation für bestimmte menschliche Verhaltensweisen an (z.B. ein offen dargebotenes Nahrungsmittel – etwa die berühmte Schüssel mit Knabbergebäck, in die jedermann greift, obwohl niemand in der Runde hungrig ist – kann Eßverhalten auslösen).

Sigmund Freud hat versucht, die Tatsache, daß wir oft Dinge tun, die wir eigentlich nicht tun wollten und von denen wir auch nicht wissen, warum wir sie tun, mit dem Wirken unbewußter Motive zu erklären. Diese unbewußten Motive können in Träumen zum Ausdruck kommen, sie können sich aber auch in alltäglichen Fehlleistungen äußern („freudscher Versprecher"). Hinter vordergründig aufscheinenden Motiven stehen möglicherweise davon völlig unterschiedlich geartete unbewußte Bedürfnisse.

So bedeutet physischer Hunger nicht immer wirklich das Bedürfnis nach Essen, sondern häufig auch seelisches Ausgehungertsein, so vergessen wir manchmal auch etwas zu sagen oder zu tun, weil wir eine unbewußte Abneigung gegen denjenigen Menschen besitzen, dem wir etwas sagen oder für den wir etwas tun sollen (wir „verdrängen" den Gedanken). Auch scheinbar altruistische Verhaltensweisen können – für uns unbewußt –höchst egoistische Motive einer Bedürfnisbefriedigung enthalten: So kann es z.B. sein, daß wir jemandem selbstlos helfen, weil wir damit unbewußt Macht über den Hilfsbedürftigen erringen wollen und können.

Aus dem Vorhergesagten folgt, daß hochbetagte Menschen, deren Bedürfnisse nicht befriedigt sind und die auch keine Motivationsanreize von außen erhalten, starker Frustration ausgesetzt sind – welche wiederum der Auslöser dafür sein kann, daß diese hochbetagten Menschen sich aus der Realität der Gegenwart zurückziehen und sich „zeitreisend" in jene Abschnitte ihres Lebens zurückbegeben, in denen sie intensive persönliche Bedürfnisbefriedigung erfahren haben.

Es liegt an uns als Betreuungs- und Pflegepersonen, diesen hochbetagten desorientierten Menschen jene Lebensanreize zu bieten, die für sie eine Motivation darstellen, sich der Realität der Gegenwart wieder ein wenig anzunähern, weil die Qualität dieser Realität der Gegenwart sich zumindest in Ansätzen ebenfalls der Qualität ihres früheren Lebens annähert.

Sehr alte Menschen äußern grundlegende psychosoziale Bedürfnisse

Die meisten geriatrischen Pflegekonzepte legen bis auf den heutigen Tag den Schwerpunkt in der Regel vorrangig auf die Befriedigung der körperlichen Bedürfnisse der pflegebedürftigen alten Menschen. „Warm, satt, sauber" gilt bis heute als Richtschnur pflegerischen Handelns im geriatrischen Pflegebereich.

Dabei wird nur zu leicht vergessen, daß die hochbetagten Menschen neben ihren körperlichen Bedürfnissen grundlegende psychosoziale Bedürfnisse besitzen, deren Befriedigung mindestens ebenso wichtig, wenn nicht in vielen Belangen oft viel wichtiger ist als körperliche Bedürfnisbefriedigung. Denn von der Befriedigung dieser psychosozialen Bedürfnisse hängt es ab, ob die von uns gepflegten und betreuten hochbetagten Menschen in der Lebenssituation, in der sie sich befinden (Fremdbestimmung, starke körperliche Einbußen, ungewohnte Umgebung), sich wohlfühlen können und sich in mehrer Hinsicht „daheim" fühlen können.

Tägliches Baden und „ordentliches" Ankleiden können sicher auch wesentliche Faktoren dafür sein, daß sich ein hochbetagter Mensch in der Betreuungssituation wohlfühlt. Wenn er jedoch nicht das Gefühl hat, daß er sich sicher und vom Pflegeteam respektvoll angenommen fühlen kann, wenn er nicht spürt, daß er akzeptiert und wertgeschätzt wird und daß er trotz aller persönlichen Einbußen immer noch Status und Prestige besitzt, wenn ihm nicht vermittelt wird, daß er immer noch gebraucht wird und daß er seine Gefühle spontan ausdrücken darf, dann wird er sich aus der für ihn frustrierenden Realität der Gegenwart zurückziehen, die ihm so unsicher und abweisend erscheint, und wird ein „Zeitreisender" werden.

Dieses Bedürfnis der Befriedigung psychosozialer Grundbedürfnisse ist nicht allein nur auf hochbetagte Personen beschränkt. Auch wir als „aktive Leistungsmenschen" in der Realität der Gegenwart fühlen uns frustriert und alleingelassen, wenn diese psychosozialen Grundbedürfnisse nicht befriedigt sind, denn wir alle benötigen Akzeptanz

Wertschätzung, um uns in unserer Lebenssituation wohlzufühlen, und auch wir werden „aussteigen" („innere Kündigung") und an uns selbst zu zweifeln beginnen, wenn der Druck des Unbefriedigtseins zu stark wird und keine Lösung der Situation in Sicht ist.

Das Grundbedürfnis, sich sicher und geborgen zu fühlen

Jeder Mensch hat das Grundbedürfnis nach Sicherheit. Wir leben, Gott sei Dank, in einem Land, wo wir relativ sicher leben können, Gesetze und Vorschriften, Verkehrsregeln, Normen und ein vielstufiges Netz kommunaler und sozialer Einrichtungen, das recht gut ausgebaut ist, sorgen dafür, daß im Regelfall unser Leben in gesicherten Bahnen verläuft. Trotzdem hat jeder einzelne Mensch seinen individuellen „Anker", der für ihn Sicherheit bedeutet – für den einen ist es ein Sparbuch, für den anderen ist es die Gewißheit, daß er bei Krankheit krankenversichert ist. Für den nächsten wiederum ist eine unkündbare Stellung in einem Unternehmen Sicherheit. Daher versucht jeder Mensch für sich, so gut wie möglich „seine" Sicherheit aufrechtzuerhalten. Geht eine solche Sicherheit verloren, entsteht Streß und das dringende Bedürfnis, diese Sicherheit wiederherzustellen.

Stellen wir uns ein ungefähr dreijähriges Kind vor, das allein in ein Zimmer eingesperrt wird. Das Kind wird vielleicht zuerst neugierig im Zimmer umherschauen, aber nach einer Weile wird es sich unsicher und verlassen fühlen, es gerät unter Streß und will seine Sicherheit wiederhaben: Es beginnt zu weinen und ruft nach der Mutter.

Sie kennen sicher aus Ihrer Praxis hochbetagte Menschen, die „zur Mutter heimgehen" wollen. „Mutter" steht symbolisch für das Bedürfnis nach Sicherheit und Geborgenheit: „Wenn die Mutter bei mir ist, dann fühle ich mich sicher, wenn die Mutter mich hält, dann fühle ich mich geborgen." Wenn Sie das einsame Kind im versperrten Zimmer nach der Mutter weinen hören, werden Sie wahrscheinlich auf das Bedürfnis des Kindes eingehen. Sie werden das Kind an sich drücken und streicheln und und werden sagen: „Die Mama – ist die Mama nicht da? Fehlt dir die Mama? Hat dich die Mama hier ganz allein zurückgelassen? Ja, das ist sehr schlimm, wenn die Mutter nicht da ist!" Wenn hochbetagte Menschen ihre Mutter suchen, versuchen wir diese alten Menschen an der Realität zu orientieren und ihnen klarzumachen, daß die Mutter schon gestorben ist, daß die Mutter am Friedhof liegt, und lösen damit heftige Reaktionen aus: Manche der so Belehrten widersprechen zornig, wie man so etwas behaupten kann, wo doch die

Mutter noch lebt, und andere werden vielleicht bitterlich zu weinen beginnen und sagen: „Warum hat mir das keiner gesagt?" Doch das Gefühl der Verlassenheit und des Fremdseins bleibt, und sie rufen bald wieder nach der Mutter.

Ich kann mich noch an meine eigene Zeit als junge Schwester erinnern. Ich war in solchen Situationen total überfordert und habe dann meist beschwichtigend gesagt: „Ja, die Mutti – Ihre Mutter kann heute nicht kommen, die hat noch viel Arbeit zu erledigen, aber sie läßt Ihnen ausrichten, morgen kommt sie und sie bringt Ihnen etwas mit!" Manchmal haben sich die alten Menschen dadurch für eine Weile beruhigen und beschwichtigen lassen, doch das Gefühl der Verlassenheit und des Fremdseins blieb auch hier, und bald darauf wurde ich wieder gefragt, wann denn die Mutter nun endlich kommt.

Bei solchen Ereignissen im Pflegealltag kommt hier der Moment, wo wir unsere Pflegephilosophie definieren und uns fragen müssen: Was wollen wir? Wollen wir diese hochbetagten Menschen „nur so" beruhigen, beschwichtigen – oder sehen wir uns wirklich als professionelle BegleiterInnen alter Menschen, erkennen, daß hier ein psychosozialen Grundbedürfnis nicht befriedigt ist, und wissen, daß wir in dieser Situation pflegerische Maßnahmen setzen können/müssen, um die Bedürfnisbefriedigung zu ermöglichen. Hiefür gibt mir das Konzept der Speziellen validierenden Pflege die geeigneten Mittel an die Hand, über den Rahmen validierender Kommunikationstechniken hinaus besondere validierende Pflegemaßnahmen zu setzen, die gezielt dazu beitragen, eine Befriedigung der psychosozialen Grundbedürfnisse – zumindest in Ansätzen – zu erzielen.

Ich denke als Beispiel an Frau G., die auf der Pflegestation unter-gebracht war und abends immer weinend eingeschlafen ist. Auf meine Frage, was sie so traurig mache, bekam ich die Antwort: „Die Mutti hat mich schon wieder nicht ins Bett gebracht." Ich fragte Frau G. daraufhin: „Das war sicher immer sehr schön, wenn die Mutti Sie ins Bett gebracht hat. Was hat denn die Mutti getan, was war denn das Beste am Zubettbringen?" Darauf hat Frau G. mir erzählt, daß die Mutti immer gemeinsam mit ihr gebetet hat: „Lieber Gott, mach mich fromm, daß ich in den Himmel komm. Steh mir bei, daß ich frei fern von jeder Sünde sei." Und dann hat ihr die Mutti ein Kreuzerl auf die Stirn gemacht, sie umarmt. Frau G. erzählte weiter: „Die Mutti hat so gut gerochen, nach Kölnischwasser." Und mit diesem Geruch und dem

Gefühl der liebevollen Umarmung habe sie immer so gut einschlafen können.

Ich habe Frau G. gefragt, ob sie mir helfen könnte, dieses Gebet, das sie mir aufgesagt hatte, mit ihr zu beten, ich würde es gerne lernen. Das hat Frau G. mir gerne beigebracht. Wir haben das, was uns Frau G. von ihren Sehnsüchten erzählt hat, sodann als Pflegemaßnahme eingesetzt: Die Kollegin vom Nachtdienst, die sie ins Bett bringt, hat mit ihr das gereimte Gebet gesprochen, Frau G. ein Kreuzzeichen auf die Stirne gemacht und sie dann umarmt. Der Sohn von Frau G. hatte uns ein Flakon Kölnischwasser gebracht, von dem gab die Kollegin vom Nachdienst einige Tropfen auf den Kopfpolster. Frau G. ist ab diesem Zeitpunkt jedesmal friedlich mit einem Lächeln eingeschlafen.

Sie kennen aus Ihrer Praxis sicher auch die Aussage mancher hochbetagter Menschen: „Man läßt mich hier hungern, man hat mir schon wieder nichts zu essen gegeben!" Wie oft Sie diesen alten Menschen Essen auf den Tisch stellen, sie werden spätestens nach der zweiten oder dritten Portion sagen: „Ich kann nicht mehr, ich bin satt" und sich fünf Minuten später wieder beschweren, daß sie nichts zu essen bekommen haben. Solche Menschen haben nicht Hunger nach Brot, sondern Hunger nach Liebe. Diese Menschen verhungern emotionell.

Wir alle besitzen das Bedürfnis nach Zugehörigkeit, Wärme, Schutz, nach „Sich-angenommen-fühlen", nach zärtlicher Berührung – nach allen jenen Zeichen der Zugehörigkeit, die uns als Säugling von unserer Mutter vermittelt wurden – und wir alle sehnen uns nach der pränatalen Geborgenheit im Mutterleib, die uns mit unserer Geburt verlorengegangen ist und die wir zumindest in Ansätzen von Zeit zu Zeit wiederhaben möchten.

Auch jene hochbetagten Menschen, die scheinbar immer hungern, möchten sich wieder sicher und geborgen fühlen, und auch hier müssen wir validierende Pflegemaßnahmen setzen, um diesen KlientInnen das Gefühl von Sicherheit und Geborgenheit zu vermitteln.

Das Grundbedürfnis, Status und Prestige zu besitzen

Gerade Menschen in Stadium I* (mangelhaft orientierte Personen) brauchen besonders Status und Prestige. Sie leiden besonders stark unter dem Verlust an Autorität und Kompetenz, die sie früher besessen hatten. Hier muß das Pflegeteam professionelle Reife zeigen und jene validierenden Pflegemaßnahmen einsetzen, die diesen hochbetagten Menschen Status und Prestige zurückgeben, auch wenn es nicht immer leicht ist, die praktischen Auswirkungen derartiger Pflegemaßnahmen für sich selbst zulassen zu können.

Wenn als validierende Pflegemaßnahme z.B. gesetzt wird, daß die Klientin alle Papierkörbe im Haus darauf kontrolliert, ob sie sauber ausgeleert sind (Maßnahme aus der Biographie: Klientin war Vorarbeiterin), und die Klientin dann das Pflegeteam ermahnt, keinen Abfall neben die Körbe zu werfen, dann dürfen wir nicht reagieren: „Was bildet sich die Alte eigentlich ein, glaubt sie vielleicht, sie ist etwas Besseres, wenn sie uns kontrolliert und herumkommandiert?" Sondern uns als professionellen Begleitern ist der therapeutische Wert dieser Pflegemaßnahme bewußt und wir erkennen erfreut, daß diese ganz offensichtlich viel zum Wohlbefinden der Klientin beiträgt (s. „Muster für die Dokumentation Stadium I").

Das Grundbedürfnis, produktiv zu sein und gebraucht zu werden

Jeder von uns möchte etwas leisten, was von anderen anerkannt wird. Unser gesamtes „aktives" Leben besteht aus dem Bestreben, solche anerkannte Leistungen zu erbringen. Nichts ist frustrierender, als nicht gebraucht zu werden und seine Fähigkeiten nicht unter Beweis stellen zu können, darum ist auch Arbeitslosigkeit und Untätigkeit für die meisten Menschen auf die Dauer unerträglich.

Hochbetagte desorientierte Menschen sind aufgrund ihrer körperlichen Einbußen nicht mehr in der Lage, Leistungen in einem Ausmaß zu erbringen wie die „aktive" Erwerbsgesellschaft sie definiert. Sie fühlen sich

---

* Feil nennt 4 Stadien der Desorientierung, jedes Stadium besitzt andere körperliche und emotionale Charakteristika und bedeutet einen weiteren Rückzug aus der Realität der Gegenwart.

daher nutzlos und ziehen sich aus der Realität der Gegenwart zurück, kehren „zeitreisend" zu den Jahren zurück, in denen sie anerkannte Arbeit vollbracht haben. In manchen Fällen wird die Tätigkeit früherer Jahre in (für uns scheinbar „sinnlosen") Handlungen als ein Ritual wiederbelebt, aus dem die ursprüngliche Art der Tätigkeit oft gar nicht mehr erkennbar ist (z.B. die ehemalige Buchhalterin legt Unmengen von Papierservietten einmal links, einmal rechts auf zwei getrennte Stapel – Ritual für das Sortieren von Belegen; oder ein alter Mann, ehemaliger Kontrollor an einem Verpackungsfließband, sagt immer wieder: „... sechzehn, achtzehn, zwanzig ...", dann wieder „... sechs, neun, zwölf ..."

– Ritual für das Überprüfen von Kartons auf vollzähligen Inhalt).
Vielfach sind diese alten Menschen aber nur resignierend auf sich selbst
zurückgezogen, ohne Signal nach außen.

In allen diesen Fällen – wie überhaupt generell – ist es wichtig,
möglichst viel aus der Lebensgeschichte dieser hochbetagten Menschen
zu erfahren. Das ist nicht in allen Fällen möglich, aber je mehr
Anhaltspunkte wir haben, welche Tätigkeiten die KlientInnen früher
ausgeübt haben, welche Vorlieben und Hobbies sie gehabt haben, und
ob es Dinge gab, die sie besonders gern gemacht haben oder für die sie
besonders begabt waren, umso präzisere validierende Pflegemaßnahmen
können wir anhand der Biographie setzen (s. „Muster für die
Dokumentation"). Wobei sehr wesentlich ist, daß von uns das Gewicht
nicht auf das *Ergebnis* der Tätigkeit der KlientInnen gelegt wird, sondern
auf *die Handlung an sich*, auf das Ritual. Wir dürfen uns als
Pflegepersonen keine Hilfe, keine Entlastung, keine Unterstützung *für
uns* erwarten. Wenn wir sagen: „Sie war ja sicher früher einmal eine
exzellente Mehlspeisköchin, aber sie kann ja jetzt nicht einmal mehr
ordentlich die Äpfel schälen, die kann man ja für einen Apfelstrudel
dann nicht mehr brauchen" oder „Die alte Frau kann ja gar nicht mehr
ordentlich zuammenkehren" oder „Das wird nie und nimmer ein Bild,
was der alte Mann da zeichnet", dann haben wir den Zweck dieser
Maßnahmen verfehlt.

Wesentlich ist, daß die KlientInnen noch die Ressource besitzen,
diese Tätigkeit zur *Befriedigung ihres eigenen Grundbedürfnisses* ausüben zu
wollen. Die hiefür gesetzte validierende Pflegemaßnahme sollte daher
auch den Charakter einer für die KlientInnen *lohnenswerten* Tätigkeit
bewahren und „belohnt" oder „bezahlt" werden (z.B. mit einer Tasse
Kaffee, einem Glas guten Wein, einem kleinen Privileg, wie z.B. ein
Ausgang ins Kaffeehaus oder auf den Markt in Begleitung eines
Teammitglieds).

Das Grundbedürfnis, spontane Gefühle auszudrücken
In der Phase der späten Kindheit entwickelt sich unser Über-Ich,
welches unser Gewissen steuert und uns quasi „sagt", was wir tun
dürfen und was nicht. Unser Ich wird dadurch in seinem
überbordenden Tatendrang gebremst: Ich möchte dies und das so gern,
aber „es gehört sich nicht", „ich darf das nicht". Im hohen Alter wird
dieses Filter zwischen Ich und Über-Ich sehr oft durchlässig, d.h.,
hochbetagte Menschen sagen oft Dinge und setzen oft Handlungen, die

„sich einfach nicht gehören", sie „halten sich nicht an Regeln", sie „können nicht nach Regeln spielen". Für den hochbetagten desorientierten Menschen gelten andere Regeln als für uns „aktive" Menschen, die wir in der Realität der Gegenwart leben.

Gerade die Generation der heute über Achtzigjährigen ist seinerzeit noch dazu erzogen worden, die eigenen Gefühle hintanzustellen. Diese Gefühle, die vielleicht Jahrzehnte lang von diesen Menschen unterdrückt worden sind, kommen nunmehr ungefiltert ans Tageslicht. Vielleicht haben Sie es in Ihrer Praxis auch schon erlebt, daß Angehörige sagen: „Mein Gott, ich verstehe die Mutter nicht, sie war ihr ganzes Leben so eine feine Frau, nie kam ein böses Wort über ihre Lippen, wir sind entsetzt, wo hat die Mutter diesen vulgären Sprachschatz her, das kann doch nicht möglich sein!" Ich erkläre den Angehörigen dann immer: „Ihre Mutter hat jetzt die Weisheit des Alters, sie gestattet sich, all das, was sie jahrzehntelang unterdrückt hat, *jetzt* auszudrücken."

Ich erlebe sehr oft in meiner Arbeit, daß Menschen, die das ganze Leben lang immer nur ihre Fassade aufrechterhalten haben, „die Contenance bewahrt haben", nie Gefühle offen gezeigt haben, im hohen Alter sehr viele Gefühle spontan ausdrücken. Das wird von der Umgebung nicht immer als angenehm empfunden. Plötzliche unerwartete Wutausbrüche und Schimpfkanonaden aus scheinbar nichtigen Anlässen können genauso auftreten wie plötzliche scheinbar grundlose Freudenausbrüche. Wichtig ist es für uns als Pflegepersonen zu erkennen, daß Ermahnungen oder eventuell gar Sanktionen in diesen Fällen nicht das geeignete Mittel der Wahl sind, um die Situation „in den Griff zu bekommen" oder solche Gefühlsausbrüche für die Zukunft zu unterbinden.

Hochbetagte Menschen sind weder willens noch fähig, Einsichten zu zeigen und ihr Verhalten zu verändern, wenn wir dozieren: „Das gehört sich nicht", oder sanktionierende Maßnahmen setzen, die allesamt nur dazu beitragen, den Streß aller Betroffenen zu erhöhen. Spontan seine Gefühle zu äußern gehört sich vielleicht für *uns* nicht, und wir handeln mit unseren Lenkungsversuchen aus unserem eigenen Über-Ich heraus, aber für den alten Menschen ist es sehr, sehr wichtig, daß er diese spontanen Gefühle äußern kann und darf, denn es trägt dazu bei, seinen „persönlichen Rucksack" ein Stück weiter auszuleeren, damit er seinen letzten Lebensabschnitt in Frieden beschließen kann.

Die fünf Säulen der Identität

Unsere Ich-Identität, das Wesen unseres Seins, ruht auf fünf Säulen. Inhalt und Bedeutung aller dieser Säulen sind für jeden einzelnen Menschen individuell unterschiedlich gewichtet. In jedem Falle gilt, daß unbesetzte Säulen auch gleichzeitig Teile eines Verlustes der Ich-Identität darstellen.

Wenn wir anhand von Tabelle 2 diese fünf Säulen der Identität auf einen bestimmten Menschen bezugnehmend näher betrachten, erhalten wir eine gute Momentaufnahme vom gegenwärtigen Status seines Ichs, wobei wir uns bewußt sein müssen, daß die einzelnen Bestandteile dieses Ist-Zustandes bei Änderung der individuellen Lebensumstände einen ganz anderen Stellenwert erhalten können.

Säule der Leiblichkeit. Was braucht dieser Mensch, um sich körperlich, psychisch und geistig gesund zu fühlen? Hier gelten für jeden einzelnen natürlich völlig unterschiedliche Kriterien. Hierher zählt z.B. Sport, gesund leben, bewußte Ernährung (z.B. vegetarische Kost), guter Schlaf, ausgewogenes Sexualleben.

Tabelle 2. Die fünf Säulen der Identität (H. Petzold)

Säule der Leiblichkeit	➡	körperliche, psychische und geistige Gesundheit
Säule des sozialen Umfelds	➡	Familie, Freunde
Säule der Arbeit und Leistung	➡	Erfolg, Anerkennung, Freude an der Arbeit
Säule der materiellen Sicherheit	➡	gewisser Wohlstand
Säule der Werte	➡	Liebe, Vertrauen, Geborgenheit, Glaube

Säule des sozialen Umfelds. Wer gehört zu diesem Umfeld? Welche Familienangehörigen, welche Freunde, Bekannten sind diesem Menschen wichtig? Welche Menschen und der Umgang mit ihnen, das

Beisammensein mit ihnen (Kollegen, Sportkameraden, Vereinskollegen u.ä.) sind für ihn wichtig?

Säule der Arbeit und Leistung. Wann hat dieser Mensch das Gefühl, daß er erfolgreich ist? Wo bekommt er Anerkennung? Hiezu zählt die Freude an seiner Arbeit, die er braucht, um sich ausgeglichen zu fühlen. Wie wichtig der Inhalt der Säule der Arbeit und der Leistung ist, sieht man auch daran, daß viele Menschen, wenn sie ihre Arbeit verlieren, eine Identitätskrise erleiden. Dies gilt auch oft für Menschen, die in Pension gehen (der „Pensionsschock").

Säule der materiellen Sicherheit. Wir sagen zwar oft (aus uns anerzogener Bescheidenheit), materielle Dinge sind uns nicht so wichtig, aber wenn wir einmal die Miete nicht bezahlen können oder uns den Friseur nicht leisten können, Heizkosten und tägliche Bedürfnisse nicht finanzieren können, dann merken wir, wie sehr wir bis zu einem gewissen Grad materielle Sicherheit brauchen. Wir müssen uns sicher fühlen, daß wir, wenn wir krank sind, in einem sozialen Sicherheitsnetz aufgefangen werden. Für den einen ist ein Sparbuch dieses materielle Sicherheitsnetz, für den anderen ist es der sichere Arbeitsplatz oder die sichere Rente. Unsere materiellen Ansprüche mögen bescheiden sein, aber wenn unsere Mittel unter diesen Anspruch sinken, dann geraten wir neben der finanziellen auch in eine seelische Krisensituation.

Säule der Werte. Jeder Mensch hat für seinen Lebensinhalt, Lebenssinn, seine Lebensphilosophie ganz persönliche individuelle Werte, deren Beeinträchtigung für ihn eine ernste Lebenskrise auslösen kann. Der Sinn des Lebens kann in einer Liebesbeziehung zu einem anderen Menschen bestehen, in Vertrauen zu sich selbst oder zu anderen, sein Glaube kann für ihn ein hoher Wert sein, die Zugehörigkeit zu einer politischen oder weltanschaulichen Gemeinschaft. Wenn der Sinn des Lebens verlorengeht, geht auch die Identität verloren.

Die fünf Säulen und ihr Inhalt werden sich in Wert und Inhalt während des gesamten Lebens abhängig von Alter und Lebenssituation immer wieder verschieben. Wenn eine Beziehung in Brüche geht, wird die Säule des sozialen Umfeldes einen anderen Stellenwert erhalten, wenn ich meine Arbeit verliere, wird die Säule der materiellen Sicherheit eine ganz andere Bedeutung erhalten, und wenn ich schwer erkranke, wird die Säule der Leiblichkeit einen ganz anderen Stellenwert bekommen. Wenn sich die Säulen zu stark leeren, wird meine Identität große Einbußen erleiden.

Das Pflegemodell der Speziellen validierenden Pflege legt seinen Schwerpunkt darauf, die psychosozialen Grundbedürfnisse hochbetagter Menschen zumindest in Ansätzen zu befriedigen.

Der in Tabelle 2 dargestellte Raster der fünf Säulen wird daher in der Speziellen validierenden Pflege bei der Erhebung des Ist-Zustandes der KlientInnen als wesentliche Grundlage verwendet (s. „Anleitung zur Dokumentationserstellung": „Erhebung des Ist-Zustandes"). Was hat die Identität meines Klienten/ meiner Klientin ausgemacht, wie waren früher die in den fünf Säulen veranschaulichten Elemente seiner Identität ausgefüllt und befriedigt? Was ist von all dem heute noch übrig geblieben?

Unter Zugrundelegung der so erhobenen Daten können wir dann darangehen, validierende Pflegemaßnahmen zu setzen, die dazu beitragen, diese Säulen der Identität bei unseren KlientInnen – zumindest teilweise – wieder aufzufüllen, und wir werden bei derjenigen Säule mit den Maßnahmen beginnen, die keinen oder fast keinen Inhalt mehr aufweist.

Prophylaktischer Umgang mit dem eigenen Alter

Altern ist ein Prozeß, der bereits mit der Geburt des Menschen beginnt. Der Umgang mit psycho-sozialen Beziehungen und körperliche Veränderungen im Laufe des Lebens entscheiden darüber, wie der Mensch sein hohes Alter bewältigt.

Jeder sehr alte Mensch hat sein Leben jahrzehntelang mit Erfahrungen und Erlebnissen gelebt, die ein Teil seiner Identität sind und die ihn in seinen Einstellungen, Gefühlen und seinem Verhalten geprägt haben. Entscheidend für sein Leben als hochbetagter Mensch ist:

- Welche Fähigkeiten hat er während seines Lebens entwickelt?
- Wie hat er Krisen und Verluste bewältigt?
- Was ist seine Lebenseinstellung, seine Lebensphilosophie?
- Welche Kraftquellen/Ressourcen hat er zur Verfügung?

Tabelle 3. Kompetenzmodell des Alterns

Verluste (körperlich und sozial)		Selbstwertgefühl erhalten durch
Erste Anzeichen des Alterns	⇔	Sich selbst mögen, wie man ist („der Sprung ins Charakterfach") – Überforderungen durch überzogene Anforderungen an sich selbst vermeiden
Ende der Arbeitszeit (Nützlichkeit)	⇔	Alte Hobbies wiederbeleben, sich neue Betätigungsgebiete suchen, „Hirn und Herz" trainieren
Familienangehörige (Bezugspersonen)	⇔	Alte Freundschaften pflegen, neue suchen, Anschluß suchen in Vereinen und Gemeinschaften (gemocht und gebraucht werden)
Zunahme körperlicher Beschwerden (körperliche Integrität)	⇔	„Sich mit seinen Leiden arrangieren" – das Umfeld den körperlichen Möglichkeiten anpassen
Gewohnte Umgebung (= Freiheit), Altersheim	⇔	Die „eigenen vier Wände" auch im Heim erhalten, soziale Mobilität bewahren
Pflegestation (Unabhängigkeit)	⇔	Eigenkompetenz bewahren, sich nicht gehen lassen, nicht „ins Schneckenhaus" zurückziehen, „soziale Netzwerke" durch ständigen Kontakt mit Freunden (aller Alters- und Sozialschichten!) pflegen
Verlust von Stimulation, sensorische Deprivation (Identitätsverlust)	⇔	Alle fünf Sinne beizeiten trainieren und mit Hobbies beschäftigen, um bei Verlust eines oder mehrerer Sinnesorgane immer noch Raum für Stimulation durch die anderen Sinne zu besitzen

Wir alle sollten daher als Prophylaxe für die Zeit unseres eigenen hohen Alters ganz bewußt von Anbeginn darangehen,

– die Lebensaufgabe des jeweiligen Lebensstadiums zu bewältigen („den Rucksack ständig entsorgen");

– eine Vielfalt an Verhaltensweisen zu trainieren, neue Rollen zu übernehmen, wenn alte überholt sind, und „auf vielen Tasten spielen lernen";

– zu lernen, uns selbst zu akzeptieren, zu respektieren und wertzuschätzen („I am, what I am, und ich mag mich so, wie ich bin").

Menschen, die im Laufe ihres Lebens ihre physischen und sozialen Verluste nicht verleugnet oder verdrängt haben, werden auch im hohen Alter mit großer Wahrscheinlichkeit anhand der erlernten und/oder erworbenen Lebensstrategien ihre Verluste und Beeinträchtigungen bewältigen können. Sie werden sich auch bei großen körperlichen und seelischen Beeinträchtigungen und Verlusten ihre soziale Kompetenz bewahren (s. Tabelle 3).

Eine Frau, die mich ein Stück meines Lebens begleitet hat und die für mich durch ihr Leben eine großartige Lehrerin und ein wunderbares Vorbild dafür war, daß man sich im hohen Alter sehr wohl seine Identität und seine soziale Kompetenz bewahren kann, war Hedwig Z. Sie hat alles das, was ich eingangs dieses Kapitels erwähnt habe, gelebt.

Sie war eine sehr einfache Frau, die es in ihrem Leben immer schwer hatte. Als Pflegekind am Land groß geworden, mußte sie schon früh immer fest zupacken und mußte dankbar dafür sein, daß sich Menschen gefunden hatten, die ihr die zu früh verstorbenen Eltern ersetzten. In der Pflegefamilie, in der sie aufwuchs, gab es für sie zwar zu essen und einen Platz zum Schlafen, aber für Zärtlichkeiten gab es keinen Platz und auch keine Zeit.

Als junges Mädchen kam sie dann in die Stadt, mußte auch hier schwer arbeiten, um leben zu können. Der Mann, den sie heiratete und von dem sie sich vieles an menschlicher Wärme erhoffte, die ihr in der Pflegefamilie gefehlt hatte, konnte ihr nie so richtig die Zärtlichkeit und Nähe geben, die sie sich eigentlich gewünscht hatte. Sie hatte eine Tochter und zwei Söhne. Der älteste Sohn beging mit 18 Jahren Selbstmord. Den Grund hat Frau Z. nie erfahren. Der Mann starb nach langem Leiden an Kehlkopfkrebs, von Frau Z. betreut und gepflegt, solange es möglich war. Nach dem Tod ihres Mannes erhielt sie keine Pension, also mußte sie buchstäblich Tag und Nacht arbeiten, um die Kinder großzuziehen.

Doch in allen diesen persönlichen Katastrophen hat sie ihre Krisen und Verluste nie unterdrückt und verdrängt, sie hat immer alles ausgesprochen. Sie hat viele Bewältigungsstrategien entwickelt und war auch nicht verbittert oder böse. Sie glaubte prinzipiell an das Gute im Menschen und sie gab nie auf, ließ sich nie gehen, war immer überzeugt davon, daß das Leben weitergeht.

Den Menschen, die ihr nahestanden, machte sie nie etwas vor, sondern sagte ihnen immer unverblümt die Wahrheit, ob sie es nun hören wollten oder nicht. Sie war immer ehrlich und sie empfand immer viel für die Menschen in ihrer Umgebung, beschenkte sie durch dieses Mitgefühl reich.

Obwohl sie ihr Leben lang so schwer gearbeitet hat, erhielt sie im Alter nur die Mindestpension. Sich selbst gegenüber war sie daher stets genügsam. Aber anderen Menschen gegenüber war sie immer sehr großzügig, gab immer sehr gute Trinkgelder, dem Kohlenträger, der das Heizmaterial brachte, dem Briefträger, der mit der Rente kam, dem Hausbesorger, der kleine Besorgungen für sie machte.

Sie kämpfte erfolgreich gegen ihre körperlichen Einbußen, ignorierte auch die häufig auftretenden Schmerzen, die eine Folge ihrer lebenslangen schweren körperlichen Arbeit waren. Zum Arzt zu gehen war für sie reine Zeitverschwendung. Wenn die Schmerzen zu groß wurden, umwickelte sie den schmerzenden Körperteil mit einer Plastikfolie – und es half!

Bis ins hohe Alter holte sie zu Winteranfang den Kohlenofen selbst aus dem Keller und stellte ihn auch selbst auf, mit halsbrecherischer Akrobatik, indem sie einen Küchenschemel auf den Herd stellte und dort hoch oben auf Zehenspitzen balancierend das Ofenrohr einsetzte – und wehe, jemand wollte ihr da dreinreden, mehr hatte derjenige nicht gebraucht! Es war jedes Jahr das gleiche Ritual: Sie traf zwar immer mit ihrem Sohn eine Vereinbarung, er werde ihr helfen, den Ofen aufzustellen, doch wenn er dann kam, war der Ofen bereits aufgestellt, und sie war sehr stolz darauf, daß sie es wieder einmal allein geschafft hatte. Sie sagte dann zwar immer: „Nächstes Jahr kaufe ich einen neuen Ofen, mit dem das leichter geht", aber dann brachte sie es nie übers Herz – der Ofen war zu sehr ein Teil von ihr selbst.

Sie gab bis zuletzt nie ihre soziale Kompetenz her, und wenn es noch so beschwerlich war. Fast bis zuletzt ging sie selbst einkaufen und organisierte ihren Haushalt selbst.

Als sie 90jährig mit einer Magenblutung ins Spital mußte (der Magen mußte zu 2/3 entfernt werden), und jeder in ihrer Umgebung bereits das Schlimmste befürchtete, raffte sie sich nochmals auf, kehrte wieder in ihre Wohnung zurück. Es war für sie schwer, sich einzugestehen, daß sie dann nicht mehr die weite Strecke bis zum Markt gehen konnte, um einzukaufen, und daß sie darauf angewiesen war, daß man Besorgungen für sie machte, obwohl es für ihre Familie wichtig war, daß sie auch einmal etwas für die Mutter tun konnten, und nicht nur die Mutter immer für sie da war. Aber sie wollte immer alles für sich allein tun, und daß sie die paar Kompetenzen aus der Hand geben mußte, fiel ihr sichtlich sehr schwer.

Frau Z. behielt bis zu ihrem letzten Atemzug ihre Eigenkompetenz. Sie wäre nie in ein Heim gegangen, sie nahm auch nie soziale Angebote, wie eine Heimhilfe, Essen auf Rädern oder ähnliches, in Anspruch. Sie hielt auch ihre Wohnung bis zuletzt allein sauber – zwar nicht mehr ganz so hundertprozentig wie in jüngeren Jahren, aber sie legte einfach die Hände nie in den Schoß. Es war für sie ungeheuer wichtig, für sich selbst zu sorgen.

Sie war lebenslang eine sehr bescheidene Frau und besaß trotzdem ihren Stolz. Sie war nicht eitel, nicht eingebildet, sie hat sich wertgeschätzt. Sie wußte, daß sie wertvoll war, ohne eingebildet zu sein – sie hat sich nie als Defizitmodell gesehen. Bis zuletzt konnte man mit ihr einfach über alles diskutieren – sie war keine gelehrte Frau, aber sie besaß starke Herzensbildung und war am Tagesgeschehen interessiert. Auch als sie in ihren letzten Jahren manchmal jammerte: „Ich bin gar nix mehr wert, ich schaffe es nimmer mehr, aus dem Keller mein Brennmaterial zu holen", war es für mich vollkommen klar, daß diese Frau nie in eine andere Realität ver-rücken wird, weil die Realität der Gegenwart für Frau Z. einfach immer erträglich war. Sie hatte immer recht erfolgreich versucht, „ihren Rucksack zu entsorgen", sie drückte stets ihre Gefühle aus und sie hatte gelernt, auf vielen Tasten zu spielen, hatte immer versucht, Bewältigungsstrategien zu entwickeln, um ihre Verluste und Beeinträchtigungen auszugleichen. Das war ihr bis zuletzt eindrucksvoll gelungen.

Wie gehen wir Pflegepersonen mit unserer Ich-Identität um?

Wenn ich bei meinen Seminaren die TeilnehmerInnen bitte, alle ihre Eigenschaften zu nennen und aufzuschreiben, dann kommt aus dem Kreis der Anwesenden fast immer vorwiegend Negatives zurück: Es wird viel niedergeschrieben über Fehler und Unzulänglichkeiten, und wenn ich die Notizen betrachte, dann müßte ich fast annehmen – doch ich weiß ja, daß das nicht so ist! –, daß in den Alters- und Pflegeheimen nur Versager und Nichtskönner als Pflegepersonen Dienst tun.

Alle diese KollegInnen, die da so schlecht über sich selbst schreiben, sind hochmotiviert, mit dem Pflegeberuf verwachsen, bekommen sicher oft positives Feedback von Patienten, Kollegen und Vorgesetzten, erfahren Erfolg durch Angenommensein seitens der von ihnen betreuten betagten Menschen. Warum machen sie sich dann so klein?

Warum reden wir so schlecht von uns selbst? Wir steigern, ja wir zwängen uns manchmal geradezu gewaltsam in die Rolle des gängigen Klischees von uns als Pflegepersonen, die zwar aufopfernde, aber sehr unvollkommene Helfer sind, weil wir nur helfende, aber keine heilenden Hände besitzen. Wir erschrecken über unsere Fehler, beklagen unsere zeitweilige Hilflosigkeit und verzagen an der uns oft übergroß erscheinenden Fruchtlosigkeit unserer Bemühungen. Wir grübeln, zweifeln an uns, fragen uns immer wieder: Was machen wir falsch? Warum versagen wir? Warum sind wir nicht besser?

Wir alle sind Opfer gängiger Erziehungsphrasen: „Eigenlob stinkt" ist nur eine davon. Von klein auf werden wir darauf dressiert, unsere eigene Person in den Hintergrund zu stellen, und daher behalten wir das, was wir an uns positiv finden und schätzen, lieber still für uns: Es wird uns aberzogen und langsam erstickt. Allfällige Kritik vom Kindergarten bis zur Berufsausbildung trägt das Ihre dazu bei. Am Ende sind wir bestens trainierte Meister der negativen Selbstsicht.

Unbestritten erleben Pflegepersonen in ihrem Beruf – der zu den am meisten mit Streß beladenen Berufen zählt – wiederholt Momente des „Ich kann einfach nicht mehr!". Und stellen sich dann die Frage: „Bin ich daran schuld? Bin ich ein Versager?" Über solche Phasen kommen wir aber leichter hinweg, wenn wir zulassen, daß Unzulänglichkeiten ihren Platz in unserem Leben haben dürfen und das Positive trotzdem wieder in uns Raum bekommen darf; wenn wir uns selbst und alle Menschen um uns herum so annehmen, wie wir nun einmal sind – und uns von der irrealen Idealvorstellung unser selbst lösen, die meist als erzieherisches Lebensziel vorgegeben wird, aber oft genug auch von uns selbst geschaffen wurde.

Wir setzen für uns selbst Maßstäbe, die wir nicht erfüllen können, und damit ist unser Scheitern vorprogrammiert. Dieser Mühlstein, den wir uns oft genug selbst um den Hals hängen, zieht uns nach unten, sodaß wir nur mehr das Negative in und um uns erkennen können, weil wir uns ausgehend von einem viel zu hoch gesteckten Ziel falsch gesehen haben und uns zuviel und Falsches vorgenommen haben.

Öffnen wir uns für uns selbst – entdecken und erleben, wertschätzen wir uns als ganze Menschen. Sehen wir uns in unserer Gesamtheit und nicht nur in Ausschnitten, speziell in dem Ausschnitt „Mensch, der selbstlos anderen Menschen hilft". Gerade wir im Pflegeberuf neigen dazu, uns genau in diesem Ausschnitt unser selbst zu reflektieren und den Rest unserer Persönlichkeit darüber zu vernachlässigen, ja, manchmal geradezu zu negieren. So, wie wir die von uns betreuten betagten Menschen auch nicht nur als Ausschnitt „leidender Mensch, 80 Jahre" sehen, sondern in der Gesamtheit seines ganzen Lebens begreifen sollen, dürfen wir auch uns selbst nicht ausschließlich auf unsere Berufsrolle reduzieren.

Finden Sie Ihre positiven Seiten: Testen Sie sich selbst und schreiben Sie auf einem Blatt Papier völlig unsortiert und spontan alle Eigenschaften auf, von denen Sie wissen, daß Sie sie besitzen, oder von denen Ihnen jemand gesagt hat, daß Sie sie haben (ohne Trennung in „gute" und „schlechte"). Legen Sie dann das Blatt beiseite und holen Sie es in einer Stunde, in der sie in guter Stimmung sind, wieder hervor.

Streichen Sie nun alle schlechten Eigenschaften, die Ihnen jetzt übertrieben vorkommen. Lassen Sie alle guten Eigenschaften stehen. Lesen Sie dieses Blatt wiederholt. Seien Sie stolz auf Ihre guten Eigenschaften, die Sie an sich selbst entdeckt haben, die Sie erleben und an sich selbst wertschätzen.

Legen Sie Ihr seelisches Gewicht auf Ihre positiven Wesenszüge und fühlen Sie sie. Betrachten Sie sich im wahrsten Sinne des Wortes als „selbst-verständlich" – das ermöglicht es Ihnen, das Gefühl des Frustriertseins zu minimieren und den durch Frust entstehenden Negativstreß weiter von sich entfernt zu halten als bisher.

Dann wird es Ihnen z.B. leichter fallen, „schwierige" betagte Menschen anzunehmen und deren autonome Persönlichkeit zu verstehen. Denn nur wer sich selbst mit Wertschätzung begegnet und sich dem eigenen Selbst gegenüber validierend verhält, wird auch in der

Lage sein, anderen mit Wertschätzung gegenüberzutreten und sich anderen gegenüber validierend zu verhalten. Mit einer positiven Weltsicht, die auf der Bejahung eigener positiver Eigenschaften beruht, werden Sie offener auf die von Ihnen betreuten sehr alten Menschen zugehen können und Sie werden „zulassen" können – sich selbst und den anderen. Sie werden Ihr Pflegeverständnis darauf ausrichten, daß die von Ihnen gepflegten betagten Menschen wie auch Sie selbst als Pflegeperson jeder für sich eine Ganzheit sind und beide in der Wechselwirkung von „Pflegen und Gepflegtwerden" wiederum gemeinsam ein positiv gewichtetes Ganzes bilden.

Es wird Sie der Verwirklichung des klientenorientierten Pflegeprozeßgeschehens, wie es in der Speziellen validierenden Pflege angestrebt wird, ein großes Stück näherbringen.

Validationsprinzipien nach Feil

Den theoretischen Grundlagen, auf denen Feil die Methode der Validation aufbaut, liegen jene Prinzipien zugrunde, die von der behavioristischen, analytischen und humanistischen Psychologie entwickelt wurden, so z.B. von Carl Rogers, Sigmund Freud, Abraham H. Maslow, C. G. Jung, um nur einige zu nennen, beziehen aber auch die Erkenntnisse des Neurochirurgen Wilder Penfield mit ein. Feils theoretischer Ansatz ist auf langjährige praktische Erfahrung im geriatrischen Bereich gegründet. Uns allen als Pflegepersonen begegnen die konkreten Widerspiegelungen dieser Prinzipien täglich in unserer geriatrischen Pflegearbeit.

Erlerntes aus dem Altzeitgedächtnis ist bleibend. Wenn das Kurzzeitgedächtnis abnimmt, kommt Früherlerntes wieder hervor.
Sicher haben Sie es in Ihrem Pflegealltag schon erlebt, daß einer oder mehrere der von Ihnen betreuten hochbetagten desorientierten Menschen ihre Inkontinenzeinlagen zum Trocknen auf die Heizung hängen. Sie waren wahrscheinlich ebenso entsetzt darüber, wie ich es seinerzeit oft war, daß der Klient/die Klientin so unhygienische und unappetitliche Dinge macht, umso mehr, wo er/sie doch früher so eine „reinliche Frau" oder so ein „sauberer Mann" war. Sie haben sich den Kopf zerbrochen: Woher hat er/sie nur diese „schlechte Gewohnheit"?

Früher mußten die Menschen bestimmte Lebensbedürfnisse mit wesentlich primitiveren Mitteln befriedigen, als wir dies heute im Zeitalter der Vollautomatisation und der Computer gewohnt sind. Schon allein die Waschkultur – Körperwäsche und Wäschewaschen – war ganz anders als heute. Sanitäre Einrichtungen, wie wir sie heute kennen, hat es zu der Zeit, als die von uns betreuten hochbetagten Menschen jung waren, nicht gegeben. Waschtag war schwerste körperliche Arbeit. Die Frauen, welche diese Arbeit bewältigt haben, standen oft zwei Tage oder mehr in der Waschküche. Dazu kommt noch die Prägung dieser Generation: „Vom Wäschewaschen wird die

Wäsche kaputt", denn die Wäsche wurde mit Sodalauge gekocht und sie wurde mit Reisbürste und Waschrumpel bearbeitet. Daher galt immer die Regel: „Wenn ein Wäschestück schmutzig ist, drehen wir es um (auf die „linke" Seite), dann geht es schon noch ein paar Tage."

Diese Generation zählte nicht zur „Wegwerfgesellschaft" so wie wir heute, die Bedarfsgegenstände des täglichen Lebens waren teuer, der Verdienst war knapp, und daher mußte alles geschont und vor Beschädigung bewahrt werden. Daher auch heute noch die Prägung dieser hochbetagten Menschen und ihre Meinung: „Die Inkontinenzeinlage, die ist ja nicht schmutzig, die ist ja nur naß, die hängen wir zum Trocknen auf die Heizung auf, noch dazu, was das alles immer kostet."

Vielleicht können wir den Gedankengang dieser hochbetagten Menschen leichter nachvollziehen, wenn wir uns vorstellen, wie es uns einmal gehen könnte, wenn wir hochbetagt sind: Wir sind in unserem Waschverhalten von dem Verlangen nach „Sauberkeit und Frische" und nach Duft geprägt. Die meisten von uns werden daher täglich duschen, täglich frische Unterwäsche anziehen, Parfum und Deodorants verwenden.

Wenn jedoch die düstere Vorhersage der Wissenschaft wirklich eintreffen sollte, daß im 21. Jahrhundert durch die Klimaveränderungen weltweite Wasserknappheit herrschen wird und sogar große Kriege um Wasser ausbrechen werden, dann würde dies zu einer Zeit eintreten, in der wir, wenn wir es erleben, weit über Achtzig sind. Die Gepflogenheiten in den Haushalten und in den Altenheimen wären aufgrund des Wassermangels jedoch dann genauso wie schon heute in der Wüste: einmal alle zwei Monate ein Duschbad und alle vier Wochen frische Unterwäsche.

Können Sie sich vorstellen, daß Sie dann im Pflegeheim wütend in Ihrem Rollstuhl sitzen und rufen: „Ich habe schon so lange keine frische Unterhose bekommen, so eine Frechheit! Gebadet bin ich auch schon so lange nicht geworden. Was sind denn das für Zustände?" und die jungen Kolleginnen und Kollegen kopfschüttelnd an uns vorbeigehen und später im Dienstzimmer sagen: „Mein Gott, ist das ein verrücktes Ansinnen! Wo gibt es denn so etwas! Täglich duschen! Täglich frische Wäsche! Das hat es doch noch nie gegeben!"

Ein Geschehnis der Gegenwart kann eine Erinnerung aus der Vergangenheit auslösen. Gegenwart und Vergangenheit werden vermischt.

In unser Pflegeheim wurde einmal ein alter, fast blinder Mann zur Urlaubsbetreuung gebracht. Nachdem alle Formalitäten erledigt waren und der Mann in seinem Bett lag, wollte ich ihm den Schwesternnotruf erklären. Ich nahm seinen Finger, um ihm zu zeigen, wie er den Knopf drücken soll, und berührte damit die Schaltfläche – in diesem Moment begann der alte Mann zu zittern und zu weinen und schrie: „Ich bringe keine Leute mehr um, da laß ich mich lieber an die Wand stellen!"

Ich fragte: „Um Gottes willen, wer verlangt denn so schlimme Sachen von Ihnen?", und er hat nur gerufen: „Dieser verdammte Krieg – ich spiel da nimmermehr mit." Ich habe ihn bestätigt: „Sie spielen da nimmermehr mit. Sie sind sogar bereit, sich dafür an die Wand stellen und erschießen zu lassen. Sie wollen sich in der Früh in den Spiegel schauen können. Sie wollen die Achtung vor sich selbst nicht verlieren." Er weinte bitterlich, schlief dann vor Erschöpfung in meinen Armen ein.

Seine Frau kam am Nachmittag und ich führte mit ihr ein Erhebungsgespräch. Anläßlich dessen stellte sich heraus, daß beide während des Zweiten Weltkriegs in England im Exil gewesen waren. Ihr Mann war Flieger bei der RAF und als Bomberpilot auch bei dem Großangriff 1945 auf Dresden dabei. Er bekam dafür sogar eine Auszeichnung. Doch als er unmittelbar nach dem Krieg mit seiner Einheit in das völlig zerstörte Dresden kam, war er über die verheerende Wirkung dieses Angriffs so entsetzt, daß er die Armee verließ und lange über den Anblick der zerbombten Häuser nicht hinweg kam, an Schlaflosigkeit und Depressionen litt. Als sein Finger den Knopf des Schwesternrufs berührte, löste diese Berührung die Erinnerung an die Bombenabwürfe von 1945 wieder aus. Der Knopf, den er im Flugzeug gedrückt hatte, und der Knopf des Schwesternnotrufs – es war die gleiche Empfindung.

Ein körperlicher Verlust in der Gegenwart kann die anschauliche Erinnerung an ein früheres Gefühl anregen.

Der alte Mann, dessen Augenlicht fast verloren ist, fühlt sich eventuell emotionell in die gleiche Situation versetzt, die er durchlebte, als er als kleiner Bub strafweise in den finsteren Keller gesperrt wurde. Damals hatte er Angst gehabt, und dieses Gefühl ist ihm vertraut. Er ist damals

vielleicht von einer Person eingesperrt worden, die zufällig genau die
gleiche Frisur hat wie die Schwester, die heute im Dienst ist. Dies löst
die Erinnerung des alten Mannes an die schlimme Situation von damals
aus, als er ein kleiner Junge war, die Schwester wird zur strafenden
Person von damals, und alle Gefühle, die der alte Mann damals als Kind
unterdrückt hat, kommen jetzt hoch. Er schreit, er schimpft, er schlägt
um sich.

Die alte Frau, der ein Katheter gesetzt werden soll, schreit und ruft:
„Bitte, hört auf, habt doch Erbarmen mit mir, ich bin eine anständige
Frau", und beginnt bitterlich zu weinen. Der Urologe, ein sensibel
empfindender Mensch, bricht den Versuch ab. Viel später erst erfahren
Arzt und Pflegepersonal, daß diese Frau von russischen Soldaten ver-
gewaltigt worden ist und die Berührung des Katheters im Intimbereich
das Gefühl von damals ausgelöst und hat hochkommen lassen.
Gegenwart und Vergangenheit haben sich durch diese Berührung für
die alte Frau miteinander vermischt.

**Jedes Lebensstadium hat eine andere Aufgabe zu erfüllen. Eine
ignorierte Lebensaufgabe fordert in einer späteren Phase ihr
Recht ein.**
**Menschen, die bis ins hohe Alter ungelöste Aufgaben mit sich
schleppen, betreten das Endstadium „Verarbeiten oder
Vegetieren". Sie streben danach, unerfüllte Aufgaben zu
erledigen, um vor dem Sterben Frieden zu finden.**
Es gab in unserem Altersheim eine alleinstehende alte Frau, die eines
Tages unerwartet von uns Schwestern Salz und Pfeffer verlangte, denn
„die Buben kommen aus der Schule, und wenn das Essen nicht fertig
ist, dann passiert ein Unglück". Wir hielten im Apartment der alten Frau
Nachschau und fanden den Tisch für vier Personen gedeckt, auf dem
kleinen Kocher einen riesigen Topf voll mit Nudeln, auf einem kleinen
Schneidbrett einen großen Berg kleingehackten Schinken – Zutaten für
Schinkenfleckerln, Hausmannskost. Die alte Frau war völlig außer sich
und konnte von uns nur mit Mühe dazu gebracht werden, den Topf
vom Kocher zu nehmen und den Tisch wieder abzudecken. Am Tag
danach war sie unerwartet aus ihrem Zimmer verschwunden. Einige
Stunden später kam die Polizei: Man hatte die alte Frau, nur mit
Schlafrock und Pantoffeln bekleidet, im Gebüsch vor dem
geschlossenen Supermarkt liegend stark unterkühlt aufgefunden, ein

Einkaufsnetz und die Geldbörse in der Hand. Sie wurde ins Krankenhaus eingeliefert und starb einige Tage später.

Erst im Zuge des Nachlaßverfahrens erfuhr ich von einer entfernten Verwandten den Hintergrund für das Verhalten der alten Frau: Als sie noch ein Kind war, mußte sie – da die Mutter gegenüber dem Haus, in dem sie wohnten, in einem kleinen Laden arbeitete – für ihre jüngeren Brüder nach der Schule das Mittagessen fertigkochen. Einmal verplauderte sie sich jedoch mit einer Freundin. Die Brüder kamen heim, fanden den Herd kalt, hatten Hunger und wollten sich eine Scheibe Brot abschneiden. Da es ihnen aber strengstens verboten war, ein Messer in die Hand zu nehmen, kam der Jüngste auf die Idee, mit dem Brotlaib über die Straße zur Mutter zu laufen. Dabei wurde er von einem Pferdefuhrwerk erfaßt. Er blieb zwar unverletzt, aber der Schreck war groß und das Donnerwetter der Mutter gegenüber der Tochter gewaltig. „Du bist ein ganz schlechtes Mädchen", sagte die Mutter, „und wenn du nochmal aufs Fertigkochen vergißt, dann will ich dich nie mehr sehen!"

Die alte Frau mußte einfach noch einmal „für die Buben" fertigkochen, um sich die Liebe ihrer Mutter zu sichern und in Frieden sterben zu können.

Nicht beachtete Gefühle verstärken sich im Inneren.
Diese Tatsache haben wir vielleicht schon bei uns selbst beobachtet. Man kann eine Zeitlang Gefühle verdrängen und „hinunterschlucken", aber irgendwann einmal kommen sie hoch, und dies meistens explosionsartig. Wir als Menschen, die wir voll im aktiven Erwerbsleben stehen, haben oft genug Probleme mit dem Unterdrücken nicht beachteter Gefühle. Hochbetagte desorientierte Menschen, die ihre Gefühle spontan ausdrücken möchten, werden dies plötzlich und für uns unerwartet tun.

Empathisches Zuhören (Validieren) erleichtert den Leidensdruck.
„Empathisches Zuhören" bedeutet nicht, mitzuleiden, sondern mich in die Gefühlswelt des anderen einzulassen. Ich versuche dabei, mir eine Situation vorzustellen, in der ich ähnliche Gefühle wie mein Gegenüber gehabt habe. Wenn z.B. ein hochbetagter desorientierter Mensch sich mir gegenüber beklagt: „Mir sind 100.000 Schilling gestohlen worden", und ich aber ganz sicher weiß, daß er nie im Besitz einer solchen Summe sein kann, wäre es falsch, ihn an der Realität zu orientieren und

zu sagen: „Sie haben ja nie soviel Geld gehabt, reden Sie keinen Unsinn, und außerdem haben wir jetzt schon lange den Euro als Währung." Genauso falsch wäre es zu sagen: „Um Gotteswillen, 100.000 Schilling, da werden wir jetzt gleich bei der Polizei die Anzeige machen" – das wäre Fopperei.

Ich gehe vielmehr in die Gefühlswelt dieses alten Menschen. Ich versuche, mir eine Situation vorzustellen, in der mir selbst etwas abhanden gekommen ist, das für mich sehr großen Wert hatte, und versuche mir vorzustellen: Wie ist es mir damals ergangen? Dieses Gefühl lasse ich dann in meine Stimme einfließen und sage z.B.: „100.000 Schilling, das ist sehr viel Geld. Sie haben sicher sehr lange und hart arbeiten müssen, um etwas zu ersparen." Auf diese Weise bestätige ich den hochbetagten Menschen in seinem Gefühl des großen Verlusts.

Empathisches Zuhören verhindert den Rückzug ins Stadium des Vegetierens.

Validieren heißt nicht, für andere die Probleme zu lösen, wir können nichts mehr ändern, wir können auch nichts mehr ungeschehen machen, sondern Validieren heißt ganz einfach, in die Gefühlswelt des anderen hineinzugehen. Es ist daher mehr als eine bloße Technik, denn es bedeutet, daß ich zunächst mich selbst frei machen muß, um in die Gefühlswelt des anderen gehen zu können, damit ich in die Lage versetzt bin, ihn auch so zu akzeptieren, wie er ist. Akzeptieren heißt noch lang nicht „für gut heißen", wohl aber bedeutet Akzeptieren, den anderen so sein zu lassen, wie er ist, ohne ihn verändern zu wollen. Das alles hat allerdings auch sehr viel mit uns selbst, unserer Prägung und Sozialisation und mit der Art und Weise zu tun, wie wir unsere eigenen Lebensaufgaben bewältigt haben. Nur wenn wir uns selbst wertschätzen und akzeptieren, dann wird es uns auch bei den anderen wirklich gelingen.

Grundstützen für ein validierendes Gespräch

Wenn ich mit einem hochbetagten desorientierten Menschen erfolgreich in Beziehung treten möchte, muß ich von eigenen Gefühlen und von eigenen Blockaden frei werden, bevor ich die Interaktion beginne. Damit ich in die Gefühlswelt des anderen hineingehen kann, muß ich in dieser Begegnung wirklich völlig präsent sein und leer sein von allen Dingen, die mich innerlich blockieren könnten.

Voraussetzung für eine erfolgreiche Interaktion ist das bewußte Wahrnehmen von Aussagen und Verhaltensweisen, die mein Interaktionspartner – nicht immer auf den ersten Blick erkennbar – mir gegenüber verbal oder nonverbal äußert, und ich muß dafür offen sein zu spüren, welches Gefühl hinter der Aussage/dem Verhalten meines Interaktionspartners steht. Validierend kann eine solche Interaktion aber nur sein, wenn ich nicht versuche, die von meinem Interaktionspartner geäußerten Gefühle in eine Wertigkeitsskala einzuordnen, die sich nach *meinen* Werten und *meinem* Realitätsempfinden richtet. Ich darf mein Gegenüber also nicht mit der „Wahrheit" konfrontieren, verbessern, so tun, als würde ich etwas glauben, was ich ja doch nicht glaube, lügen, mein Gegenüber bevormunden, beschwichtigen oder gar für diese Interaktion sanktionieren.

Ein konkretes Beispiel zur Erläuterung: Ein alter Mann läuft im Heim auf dem Gang auf und ab, rüttelt an allen Türen und ruft den Pflegepersonen zu: „Ich muß nach Hause, meine Mutter wartet auf mich!" Zu den gängigen (und absolut nicht validierenden) Reaktionen zählt es, z.B. zu sagen: „Nun überlegen Sie doch einmal. Sie selbst sind schon fast neunzig, Ihre Mutter war fünfundzwanzig, als Sie geboren wurden, da müßte Ihre Mutter ja schon hundertfünfzehn Jahre alt sein! Das ist doch unmöglich! Ihre Mutter ist tot!" (= Konfrontation mit der „Wahrheit"). Oder: „Jaja, Sie wollen zur Mutter. Das haben wir ohnehin vor, daß wir mit Ihnen gemeinsam die Mutter besuchen gehen (= so tun, als würde man es glauben, lügen, bevormunden). Aber Ihre Mutter hat gesagt, zuerst müssen Sie ihr Mittagsschläfchen machen (= lügen, beschwichtigen). Also gehen wir jetzt schön ins Zimmer (= bevormunden), damit die Mutter eine richtige Freude hat (= lügen)." Oder (ganz schlimm): Da der alte Mann weder zu belügen noch zu bevormunden noch zu beschwichtigen ist und sofort wieder auf den Gang läuft und ruft, daß er nach Hause zur Mutter muß, wird er rasch in den Geriatriestuhl gesetzt, um einer eventuellen Sturzgefahr vorzubeugen (= sanktionieren).

Alles das hat mit validierender Interaktion nicht das Geringste zu tun. Um mich meinem Interaktionspartner gegenüber validierend zu verhalten, sein Gefühl, das hinter seiner Aussage, seinem Verhalten steht, wirklich wertfrei aufzunehmen, anzunehmen, zuzulassen, zu akzeptieren und zu bestätigen, muß ich mich von der Wertwelt und dem Gefüge von Sympathien und Antipathien meiner eigenen Person lösen. (Feil nennt es: „In den Schuhen des anderen gehen" und übernimmt damit ein altes indianisches Sprichwort.) Das ist nicht immer leicht, denn eigene Wertepositionen zeitweilig zu verlassen, ohne sie aufzugeben, die Wertepositionen meines Gegenübers gleichwertig neben meinen existieren zu lassen, ist echte Toleranz und bedarf eines gewissen inneren Reifeprozesses der eigenen Persönlichkeit.

Empathie. Zu den Grundvoraussetzungen einer validierenden Interaktion gehören daher Empathie sowie Akzeptanz und Respekt für mein Gegenüber. Empathie bedeutet, sich in die Gefühlswelt des anderen *einzufühlen*. Es bedeutet aber nicht, *mitzuleiden* und *mitzufühlen*. Das mag auf den ersten Blick paradox klingen, ist aber unerläßlich, um das eigene innere Energiepotential in der Begegnung aufrechtzuerhalten: Mitleiden und Mitfühlen führt mit der Zeit in eine ausweglose Überforderungssituation (das Syndrom des „hilflosen Helfers" bei Schmidbauer). Grenzenloser Altruismus mündet in seelischer Erschöpfung (Burn-out). Wir müssen, um die Empfindungen der hochbetagten desorientierten Menschen besser zu verstehen, „in den Schuhen des anderen gehen". Genauso wichtig ist es aber, stets im Auge zu behalten, wo und wann wir diese Schuhe wieder „ausziehen"!

Rapport. Wenn wir innerlich erfolgreich sind, den hochbetagten desorientierten Menschen, mit dem wir in Beziehung treten, so zu akzeptieren, wie er ist, ihn in seinem Wesen zu respektieren und uns in seine Gefühlswelt empathisch einzufühlen, dann sind wir mit diesem hochbetagten Menschen in Rapport. Das Wort „Rapport" (frz. Beziehung) beschreibt eine Atmosphäre, die angenehm, voll Vertrauen und Verständnis ist, einen besonders guten Kontakt zwischen zwei Menschen aufgrund von Gemeinsamkeiten. Der Aufbau des Rapports ist ein bedeutender und notwendiger Grundstein für die Entwicklung einer guten Kommunikation und ist die Basis aller erfolgreich angewandten verbalen und nonverbalen validierenden Kommunikationstechniken. Der erfolgreiche Aufbau und die Qualität des Rapports hängen davon ab, wie gut Veränderungen in der sensorischen Aktivität des/der KlientIn beobachtet und angemessen beantwortet werden.

Tabelle 4. Körperliche Hinweise auf bevorzugte Sinneswahrnehmung

Zugangshinweis	Bevorzugtes sensorisches System		
	visuell	auditiv	kinästhe-tisch
Unwillkürliche Augenbewegungen			
Augen nach oben rechts gerichtet	✔		
Augen gerade aus		✔	
Augen nach unten			✔
Veränderung des Atems			
im oberen Brustkorb, nicht sehr tief	✔		
gleichmäßig in der Mitte des Brustkorbs		✔	
voller Atem im Unterbauch			✔
Veränderung von Tonhöhe und Sprechtempo			
schnelles Sprechtempo mit hoher nasaler oder gespannter Stimme	✔		
gleichmäßiges Tempo, mittlere Tonhöhe, deutliche Aussprache		✔	
langsameres Tempo, längere Pausen, tiefere Stimmlage			✔
Gesichtsfarbe			
leicht gerötet	✔		
etwas stärker gerötet		✔	
tiefer gerötet			✔

Diese Beobachtungen und die Reaktion darauf müssen entsprechend trainiert werden.

Bevorzugtes sensorisches System. Voraussetzung für die erfolgreiche Entwicklung des Rapports ist das Erkennen der bevorzugten sensorischen Systeme der KlientInnen (visuell, auditiv, kinästhetisch oder eine Kombination von zwei oder allen drei der vorgenannten), in welche die KlientInnen jeweils eintreten, um Informationen intern zu verarbeiten, und die entsprechende Abstimmung des eigenen Verhalten auf diesen Umstand, d.h. die Nachahmung von Tonfall, Lautstärke und Sprachtempo und das Eingehen auf den Gesprächsinhalt. Verschiedene körperliche Zugangshinweise geben Aufschluß über den Charakter des von den einzelnen KlientInnen jeweils bevorzugten sensorischen Systems (Tabelle 4).

Das bevorzugte sensorische System (die bevorzugte Sinneswahrnehmung) kann auch aus den verbalen Aussagen der KlientInnen erkannt werden. Menschen mit gleichen Sinneswahrnehmungen werden sich, wenn sie miteinander ins Gespräch kommen, gegenseitig gut verstanden fühlen.

Andererseits haben Menschen mit unterschiedlichen bevorzugten sensorischen Systemen manchmal das Gefühl, aneinander vorbeizureden, da Menschen mit unterschiedlichen bevorzugten sensorischen Systemen ein unterschiedliches Vokabular verwenden.

So können drei Personen über einen Aufenthalt im Garten recht unterschiedliche Angaben machen. Der erste sagt: „Diese bunten Blumen im Sonnenschein! So viel Grün! Und der blaue Himmel – einfach herrlich!" Der zweite sagt: „Wie der Wind flüsternd in den Bäumen rauscht! Wie leise der Springbrunnen plätschert! Und wie vielstimmig die Vögel zwitschern!" Während der Dritte sagt: „Die warme Sonne und der Wind – die Haut kann richtig atmen! Und wenn der Wind das Sprühwasser vom Springbrunnen herüberweht – das prickelt so schön im Gesicht!" Visuell, auditiv und kinästhetisch wurde dieselbe Situation völlig unterschiedlich beschrieben (s. Tabelle 5).

Habe ich eingangs des Gesprächs das bevorzugte sensorische System meines Klienten/meiner Klientin in Erfahrung gebracht, so werde ich nunmehr die Technik des Kalibrierens anwenden, d.h. auf die Sinneswahrnehmung eingehen, in der sich mein Klient/meine Klientin gerade befindet und im Vokabular derselben Sinneswahrnehmung antworten.

Tabelle 5. Stichwörter zu unterschiedlichen Sinneswahrnehmungen

Visuell	Auditiv	Kinästhetisch
sehen	hören	fühlen
dunkel	sagen	stechen
hell	sprechen	fummeln
Blick	reden	kühl
Glanz	rufen	Balance
Portrait	schreiben	Schock
Vision	singen	zart
trüb	brabbeln	biegen
Muster	Ton	dehnen
erscheinen	ruhig	werfen
zeigen	laut	fangen
wolkig	Musik	heiß
beobachten	Klang	rauh
klar	schrill	greifen
reflektieren	zischen	Spannung
anschauen	Resonanz	drücken
starren	dröhnen	reißen
sichtbar	erzählen	verbinden
brilliant	flüstern	warm
Überblick	schnurren	scharf
Bild	Lärm	erhaschen
blind	klingeln	berühren
Image	trommeln	hart
neblig	kreischen	weich
Sicht	quietschen	stolpern
scheinbar	auf jemanden hören	fallen
Farbe	Ohrwurm	begreifen
blitzartig	Krach	unterstützen
dämmrig		einschnappen
blinken		wirbeln
glitzern		
gleißend		

Wenn also der Klient sagt: „In der Nacht kommt immer jemand heimlich ins Zimmer", dann werde ich antworten: „Wie sind Sie denn da draufgekommen?" Und wenn der Klient antwortet: „Ich habe ihn gehört", dann verwende ich „hörende" Worte – alles, was man mit dem Ohr wahrnehmen kann. „Was war denn das für ein Geräusch? War das laut? War das leise? Wie hat sich denn das angehört? Was genau haben Sie denn hier gehört? Hat der was gesagt?" Wenn der Klient sagt: „Das habe ich gespürt", dann werde ich fragen: „Was haben Sie da gespürt? Hat Sie der berührt? Hat er nach Ihnen gegriffen? War das kalt? War das warm? War das unangenehm? Wie hat sich das angefühlt?" Wenn der Klient jedoch sagt: „Den habe ich gesehen", dann werde ich fragen: „Wie hat er denn ausgeschaut? War er groß, war er klein? War er dick? War er dünn? Was hat er denn angehabt?"

Spiegeltechniken. Hand in Hand mit der Erzielung des verbalen Gleichklangs geht die Erzielung des Gleichklangs in Körperhaltung, Mimik und Gestik, Atmung, Tempo der Bewegungen meines Gegenübers und der Stimmqualität durch die Anwendung der sogenannten Spiegeltechniken. Sitzt der Klient/die Klientin vornübergebeugt und bewegt die Hand hin und her streichend, so werde ich diese Bewegung subtil nachahmen – nicht outrierend oder verspottend nachäffen, sondern im Gleichklang der Haltung und der Bewegung auf diese Weise Übereinstimmung mit dem Gefühl meines Klienten/meiner Klientin zeigen. Klopft mein Gegenüber mit der Faust rhythmisch auf den Tisch, werde ich ebenfalls im gleichen Rhythmus auf den Tisch klopfen. Sagt er z.B. laut und scharf: „So eine Gemeinheit! Die sind ja alle blöd!" So werde ich im gleichen lauten scharfen Ton ihn und sein Gefühl bestätigen: „Das ist eine Gemeinheit! Die sind alle blöd!"

Spiegeltechniken können auch als „Überkreuz-Spiegeln" angewendet werden. Wenn mein Klient/meine Klientin rhythmisch auf den Tisch klopft, kann ich auch rhythmisch mit dem Fuß aufklopfen. Vorsicht bei der Anwendung von Spiegeltechniken allerdings bei KlientInnen in Stadium I (Mangelhafte Orientierung). Betagte Menschen in diesem Stadium fühlen sich durch die Anwendung von Spiegeltechniken in der Regel verspottet und respektlos behandelt und reagieren mit Rückzug und Mißtrauen!

Verbale Techniken. Die Anwendung bestimmter verbaler Gesprächstechniken unterstützt die Aufnahme und die Weiterführung der validierenden Interaktion, wirkt vertrauensaufbauend und -

verstärkend und erleichtert den Zugang in die Gefühlswelt und die innere Realität hochbetagter desorientierter Personen. Die in der Folge genannten verbalen Techniken bilden das wesentliche Gerüst für ein validierendes Gespräch.

Zusammenfassen/Wiederholen. Immer wieder in großen Umrissen den Inhalt dessen zusammenfassen, was das Gegenüber gesagt hat, das Gesagte wiederholen und das Gefühl, das hinter der Aussage steht, bestätigen. Aber sprechen Sie niemals ein Gefühl an, das von Ihren KlientInnen nicht selbst geäußert wurde. Zum Beispiel sagt eine hochbetagte Frau: „Es kümmert sich hier überhaupt keiner! Die lassen mich hier immer allein!" – also werde ich zusammenfassend wiederholen: „Keiner kümmert sich und alle lassen Sie allein!" und das Gefühl bestätigen: „Ist das sehr schlimm für Sie, daß sich keiner kümmert und alle Sie allein lassen?", aber nicht interpretieren (= pushen) und z.B. sagen: „Sie müssen sich nicht kränken, daß alle Sie allein lassen!" Vielleicht ist die Klientin gar nicht gekränkt, vielleicht empfindet sie nur Langeweile. Stellen Sie daher alle Fragen immer so, daß die Entscheidung in allen Belangen bei den KlientInnen bleibt.

W-Fragen. Fragen stellen, die Fragewörter enthalten – allerdings nie „warum" und „wieso" fragen!! Das sind analytische Fragen, und desorientierte Personen können nicht erklären, warum man ihnen etwas gestohlen hat, warum man sie vergiften will, warum sie die Mutter suchen. Die Fragen „warum" und „wieso" provozieren eine Erklärung, hochbetagte desorientierte Personen sind nicht mehr in der Lage, ihr Verhalten analytisch zu hinterfragen. Durch solche Fragen werden sie auf ihr Manko zusätzlich aufmerksam gemacht, das kann Scham und Schuldgefühle auslösen, die zudem weit über den Zeitrahmen der Interaktion hinausreichen und nachwirken können. Also z.B.: „Wer läßt Sie allein? Was tun die denn, die sich nicht um Sie kümmern? Wann läßt man Sie allein?"

Extreme herausfinden. Die Gesprächstechnik zielt auf das Extrem der Empfindung des Klientin/der Klientin, z.B.: „Was ist das Schlimmste daran, daß man sich nicht um Sie kümmert?", „Kümmert sich gar niemand um Sie, oder gibt es jemanden, der sich doch ein wenig um Sie kümmert?" Oder, wenn jemand sagt, es wird ihm alles gestohlen: „Was ist das Wertvollste, das Ihnen gestohlen wurde?"

Schlüsselworte. Das sind Wörter oder Wortfolgen, die entweder „Word doodles" (Feil) sind (= für uns unverständliche Silbenfolgen, denen aber ein dem Klienten/der Klientin geläufiger Begriff zugrundeliegt, z.B.:

„Wollstopf", „Das ist der Mufok" u.ä.) oder Synonyme (= ähnlich den Begriff definierende Wörter anstelle einer üblichen Wortassoziation, z.B. „angetucht" anstelle von „angezogen", „Frühstreich" anstelle von „Brotaufstrich zum Frühstück") bzw. ähnlich klingende Wörter anstelle der dem gemeinten Begriff zugehörigen Wortassoziationen (z.B. „Park" statt „Bank", „Würstel" statt „Wüste" u.ä.).

Es gibt ein Schlüsselwort, das jeder von uns angeblich so völlig orientierten Menschen gebraucht, wenn uns eine Wortassoziation nicht gelingt („uns das Wort auf der Zunge liegt"). Es ist das Wort „Dings". Im Zusammenhang mit einer hinweisenden Körpergeste oder durch Hinsehen auf den Gegenstand, den wir meinen, kann unser Gesprächspartner die richtige Begriffsassoziation auch herstellen, ohne daß der Begriff mit dem richtigen Wort bezeichnet wurde. Wir sagen: „Gib mir das Dings vom Dings dort" – und unser Gesprächspartner assoziiert aufgrund unseres Blicks und unserer Körpergestik richtig: „Gib mir die Kaffeetasse vom Tisch dort". In der Interaktion mit desorientieren Personen, die Schlüsselworte verwenden, ist eine solche Begriffsassoziation in dieser Form meist nicht mehr möglich und der Begriff bleibt für uns unbekannt.

Mehrdeutige Fürwörter. Es ist daher in diesem Fall günstig, im Gespräch mehrdeutige Fürwörter einzusetzen, wie z.B. „es, jemand, etwas, das". Wenn die desorientierte Person z.B. sagt: „Ach ja, so mufok", z.B. zu antworten: „So mufok – ist das gut, wenn es mufok ist?" Auf diese Weise können wir die Aussage unserer KlientInnen bestätigen, ohne daß wir auf eine Erklärung des für uns unverständlichen Begriffs drängen. Und wer sagt uns schließlich, daß ein für uns unverständliches Wort auch ein sinnloses Wort ist? Menschen, die sich aus der Realität der Gegenwart zurückgezogen haben und über einen längeren Zeitraum verbal nicht kommunizieren, können einfach ihre Worte nicht mehr „ordentlich" artikulieren (es ist nach dem Empfinden dieser Menschen auch nicht mehr notwendig, es hört ihnen ohnehin niemand mehr zu). Es ist ihnen vielleicht aufgrund einer Erkrankung, einer Lähmung nicht mehr möglich, „normal" zu sprechen. Es gibt aber auch eine Fülle von Wörtern aus unterschiedlichen Milieusprachen, Fachsprachen, Fremdsprachen, familieninterne „spaßige" Bezeichnungen, Modewörter, die schon lange aus der Mode gekommen sind, usw., die uns unbekannt sind, für den hochbetagten desorientierten Menschen aber durchaus einen sehr konkreten Begriff beinhalten! Wenn wir das Schlüsselwort im

Gespräch weiterverwenden, beweisen wir unseren Respekt gegenüber der Begriffswelt unseres Gegenübers.

Lösungsmöglichkeiten aus der Vergangenheit suchen, um Gegenwärtiges zu bewältigen. Geben Sie niemals eine Lösung vor (= bevormunden!), sondern versuchen Sie, Probleme gemeinsam mit dem hochbetagten desorientierten Menschen anhand von Erfahrungen dieses alten Menschen zu lösen, die er früher bei der Lösung ähnlicher Probleme angewendet hat. Auf diese Weise erfahren Sie Bewältigungsstrategien aus dem Leben dieser Personen, wie diese früher ihre Krisen gemeistert haben. Wenn eine alte Frau also sagt: „Die haben mir die ganze Wäsche ver-steckt", dann nicht pushen/bevormunden und sagen: „Kommen Sie, wir gehen die Wäsche jetzt suchen!", sondern z.B.: „Was haben Sie früher gemacht, wenn man Ihnen etwas versteckt hat?" oder die Hilfe nur anbieten (= die Entscheidung bei den KlientInnen lassen): „Was meinen Sie, wäre es hilfreich für Sie, wenn wir gemeinsam die Wäsche suchen gehen?"

Verwenden Sie die validierenden Gesprächstechniken möglichst vielfältig (wobei in der Anwendung nicht stereotyp in derjenigen Reihenfolge vorgegangen werden muß, in der diese Techniken hier im Buch angeführt sind). Im Anhang finden Sie im Dokumentationsteil eine große Zahl an Beispielen, wie diese Techniken richtig angewendet werden können. Eine lediglich stereotype Verwendung von nur wenigen Redewendungen bedeutet erheblichen Mangel an Gefühlsbestätigung im Umgang mit unseren betagten KlientInnen.

Immer wieder höre ich von TeilnehmerInnen an den Lehrgängen in der Anfangsphase ihrer praktischen Arbeit mit desorientierten hochbetagten KlientInnen: „Ich habe probiert, ein validierendes Gespräch zu führen, aber auf einmal hat sich das Gespräch nurmehr im Kreis gedreht." Das ist ganz klar und passiert meist, wenn man im Gespräch ausschließlich Wiederholungen macht und bei den W-Fragen „stecken" bleibt. Also auf die Klage einer desorientierten alten Frau: „Mir haben sie die Unterhose gestohlen!" nur antwortet: „Die Unterhose hat man Ihnen gestohlen! Ja, wo haben Sie die gehabt? Wie hat denn die ausgeschaut? Wann haben Sie sie das letzte Mal gesehen?" Dann vielleicht noch: „Was war das für ein Material?" und „Wer hat Ihnen die gekauft?" – dann geht nichts mehr, dann bleibt das Gespräch „hängen", wobei es ohne weiteres passieren kann, daß Menschen in Stadium I (Mangelhafte Orientierung) sich nicht ernstgenommen und in ihrem Verlustgefühl nicht respektiert fühlen und schon bei der dritten W-Frage unwirsch sagen: „Was fragen Sie mich denn so blöd?"

Achten Sie daher darauf, daß Ihr Gespräch nicht in ein Verhör oder eine stereotype Befragung ausartet, und vermeiden Sie auch, mit Bleistift und Zettel einfach auf die hochbetagte desorientierte Person, mit der Sie in die Interaktion eintreten möchten, drauflos zu gehen. Denken Sie an die Prägung der Generation der heute über Achtzigjährigen: Sie haben in ihrem Leben schon soviel Frage und Antwort stehen müssen, soviel amtliche Bevormundung über sich ergehen lassen müssen, schon so viele amtliche und halbamtliche Fragebögen ausfüllen müssen und als Ergebnis dessen so oft unangenehme private und berufliche Sanktionen und Verlustsituationen erlebt, daß das gerade hergestellte Vertrauensverhältnis sich schlagartig in Mißtrauen umkehren kann, wenn Sie ungefragt mit Stift und Block agieren. Es ist daher immer wichtig, das Einverständnis der hochbetagten Person einzuholen, wenn Sie sich Notizen zum Gespräch machen möchten. Man kann – wenn schon ein Vertrauensverhältnis hergestellt wurde – z.B. sagen: „Sie erzählen mir Dinge, die für mich so wichtig sind und die ich nicht vergessen möchte. Darf ich mir einige Stichworte dazu aufschreiben?"

Es kann natürlich im Laufe eines solchen validierenden Gesprächs auch vorkommen, daß das gerade erst aufgebaute Vertrauensverhältnis zwischen der desorientierten hochbetagten Person und der gesprächsführenden Fachkraft für validierende Pflege plötzlich „kippt" und der desorientierte betagte Mensch plötzlich „zumacht" oder mit Zorn oder Mißtrauen reagiert. Oft ist der Auslöser dafür in unseren Augen so unbedeutend, daß er uns selbst gar nicht bewußt wird, aber für den alten Menschen löst ein Wort, eine Geste, ein sensorischer Reiz plötzlich eine Kette von vielleicht unangenehmen Erinnerungen aus – wir dürfen daher solche „Mißerfolge" nicht persönlich nehmen. Der (für *unser* Empfinden) negative Gesprächsausgang liegt nicht an uns, wir stehen lediglich stellvertretend für ein Ereignis aus der langen Biographie dieses hochbetagten Menschen.

Ein wesentlicher Teil der validierenden Interaktion – wenn nicht der wesentlichste überhaupt – besteht darin, dem desorientierten hoch-betagten Menschen respektvoll zu begegnen und ihn in seinen Gefühlen zu begleiten und zu bestätigen. Wir müssen daher im validierenden Gespräch stets darauf achten, immer in der Gefühlswelt des betagten, desorientierten Menschen zu bleiben und nicht unsere eigenen Empfindungen zur Grundlage unserer Antwort werden zu lassen, nicht kognitiv zu antworten, auch nicht den Versuch zu unternehmen, realitätsorientierend auf unser Gegenüber einzuwirken, und auch nicht einfach das Thema zu wechseln.

Seien Sie sich dessen bewusst, daß dieser hochbetagte Mensch im Augenblick der Interaktion mit Ihnen nicht wissen will, wie es *Ihnen* geht und was Sie denken. Der Wechsel des Themas oder Versuche, seine Erlebnis- und Empfindungswelt an unsere Realität der Gegenwart anzunähern, verunsichern ihn nur und lösen starken Streß bei ihm aus, im schlimmeren Fall wird er sich seiner kognitiven Defizite noch zusätzlich bewusst und zieht sich dadurch erneut weiter aus der Realität zurück.

Kommunizieren Sie im emotionalen Bereich und fühlen Sie sich empathisch in die innere Erlebniswelt ihres betagten, desorientierten Gesprächspartners ein. Nachfolgend sind einige charakteristische Aussagen von hochbetagten, desorientierten Menschen und jeweils eine empathische Antwort dazu aufgelistet.

Aussage: Ich muß sofort heim zu meinen Kindern, die haben kein Essen und hungern!
Empathische Antwort: Sie sind eine sehr gute Mutter, die sich große Sorgen um Ihre Kinder macht!

Aussage: Diese Menschen stinken hier alle, das ist ja nicht auszuhalten!
Empathische Antwort: Der Gestank hier ist für Sie kaum auszuhalten. Das muß ja sehr unangenehm sein, wenn man so eine feine Nase hat!

Aussage: Haben Sie meine Mutter gesehen, sie war doch gerade noch da?
Empathische Antwort: Ihre Mutter war gerade noch da - wo könnte sie denn hingegangen sein?

Aussage: In der Nacht kommen immer diese Leute und beobachten mich!
Empathische Antwort: In der Nacht werden Sie beobachtet, da kann man ja nicht in Ruhe schlafen! Kennen Sie diese Leute, die da kommen?

Aussage: Das Essen ist wieder vergiftet, die wollen mich hier umbringen!

Empathische Antwort: Das Essen ist wieder vergiftet, wer um Gotteswillen möchte Sie umbringen?

Aussage: Sie haben mir mein Geld gestohlen, geben Sie mir sofort mein Geld zurück!
Empathische Antwort: Ihr Geld ist weg, und Sie sind überzeugt, daß ich es gestohlen habe, das ist ja ganz schrecklich, wenn Sie das von mir denken müssen!

Aussage: Meine Seidenunterwäsche ist mir hier im Krankenhaus gestohlen worden, ich weiß auch, wer es getan hat!
Empathische Antwort: Ihre teure Unterwäsche ist weg, und Sie wissen sogar, wer es getan hat, wie sind Sie denn da draufgekommen?

Aussage: Ich muß unbedingt zum Bahnhof! In einer Stunde fährt mein Zug, wenn ich den versäume, komme ich heute nicht mehr nach Stegersbach!
Empathische Antwort: Sie müssen dringend zum Bahnhof, damit Sie den Zug nach Stegersbach nicht versäumen - werden Sie in Stegersbach erwartet?

Aussage: Ich muß jetzt wirklich gehen, mein Vater braucht mich doch und macht sich Sorgen.
Empathische Antwort: Den Vater wollen Sie nicht lange warten lassen - Sie waren sicher immer eine sehr gewissenhafte Tochter, auf die sich der Vater verlassen kann!

Aussage: Das Mittagessen wurde heute wieder nicht pünktlich serviert! Das ganze Geld kassieren sie da von mir, aber was man sich da alles bieten lassen muß, ist eine riesengroße Schweinerei!
Empathische Antwort: Mußten Sie wieder auf das Mittagessen warten, das unpünktlich serviert worden ist - Sie wollen für Ihr gutes Geld auch eine gute Leistung haben und sich nicht über Unpünktlichkeit ärgern müssen!

Evaluieren Sie Ihre eigene Verhaltensweise: Wäre die Aussage an Sie gerichtet gewesen - was hätten Sie geantwortet?

Sensorische Stimulation

Wenn ganzheitliche geriatrische Pflege nicht nur ein inhaltsleeres Schlagwort bleiben soll, müssen zuverlässige Wege gefunden werden, innerhalb des Pflegeprozesses auch jene hochbetagten und desorientierten Menschen kommunikativ zu erreichen, die kognitiv-verbal nicht mehr angesprochen werden können, und ihnen neben qualitativ hochwertiger körperlicher Pflege vor allem psychosoziale Unterstützung zu gewähren, um ihre Lebensqualität zumindest in Ansätzen zu verbessern.

Die vielfältigen Möglichkeiten non-verbaler Kommunikation werden im geriatrischen Pflegeprozeß zur Zeit noch häufig zu wenig berücksichtigt. Daß Kommunikation mit desorientierten hochbetagten Menschen im Rahmen des Pflegeprozesses – besonders bei Menschen in höheren Stadien der Desorientiertheit – weitgehend aus dem Pflegegeschehen ausgeklammert wird und der Schwerpunkt überwiegend auf physische Pflegefaktoren gelegt wird, liegt sicher an der automatischen Gleichsetzung von Kommunikation mit verbaler, kognitiv gestützter Verständigung. Es wird dabei vergessen, daß Kommunikation in allen Ebenen des kognitiven wie auch des emotionalen Bereichs stattfindet und wir alle mit allen unseren Sinnesorganen ununterbrochen miteinander kommunizieren.

Das Pflegekonzept der Speziellen validierenden Pflege legt einen bedeutenden Schwerpunkt auf die enge Verknüpfung zwischen Kommunikation mit allen Sinnen und der Befriedigung psychosozialer Grundbedürfnisse desorientierter hochbetagter Menschen durch sensorische Stimulation.

Diese psychosozialen Grundbedürfnisse (Bedürfnis nach Geborgenheit und Sicherheit, nach Status und Prestige, produktiv zu sein und gebraucht zu werden sowie spontane Gefühle zu äußern) sind in der Lebenssituation, in der sich diese hochbetagten desorientierten Menschen befinden, in hohem Maße unbefriedigt. Durch ihre starken körperlichen und geistigen Einbußen an der Fortführung ihres früheren Lebensstils gehindert, von ihrer bisherigen Lebensumwelt getrennt und von den

Menschen in ihrem gegenwärtigen Umfeld lediglich als Summe von Defiziten betrachtet, reduziert sich ihre Ich-Identität und ihr Selbstempfinden in dramatischer Weise in Richtung sozialer Tod noch vor ihrem physischen Ableben.

In unserem Bestreben, ausschließlich verbal-kognitiv zu kommunizieren, lassen wir die Kommunikationsmöglichkeiten über die anderen Sinne außer Acht. Wenn wir mit jemandem nicht mehr „vernünftig" sprechen können, dann betrachten wir die Kommunikationsmöglichkeit mit ihm als gescheitert und reden nicht mehr mit ihm. Dabei müßten wir uns nur in Erinnerung rufen, wie es uns ergeht, wenn wir selbst von jemandem nicht verstanden werden (z.B. im Urlaub in einem fremden Land, dessen Sprache wir nicht beherrschen), wie intensiv wir da unsere Körpersprache einsetzen, um uns verständlich zu machen: wir reden „mit Händen und Füßen". Und wie frustriert wir sind, wenn uns unser Gegenüber verständnislos ansieht und sich nach einer Weile achselzuckend abwendet.

Im Pflegekonzept der Speziellen validierenden Pflege wird daher alles unternommen, um die aus der Sicht der Pflegenden „unmöglich" gewordene Kommunikation mit hochbetagten desorientierten Menschen über den Einsatz aller Sinne wieder in Gang zu setzen und zu intensivieren. Durch die möglichst umfassende Erfassung der persönlichen Biographie dieser Menschen, eine präzise Pflegeanamnese und die Erstellung der psychosozial relevanten Pflegediagnosen, die Erfassung der gegenwärtigen psychosozialen Probleme der KlientInnen und präzise, realistische Zielsetzung erhalten wir einen effizienten Grundstock, auf welchem aufbauend umfangreiche validierende Pflegemaßnahmen gesetzt werden können, die Kommunikation auf Basis sensorischer Stimulation als komplexe Interaktion beinhalten.

Im Kapitel „Grundstützen für ein validierendes Gespräch" wurde dargelegt, wie wichtig direkter Blickkontakt für die Ingangsetzung und Aufrechterhaltung der Kommunikation ist, und wie die Technik des Spiegelns bei Personen in höheren Stadien der Desorientiertheit als Mittel nonverbaler Kommunikation unterstützend eingesetzt wird.

Feil beschreibt darüber hinaus eine Reihe von Berührungstechniken für den Einsatz in der Kommunikation mit Menschen in höheren Stadien der Desorientiertheit und gliedert diese in allgemeine, universelle und individuelle Berührungen, wobei

— allgemeine Berührungen dort am Körper erfolgen, wo besonders viele Sinneszellen sitzen (Ellbogen, Knie, Schulter) und somit die Wahrscheinlichkeit hoch ist, daß der Reiz der Berührung auch bei Menschen wahrgenommen wird, deren Sinnesempfinden bereits stark reduziert ist;

– universelle Berührungen an Bezugspersonen aus der Vergangenheit erinnern – Feil ordnet den einzelnen Berührungen feste Begriffsbezüge zu: Streichen über Wange oder Unterkiefer assoziiert die Mutter, Streichen über den Hinterkopf den Vater, Streichen über Schulter, Rücken oder Oberarme den guten Freund, Streichen über die Unterarme die Geschwister oder Spielkameraden;

– individuelle Berührungen solche sind, die vom einzelnen Klienten als angenehm empfunden werden – dies kann nur durch vorsichtiges Ausprobieren herausgefunden werden, und die Reaktion des Klienten muß genau beobachtet werden.

Sensorische Stimulation, wie sie im Rahmen des Konzeptes der Speziellen validierenden Pflege eingesetzt wird, geht über die oben taxativ beschriebenen Berührungstechniken hinaus und bindet individuell biographisch erfahrene Emotionen und Sinneserfahrungen in die nonverbale Kommunikation mit ein.

Grundlage erfolgreicher sensorischer Stimulation ist die Erfassung aller Ressourcen der KlientInnen aus ihrer persönlichen Biographie. Es ist wichtig, möglichst detailliert zu erfahren, was die KlientInnen früher gerne gemacht haben, ob sie gerne gelesen und was sie gerne gelesen, gesungen haben, Musik gehört haben und welche Art von Musik, ob sie gern in Theater gegangen sind oder ins Kino – ob es einen Schauspieler gegeben hat, den sie gern gemocht haben; ob sie Ausflüge gemacht haben, gereist sind, welche Hobbies sie gehabt haben; ob sie noch immer soziale Kontakte zu Familienangehörigen oder Freunden haben usw.

Starke Ressourcen können auch Verhaltensweisen sein, die aus der Sicht des Pflegeteams eher ein Problem darstellen: Etwas nicht essen zu wollen, zu ungewöhnlicher Stunde aus dem Bett aufstehen zu wollen, nicht jetzt und sofort gebadet werden zu wollen, und sich darüber auch nachdrücklich (verbal oder durch physische Abwehrreaktion) äußern zu können. Der eigenen Meinung noch Ausdruck geben zu können, ist eine oft übersehene Kraftquelle!

Gleichzeitig ist auch gute Kenntnis des Alltagsumfeldes früherer Generationen (Sozial- und Zeitgeschichte) und das Sammeln entsprechender Gegenstände in einer „Nostalgiekiste" unerläßlich, wenn aus der Biographie des betroffenen hochbetagten desorientierten Menschen nur wenig oder garnichts bekannt ist. Alltagsgegenstände von früher

stellen auch dort einen biographischen Bezug her, wo wir mangels
Information und verbaler Kommunikation von uns aus keinen Bezug herstellen könnten. Machen wir uns bewußt, was alles an Gegenständen des
täglichen Bedarfs unser Umfeld ausmacht! Diese Dinge kommen in unser
Leben und verschwinden wieder aus diesem, ohne daß wir es sonderlich
bemerken, und erst nach vielen Jahren, wenn uns so ein Gegenstand im
Zuge einer Entrümpelung wieder in die Hände fällt, wird uns bewußt, daß
dieser jetzt wertlose „Krempel" einmal fixer Bestandteil unseres Alltags
war, und wir erinnern uns schlagartig an viele Dinge, die mit der Zeit
verbunden sind, in der wir diesen Gegenstand benützt haben.

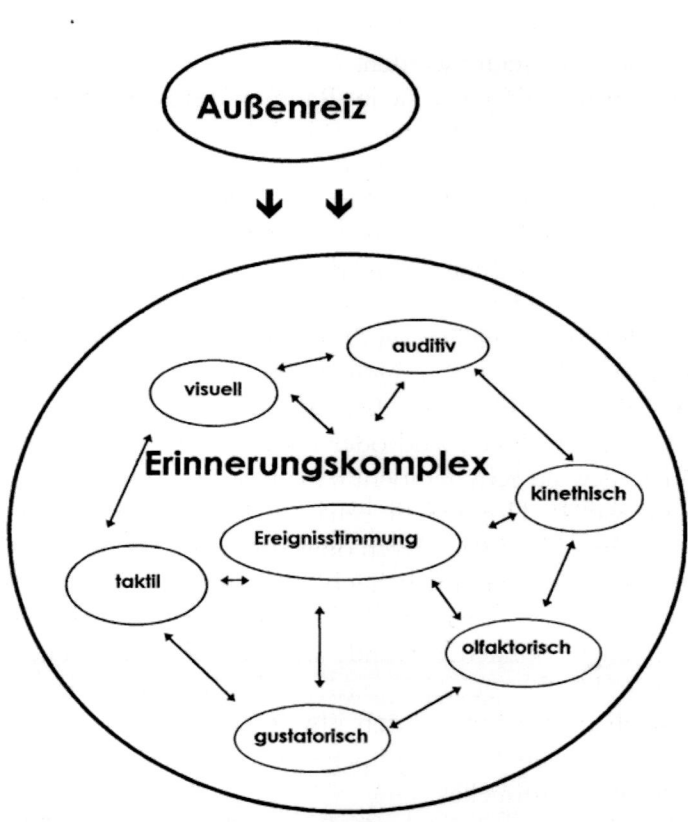

Abb. 3. Holosensorisches Erinnern

Wir alle erinnern uns holosensorisch, d.h., unsere fünf Sinne besitzen an jedes Ereignis in unserem Leben eine untereinander vernetzte Erinnerung (Abb. 3).

Ein Detail kann das gesamte Ereignis in Erinnerung rufen und uns in die Stimmung von damals versetzen, aber eine gegenwärtige Stimmung kann auch ein längst vergessen geglaubtes Ereignis wieder ins Gedächtnis zurückholen. Die Muschelschale, die wir seinerzeit am Meeresstrand im Urlaub gefunden haben, läßt uns die Sonne wieder spüren, den Geruch und Geschmack der Speisen im Restaurant wieder schmecken, den Sand unter den Füßen und das Meerwasser auf der Haut wieder empfinden, wir sehen die schöne Küstenlandschaft und den blauen Himmel wieder vor uns und wir empfinden wieder das Wohlgefühl dieser schönen Urlaubszeit.

Andererseits können wir auch an einem Morgen in negativer Stimmung aufwachen und uns fallen schlagartig alle Ereignisse in unserem Leben ein, in denen wir genau in der gleichen negativen Stimmung waren wie heute und wir durchleben sie quasi im Zeitraffer noch einmal. Was wir in solchen Momenten als lebhafte Erinnerung empfinden, ist der sensorische Dominoeffekt: Einmal durch einen Reiz angestoßen, werden die gespeicherten Eindrücke der einzelnen Sinnesorgane zu einem multidimensionalen Wiedererleben des seinerzeitigen Ereignisses zusammengefügt.

Wir alle setzen – ohne daß es uns bewußt ist – eine solche Wiederbelebung vergangener Ereignisse ein, um uns bei deren Anblick in positive Stimmung zu versetzen. Wir sammeln Dinge, die uns an für uns positive Ereignisse in unserem Leben erinnern: Wir hängen Bilder von Menschen auf, die uns viel bedeuten, wir stellen den Pokal aufs Bücherregal, den wir einmal bei einem Wettkampf gewonnen haben, wir kaufen Andenken an Orte, wo wir uns gerne aufgehalten haben, lassen uns die Urkunden einrahmen, die bescheinigen, daß wir erfolgreich eine Leistung erbracht haben usw. Wer einmal ein Jubiläumstreffen eines weit zurückliegenden Schuljahrgangs beobachtet hat, wird feststellen, wieviel Heiterkeit von dieser Runde ausgeht. Das Wiederbeleben alter Erinnerungen hebt deutlich merkbar die gegenwärtige Stimmung.

Ein sensorischer Reiz kann daher viel aus der Biographie eines hochbetagten desorientierten Klienten in die Gegenwart heben. Der gezielte Einsatz von Gegenständen, Geräuschen, Gerüchen und Geschmacksempfindungen aus der persönlichen Biographie dieser desorientierten hochbetagten Menschen kann somit helfen, eine positive Gesamt

erinnerung (und die damit untrennbar verbundene positive Ereignis-
stimmung) wiederherzustellen, damit an die verlorengegangene Lebensumgebung anknüpfen und kann dadurch beitragen, die Lebensqualität
dieser desorientierten hochbetagten Menschen zu verbessern.

Lebensqualität ist nicht so sehr eine Frage des Lebensstandards, so wie
wir ihn heute in unserer Lebensumgebung der westlichen Industrieländer
verstehen und gewohnt sind, es ist eine Frage des individuellen Lebensgefühls. Lebensqualität im Sinne individuell empfundenen Wohlgefühls
läßt sich daher nicht statistisch erfassen und standardisieren und im
geriatrischen Pflegebereich ausschließlich als „Einbettzimmer, Badezimmer mit allem Komfort, mehrere Menüs zur Essensauswahl und
Fernsehen auf vierzig Kanälen" kategorisieren. Es mag sicher so sein, daß
alle diese Dinge für *uns* Lebensqualität bedeuten, für die von uns
betreuten hochbetagten Menschen fehlt etwas ganz Entscheidendes: Es
ist nicht *daheim*. Unser Dilemma besteht darin, daß wir ihnen dieses
verlorengegangene Daheim nicht mehr zurückgeben können, aber wir
können mit Hilfe sensorischer Stimulation ein wenig des Lebensgefühls
von damals wiederbeleben.

Die Möglichkeiten des Einsatzes von validierenden Pflegemaßnahmen
aus der Biographie der KlientInnen mit Hilfe sensorischer Stimulation
sind vielfältig, wenn wir uns dessen bewußt werden, daß Kommunikation
und Interaktion auch durch die Aussendung oder Aufnahme eines
Sinnesreizes in Gang gesetzt und aufrecht erhalten werden können.

Unter Berücksichtigung der jeweiligen persönlichen Biographie
können Impulse für eine solche sensorische Stimulation über jeden der
fünf Sinne gesetzt werden:

- *Visuell* durch alte Bücher, Bilder, Ansichtskarten, Formulare, Briefe,
  Fahrkarten, Filmprogramme, Plakate, Briefmarken, Geldscheine usw.
- *Auditiv* durch alte Schallplatten, gesungene Lieder, gesprochene Ge-
  dichte und Reime, Geräusche usw.
- *Motorisch* durch Arbeitsvorgänge von früher, Bewegungsabläufe usw.
- *Taktil* durch Betasten und Angreifen von alten Gebrauchsgegen-
  ständen, Münzen, Fühlenlassen von alten Materialien (Kleiderstoffe,
  gestärkter Hemdstoff usw.) und Materialien aus der früheren
  Arbeitswelt (z.B. einen früheren Tischler Holzstücke angreifen lassen,
  einer ehemaligen Sekretärin Papierbögen in die Hand geben, einer
  Schneiderin einige Stoffstücke) usw.

- *Olfaktorisch* durch Gerüche und Düfte von „früher", z.B. Kölnisch-wasser, Lavendel, Kernseife, Talkumpuder, Maiglöckchenparfüm, aber auch Gewürze, Mottenkugeln usw.
- *Gustatorisch* durch Kostenlassen, Lippenbetupfen usw. mit einem Lieblingsgetränk, einer Lieblingsspeise

So z.B. einem Bäcker einige Minuten lang die Hände in eine Schüssel mit Mehl zu tauchen, Hefe als Badezusatz ins warme Badewasser zu geben und damit den Geruch der Backstube wiederzubeleben, holt eine Lebens-empfindung mit dem Gefühl von gewohnter Umgebung und Produktivität zurück und verbessert auf diese Weise die gegenwärtige Lebensqualität des Patienten.

Gute, gezielte Berührungen, welche die Aura des anderen sacht öffnen, das Streicheln und Massieren der Hände und gleichzeitige verbale Ego-Stärkung mit biographischem Bezug („Das sind die fleißigen Hände, die ein ganzes Leben lang so hart gearbeitet haben"), sanfte, gezielte Handkontakte an Oberkiefer und Wange, an Oberarmen und Knie, vertiefen das Vertrauen und geben Geborgenheit und Sicherheit. Auch hier muß aber die Biographie des Berührten beachtet werden: z.B. einen ehemaligen Polizisten von oben am Handgelenk zu fassen („Arretier-griff") macht jedes Vertrauen zunichte.

Sensorische Stimulation bedarf daher umfassender Kenntnisse über den anderen und großer Sensibilität in der Interaktion. Kompetent eingesetzt, ermöglicht sensorische Stimulation über den Weg emotionaler Erinnerung des Klienten und emotionalen empathischen Einfühlens durch die Pflegefachkraft in seine frühere Lebensumgebung Interaktionen von besonderer Qualität jenseits kognitiv-verbaler Möglichkeiten.

Hochbetagte desorientierte Menschen, denen die Fähigkeit zu kognitivem Denken bereits verloren gegangen ist und die sich bereits weit aus der Realität unserer Gegenwart zurückgezogen haben, werden sich emotional unmittelbar angesprochen, akzeptiert und respektiert fühlen, sich dadurch geborgener und sicherer, in ihrer Persönlichkeit angenommen fühlen und – durch wiedergewonnenes Vertrauen emotional entspannt – auch ihre Pflegeumgebung zumindest teilweise besser annehmen können.

**Exkurs: Zusätzliche Möglichkeiten unterstützender Begleitung
Bachblüten und Aromapflege**

Bachblüten. Die Bachblüten-Therapie wurde von dem englischen Arzt
Dr. Edward Bach entwickelt und basiert auf der Idee, daß die gebundene
Energie von Blüten eine regulierende Wirkung auf psychische Zustände
des Menschen hat. Durch diese psychische Wirkung können häufig auch
körperliche Symptome gebessert werden.

Edward Bach hat 38 Blüten untersucht und beschrieben. In
Kalifornien wurden später weitere Blüten hinzugenommen. Die Blüten
werden zur höchsten Blütezeit an bestimmten Plätzen gesammelt, dann in
Quellwasser gelegt und der Sonne ausgesetzt. Dadurch überträgt sich laut
Bach die Energie der Blüten auf das Wasser. Dieses Wasser wird später
mit einer Trägerflüssigkeit (Alkohol oder Obstessig) haltbar gemacht und
kann – meistens verdünnt – eingesetzt werden.

Unterstützende Begleitung mit Bachblüten kann in der Pflege
hochbetagter, desorientierter Menschen sehr hilfreich sein. Ich habe die
Erfahrung gemacht, daß der Einsatz bestimmter Bachblüten positiven
Einfluß auf die psychsoziale Befindlichkeit dieser Menschen haben kann
und deren Allgemeinzustand verbessern sowie Streß reduzieren kann. Der
Einsatz von Bachblüten soll jedoch in jedem Fall vorher mit dem
behandelnden Arzt abgesprochen werden.

Als besonders geeignet für den Einsatz in der psychosozial orientierten
Pflege erachte ich:
Aspen (Espe oder Zitterpappel) bei Pflegediagnose „00148 Furcht" bzw.
„00146 Angst", wenn hochbetagte, desorientierte Menschen Angst-
zustände empfinden, bei denen sie nicht definieren können, wovor sie
sich fürchten oder was ihnen Angst macht.
Cherry-Plum (Kirschpflaume), bei betagten Menschen, die bemerken, daß ihre
Konzentration nachläßt und sie vergesslich werden und die deswegen
Furcht empfinden. Ist auch geeignet bei Menschen, die Angst davor
haben, innerlich loszulassen.
Gorse (Stechginster) bei hochbetagten Menschen, bei denen die
Pflegediagnose „00066 Verzweiflung" oder „00124 Hoffnungslosigkeit"
als zutreffend erkannt wurde.

Holly (Stechpalme) insbesondere für Menschen in Stadium I nach Feil, die das Gefühl besitzen, bestohlen zu werden, die Misstrauen empfinden oder die das Gefühl der Eifersucht in sich tragen

Honeysuckle (Geißblatt) für Menschen in Stadium II nach Feil, die nach Hause zur Mutter gehen wollen, die sich in ihre Kindheit zurücksehnen, und die sich aus der Realität der Gegenwart in ihre Vergangenheit zurückziehen, weil die Realität der Gegenwart nicht akzeptieren können oder wollen

Hornbeam (Weißbuche/Hainbuche) bei Müdigkeit, Kraftlosigkeit, Erschöpfung, auch geistiger Erschöpfung

Larch (Lärche) für hochbetagte Menschen, deren Selbstwertgefühl situationsbedingt oder chronisch tief ist

Olive (Olivenbaum) ist ebenfalls für betagte Menschen geeignet, die körperlich und geistig extreme Ermüdungzeichen zeigen

Pine (schottische Kiefer) für hochbetage Menschen, die mutlos, voll von Selbstvorwürfne und Schuldgefühlen sind

Star of Bethlehem (Goldiger Milchstern) ist sehr gut zum Einsatz bei körperlichem, seelischem oder geistigem Schock geeignet, unabhängig davon, ob das Ereignis schon länger zurückliegt oder kurz zuvor geschehen ist. Diese Bachblüte ist der Seelentröster und Schmerzenbesänftiger, ihr Einsantz ist auch bei sterbenden Menschen, die nicht loslassen können, sehr hilfreich.

Sweet Chestnut (Edelkastanie oder Marone) für betagte Menschen, die sehr starke Verzweiflung zum Ausdruck bringen und das Empfinden verspüren, die Grenzen dessen erreicht zu haben, was erträglich ist.

Wild rose (Heckenrose/Zaunrose) für hochbetagte, desorientierte Menschen, die sehr apathisch sind und Teilnahmslosigkeit zeigen, die resignieren und auf Rückzug sind

Willow (gelbe Weide), für hochbetagte Menschen, die gänzlich verbittert sind, voll innerem Groll, Menschen, welche die Lebensaufgabe des hohen Alters, ihre eigene Integrität zu finden, nicht bewältigt haben („ich habe mein Leben nicht gelebt, ich habe nur existiert, ich habe umsonst gelebt").

Verabreicht werden zwei Tropfen der Essenz in einem Glas Wasser. Diese Mischung wird mit einem Plastiklöffel verrührt, die Flüssigkeit wird über den Tag verteilt getrunken. Man kann auch in ein 30 ml-Fläschchen 6 Tropfen der Essenz träufeln und zwei Teile Wasser sowie ein Teil Weinbrand oder Obstessig dazugeben, damit die Mischung nicht durch Faulstoffe unwirksam wird.

Speziell weise ich auch auf *Rescue (Notfalltropfen)* hin. Dabei handelt es sich um eine ganz besondere Kombination von fünf Bachblüten die in ihrer Mischung eigens für akute Notfallsituationen geeignet sind. Für die Notfalltropfen werden die folgenden Bachblüten verwendet: Star of Bethlehem gegen Schock und Betäubung, Rock rose gegen Panikgefühle, Impatiens gegen mentalen Streß und Spannung und Cherry plum gegen Angst, die Kontrolle zu verlieren sowie Clematis gegen das Gefühl, weit weg zu sein, quasi neben sich selbst zu stehen, ein Empfinden, das oft vor dem Eintritt einer Bewusstlosigkeit auftritt. Notfalltropfen sind gut geeignet bei Schocksituationen, wenn betagte Menschen z.B. gestürzt sind und sich verletzt haben und durch dieses Ereignis auch innerlich erschüttert sind, wenn sie eine Todesnachricht bekommen, oder in anderer Weise einen körperlichen oder seelischen Schock erhalten haben. Von den Rescue-Tropfen verabreicht man 2-4 Tropfen direkt unter die Zunge.

Wie schon erwähnt, sollte der Einsatz von Bachblüten in der psychosozial orientierten geriatrischen Pflege in allen Fällen vorher mit dem behandelnden Arzt abgesprochen werden.

Aromapflege. Ein vermindertes Geruchsempfinden hat auch Auswirkungen auf das Geschmacksempfinden. Wir alle wissen, wie fad ansonst sehr wohlschmeckende Gerichte von uns empfunden werden, wenn wir beispielsweise einen hartnäckigen Schnupfen haben. Bei hochbetagten Menschen wird dieses Nachlassen des Geruchsempfindens sehr häufig zum Problem, daß den Leuten das Essen nicht mehr schmeckt und sie erklären, hier werde schlecht und ungewürzt gekocht. Dieser Faktor ist unter anderem sehr oft die Ursache der Appetitlosigkeit hochbetagter Menschen. Geruchssensibilisierung ist ein wesentlicher Faktor in der psychosozial orientierten Pflege, denn mit guten Düften und Gerüchen ist ein gutes positives Gefühlsleben aufrecht zu erhalten, gute Düfte und Gerüche unterstützen dabei, negative Gefühlsreaktionen wie Enttäuschung, Schmerz, Wut oder Angst usw. positiv zu beeinflussen und das damit verbundene Stressempfinden zu reduzieren. Auch im Vorfeld von Erkrankungen auftretenden negativen Gefühlsregungen und Stimmungslagen kann durch Aromapflege auf diese Weise entgegengetreten werden.

Der Einsatz von Aromaölen ist eine gute zusätzliche Möglichkeit, den Geruchssinn wieder zu sensibilisieren und Pflegemaßnahmen im Rahmen sensorischer Stimulation unterstützend zu intensivieren. Es sollen hier aber ausschließlich reine ätherische Naturöle zum Einsatz gelangen, weil diese direkt aus dem Pflanzenmaterial einer einzelnen botanisch klar definierten Pflanze gewonnen werden. Synthetische Duftessenzen und -kombinationen sollen in der Aromapflege nicht angewendet werden, da diese nicht dieselbe Wirkung entfalten wie die ätherischen Naturöle.

Es gibt Düfte, die binnen Sekundenbruchteilen eine negative Gefühlsschranke zu durchbrechen und einen positiven Gefühlsimpuls auszulösen vermögen. Es erfolgt eine spontane Stimmungaufhellung, weg von negativen, und in ihrem psychischen Ursache auch oft physisch krankmachenden Gefühlen.

Für den Einsatz in der psychosozial orientierten Pflege eignen sich z.B. Süßer Fenchel in der Sterbebegleitung, angstlösend wirken Basilikum, Jasmin und Majoran. Bei Menschen, die zu Niedergeschlagenheit und depressiver Stimmung neigen (z.B. bei Zutreffen der Pflegediagnosen Verlegungsssstreß-Syndrom bzw. Machtlosigkeit) sind Rose oder Geranie oder ebenfalls Düßer Fenchel eine hilfreiche Unterstützung.

Wenn betagte Menschen schlecht schlafen können oder am Abend Unruhe erkennen lassen, Stresszeichen zeigen, dann 2 Tropfen Zimt, 2 Tropfen Orange, 2 Tropfen Ylang-Ylang zusammen auf einen Duftstein geben bzw. in Mischung mit einem Trägeröl in die Haut einmassieren.

Als Dosierung werden je nach Raumgröße 10-20 Tropfen des ätherischen Naturöls entweder in einer Duftlampe verwedent, oder für einen einzelnen Klienten 6-8 Tropfen,auf einen Duftstein geträufelt, die Reichweite des Aromas beträgt hier ca. 50 cm, es muß also defür Sorge getragen werden, daß der Duftstein sich entsprechend nahe beim Klienten befindet. Wenn Berührungstechniken eingesetzt werden, können die Aromaöle auch in Massageöl mit einem Anteil von max. 3 % zugemischt werden. Ich persönlich verwende, wenn nur eine kleine Menge benötigt wird, hiefür Jojobaöl als Trägeröl, (dieses ist zwar teurer, wird aber nicht ranzig), für größeren Verbrauch in kurzer Zeit auch Mandelöl (ist aber dann nur kurzzeitig lagerungsfähig). Weiters kann Aloe vera, pflanzliches Glyzerin oder Weizenkeimöl als Trägeröl verwendet werden. Wenn ich 20 ml Basisöl mit 2% Aromaöl versetzen möchte, dann füge ich zu diesen 20 ml Basisöl 0,4 ml Aromaöl dazu, dies sind ca. 8-12 Tropfen. Die Mischung vor Gebrauch in jedem Fall immer gut durchschütteln.

Die Möglichkeiten der Aromapflege und des Einsatzes von Bachblüten sind mannigfaltig, es kann daher an dieser Stelle nur eine allgemeine Erläuterung dieser beiden vielfältigen Anwendungsgebiete gegeben werden. Wer sich intensiver mit diesen beiden Materien auseinandersetzen möchte, sollte eine Beraterin für Bachblüten bzw. Aromatherapie beiziehen, es werden diesbezüglich auch zahlreiche gute Kurse angeboten.

Ich erachte beides, sowohl den Einsatz von Bachblüten als auch Aromapflege für gute ergänzende Instrumente, validierende Pflege um zusätzliche psychosozial orientierte Maßnahmen zu erweitern.

Die vier Stadien der Desorientiertheit
nach Feil

Verschiedentlich wurde aus Kreisen der Pflegewissenschaft der Vorwurf erhoben, eine Klassifikation nach Desorientiertheitsgraden widerspreche dem Prinzip ganzheitlicher Pflege und presse den einzelnen desorientierten hochbetagten Menschen in ein rigides Schema, das seiner individuellen Einzigartigkeit nicht entspreche. Ich bin jedoch der Ansicht, daß individuell erfolgreiche geriatrische Pflege ohne präzise Erfassung von Symptomen, wie z.B. Feil sie beschreibt, nicht möglich ist, und finde mich in dieser Ansicht durch international anerkannte Pflegestandards (NANDA, Orem u.a.) bestätigt. Ich folge daher in der Behandlung der Charakteristika der einzelnen Desorientiertheitsgrade dem Prinzip von Feil, da sich dieses in der praktischen geriatrischen Arbeit bewährt hat.

Feil beschreibt in ihrer Theorie der Validation vier Stadien der Desorientiertheit, in welchen sich hochbetagte Menschen befinden können, die sich aus der Realität der Gegenwart zurückgezogen haben:

Stadium I: Mangelhafte Orientierung
              (Unglückliche Orientierung an der Realität)
Stadium II: Zeitverwirrtheit
              (Verlust der kognitiven Fähigkeiten)
Stadium III: Sich wiederholende Bewegung
              (Ersatz von Sprache durch kinästhetisch dominierte
              Stereotypen)
Stadium IV: Vegetieren
              (Totaler Rückzug nach innen)

In der Bezeichnung der einzelnen vier Stadien ist das jeweils besonders kennzeichnende Merkmal enthalten. Jedes dieser Stadien ist durch andere körperliche und emotionale Charakteristika gekennzeichnet und jedes Stadium bedeutet einen weiteren Rückzug aus der Realität der Gegenwart.

Um validierende Pflege zielgerichtet einsetzen zu können, muß auf diese für jedes Stadium typischen körperlichen und emotionalen Charakteristika besonders geachtet werden. So sind Kommunikationstechniken und Pflegemaßnahmen, auf welche Personen in Stadium II oder III sehr gut ansprechen, oft für Personen in Stadium I nicht geeignet, fühlen sich solche Personen in Stadium I oft dadurch in ihrem Bemühen, sich an der Realität zu orientieren, nicht ernst genommen und herabgesetzt.

Die genaue Beobachtung der einzelnen Charakteristika ist somit der Grundstein erfolgreicher validierender Pflege.

Es ist auch möglich, daß desorientierte Personen sich ständig in einem Zustand zwischen zwei Stadien befinden. Zu beachten ist aber auch, daß der Grad der Desorientiertheit, in welchem sich diese Personen befinden können, abhängig von Tageszeit, äußeren Umständen und dem eigenen Wohlbefinden dieser Personen sich – oft auch während ein und desselben Tages – verändern kann.

Es ist daher äußerst wichtig, daß einmal getroffene validierende Pflegemaßnahmen, welche zur Befriedigung der psychosozialen Grundbedürfnisse der KlientInnen eingesetzt werden, permanent fortgeführt werden, um ein Zurückfallen in ein höheres Stadium der Desorientiertheit nach Möglichkeit zu verhindern.

Stadium I: Mangelhafte Orientierung

Körperliche und emotionale Charakteristika:
- Blickkontakt/Blick zielgerichtet
- Muskeln gespannt
- Präzise Körperbewegungen
- Kann gehen
- Sprache leicht verständlich – verwendet korrekte Worte
- Zeigt Interesse an Umwelt
- Widersetzt sich Veränderungen
- Weiß Tageszeit/Jahreszeit
- Leugnet Gefühle (Einsamkeit, Angst, Eifersucht u.ä.)
- Leugnet Verlust von Seh-, Hör-, Bewegungsvermögen
- Kontinent

- Beschuldigt andere, sie zu bestehlen, vergiften zu wollen u.ä.
- Fühlt sich in Gesellschaft von verwirrten Menschen deplaziert
- Möchte ihre persönlichen Habseligkeiten immer in Reichweite haben
  (Handtasche, Stock, Hut u.ä.)
- Geringfügige Einbußen des Kurzzeitgedächtnisses
- Fühlt sich durch eigene Desorientierung bedroht – konfabuliert
- Besitzt soziale Kontrolle – hält Regeln ein
- Legt Wert auf körperliche Distanz
- Kann überwiegend für sich selbst sorgen
- Möchte Status/Prestige

Menschen in Stadium I stehen oft unter enormem körperlichem und seelischem Druck. Veränderungen jedweder Art, insbesondere aber mit persönlichen körperlichen und seelischen Verlusten einhergehende Veränderungen, werden als bedrohlich erlebt und lösen Streß aus. Diese Menschen fühlen sich durch diese Veränderungen überfordert, sie erleben ihre eigene Unzulänglichkeit, mit diesen Veränderungen umgehen zu können, als Wertminderung ihrer eigenen Person und verwenden große Energien darauf, diese Wertminderung vor ihrem Umfeld und auch vor sich selbst zu verbergen. Sie sind überfordert, wenn sie erklären müssen, was sie nicht erklären können, und wirken deshalb in ihren Reaktionen auf uns manchmal angriffslustig oder streitsüchtig, verletzend und beleidigend.

Die Realität wird von diesen Personen in veränderter Bedeutung erlebt. Über die Sinnestäuschungen werden Erklärungen aufgestellt, z.B.: „Ich lege meinen Schlüssel immer an denselben Platz, jetzt ist er weg, den kann nur die Bedienerin gestohlen haben, die vormittag hier aufgeräumt hat" – denn zuzugeben, daß man vergessen hat, wo man den Schlüssel hingegeben hat, würde bedeuten, die Unzulänglichkeit des eigenen Gedächtnisses zugeben zu müssen („Die glauben ja sonst alle, die Alte ist verkalkt!"). So wird behauptet: „Die vergiften hier das Essen, ich bin schon richtig krank davon!", um die beginnende Stuhlinkontinenz zu rechtfertigen, oder: „Die sparen hier derart bei der Beleuchtung, da muß man ja die Stiegen hinunterfallen!", um nicht daran erinnert zu werden, daß die Sehkraft schon so stark nachgelassen hat, daß man den Treppenabsatz nicht mehr erkennen kann.

Diese Menschen spüren, daß ihre Ich-Identität durch ihre unwiderruflichen körperlichen und seelischen Verluste bedroht ist. Sie klammern sich daher an Gegenstände und Rituale, die symbolisch für diese Identität stehen, wobei generationsspezifische Verhaltensmuster und vergangene Moden eine große Rolle spielen. In der Generation der heute über Achtzigjährigen gehört zu einem richtigen Mann ein Hut und ein Gehstock, zu einer Frau eine Handtasche, in der sich alles befindet, was wichtig ist (noch verstärkt durch die Erfahrungen dieser Generation mit Krieg und Flucht).

Es können aber auch Gegenstände aus dem früheren Lebens- und Berufsumfeld der Person in Stadium I sein, die wie Ikonen an einem unverrückbaren Platz stehen müssen und das frühere, erfülltere, schönere Leben symbolisieren. Es kann daher eine schwere Identitätskrise dadurch ausgelöst werden, wenn „alter Krempel" aus der unmittelbaren Umgebung dieser hochbetagten Personen einfach ohne Rückfragen „entsorgt" wird. Was für uns nicht mehr gebrauchsfähig erscheint, bedeutet für diese Menschen eine ständige Rückversicherung, daß ihre eigene Identität noch unvermindert existiert.

In der Interaktion mit Personen in Stadium I müssen daher die folgenden Kriterien beachtet werden.

Informationssammlung. Informationen kann ich durch das Gespräch mit den KlientInnen selbst erhalten, aber auch von Angehörigen, Besuchern aus dem Freundes- und Bekanntenkreis der Person in Stadium I, von anderen Mitbewohnern im Heim, vom Pflegeteam und anderen Personen, die mit der Betreuung dieses hochbetagten Menschen befaßt sind. Je mehr mir zu Beginn und im Verlauf der Interaktion über die betreffende Person bekannt ist, desto gezielter kann ich aufgrund der Biographie validierende Techniken und validierende Pflegemaßnahmen einsetzen.

Aktives Zuhören, Konzentration, Freimachen von inneren Spannungen. Nur wenn ich selbst wirklich leer bin von meinen eigenen inneren Belastungen, kann ich mich auf mein Gegenüber voll konzentrieren und bewußt zuhören. Desorientierte Personen spüren ganz genau, wie ehrlich man sich in die Beziehung mit ihnen einläßt und honorieren aufrichtige Empathie mit Vertrauen. Nur wenn ich das Vertrauen der desorientierten betagten Person besitze, mit der ich arbeite, wird meine validierende Pflegearbeit auch erfolgreich sein können.

Beobachtung der körperlichen Charakteristika (Augen, Muskeln, Kinn, Stimme, Bewegung usw.). Erst die richtige Einschätzung des Stadiums, in welchem sich der desorientierte Mensch befindet, mit dem ich in Interaktion trete, gibt mir die Möglichkeit, zielgerichtet die entsprechenden validierenden Techniken einzusetzen. Wie schon oben erwähnt, ist nicht jede Technik für jedes Stadium erfolgreich!

Gefühle nur dann validieren, wenn sie ausgedrückt werden. Dies ist ganz besonders für die Interaktion mit Personen in Stadium I wesentlich, denn Menschen in Stadium I fühlen sich durch Emotionen bedroht und leugnen Gefühle.

Wenn Sie z.B. während eines Gesprächs mit einer hochbetagten Frau in Stadium I das Gefühl haben, daß die alte Frau sich darüber kränkt, weil ihr Sohn sie schon lange nicht besucht hat, diesen Umstand aber mit keinem Wort erwähnt, wäre es falsch, dieses Gefühl anzusprechen und zu sagen: „Sie sind sicher sehr traurig, daß der Sohn Sie schon lange nicht besucht hat, der könnte auch wieder einmal bei Ihnen vorbeischauen" – denn wahrscheinlich wird die Reaktion der alten Frau sehr heftig sein und sie wird sehr ärgerlich sagen: „Wie können Sie so etwas über meinen Sohn sagen? Mein Sohn liebt mich und er denkt immer an mich, er ist nur für seinen Chef unabkömmlich. Ich bin überhaupt nicht traurig, daß er nicht kommt. Ich weiß, daß ich für ihn das Wichtigste auf der Welt bin."

Keine Diskussion über die „Wahrheit" von Tatsachen. Es geht nicht um *unsere* Sicht der Realität, sondern darum, wie desorientierte Personen die Realität für sich empfinden. Auch wenn die alte Frau ihren Schlüssel nur verlegt hat – sie fühlt sich bestohlen, und es geht nicht darum, ihr dieses Empfinden „auszureden", sondern darum, sie in ihrem Gefühl des Verlustes zu bestätigen, sie in ihrer Welt zu begleiten und ihr psychosoziales Grundbedürfnis nach Sicherheit und Geborgenheit zumindest in Ansätzen zu befriedigen.

Berührung nur dann, wenn der Klient/die Klientin darauf vorbereitet ist. Wie schon oben erwähnt: Menschen in Stadium I fühlen sich durch Emotionen bedroht und halten Distanz. Bedenken wir auch, daß die heute über Achtzigjährigen in einer vergleichsweise leibfeindlichen Wertewelt erzogen wurden und das Bewahren körperlicher Distanz für sie gleichbedeutend mit intakter persönlicher Ehre ist. In diesen Bereich zählt auch die Berührung im Zuge der Körperpflege, und wir sollten das Scham- und Ehrgefühl der von uns gepflegten hochbetagten Menschen in allen Kontakten mit ihnen respektieren.

Eventuell Realitätsorientierung, Remotivation, Reminiszenz u.ä. Bei Menschen in Stadium I können neben validierenden Techniken auch noch andere Techniken eingesetzt werden. Die wichtigsten sind die folgenden.

Realitätsorientierung. Diese Methode gründet sich auf die Überzeugung, daß desorientierten Personen durch Konfrontation mit der täglichen Realität geholfen werden kann. Es werden hiebei Uhr und Kalender verwendet, Lesen und Schreiben wird forciert. Mangelhaft orientierte Personen können von dieser Methode profitieren, Personen aus anderen Stadien werden zornig werden, einfach die Interaktion von sich aus abbrechen oder eine ablehnende Haltung einnehmen.

Remotivation. Die Themen, die bei dieser Technik angesprochen werden, sind allgemeiner Natur, sie beziehen Aktivitäten mit ein, welche aus der Erfahrungswelt der KlientInnen stammen und an die sie sich erinnern. Gefühle werden nicht ausgedrückt. Personen in Stadium I können hievon sehr profitieren, Personen in anderen Stadien fehlt die Konzentration und die Fähigkeit, sich verstandesbezogen auszudrücken.

Reminiszenz. Hier werden Erinnerungen von früher wachgerufen. Es ist hiefür ein gewisses Maß an Konzentration und genügend Ausdrucksfähigkeit notwendig, um diese Erinnerungen auszusprechen. Außerdem müssen sich die KlientInnen des Unterschieds zwischen Vergangenheit und Gegenwart bewußt sein. Reminiszenz ist als Technik bei Personen in Stadium I zur Vertiefung von Teilen der Lebensbiographie hilfreich, als Therapieform kann sie aber nicht eingesetzt werden. Bei dieser Therapieform sollen die KlientInnen vergangene Verhaltensmuster erkennen, um gegenwärtige Verhaltensmuster zu verändern. Desorientierte Personen aller Stadien sind jedoch zu solchen Erkenntnissen nicht mehr in der Lage und daher auch nicht mehr fähig, ihr Verhalten zu verändern.

Hebung von Status und Prestige. Der Verlust der früher ausgefüllten sozialen Rolle und der Verlust an persönlichen Fähigkeiten, die den einzelnen Menschen positiv gegen seine Umgebung hin abgrenzen, finden in der Nichtbefriedigung des psychosozialen Grundbedürfnisses nach Status und Prestige ihren Ausdruck.

Die Befriedigung dieses Bedürfnisses ist für Personen aller Stadien wesentlich, aber für Personen in Stadium I in ganz besonderem Maße wichtig. Die Betonung der Wichtigkeit der sozialen Rolle und der persönlichen Fähigkeiten ist daher in der Interaktion mit Personen in Stadium I ein sehr wesentlicher Faktor: „Sie waren sicher immer eine sehr liebevolle Mutter, die für ihre Kinder alles gegeben hat." „Sie waren immer ein sehr tüchtiger Arbeiter, der immer alles exakt und genau gemacht hat." „Sie sind eine sehr starke Frau, die ihr Schicksal gemeistert hat. Von Ihnen kann man noch viel lernen!" „Sie haben immer alles im Griff gehabt, und Sie merken es gleich, wenn geschludert wird!"

Zur Hebung von Status und Prestige trägt auch wesentlich die richtige Anrede in der richtigen Milieusprache bei. So wird ein ehemaliger Polizeibeamter sich sicher wohler fühlen, wenn ich ihn am Morgen anspreche: „Herr Inspektor, darf ich Ihnen beim Anziehen helfen?", als wenn ich salopp sage: „Komm, Vaterl, anziehen!" (Wer gibt uns das Recht, unsere KlientInnen zu duzen, wenn sie nicht ausdrücklich darum ersuchen?!)

Tätigkeiten aus der früheren sozialen Rolle. Um das psychosoziale Grundbedürfnis nach Status und Prestige besser zu befriedigen, wirken Tätigkeiten aus der früheren sozialen Rolle positiv auf das Wohlbefinden der KlientInnen in Stadium I in ihrer gegenwärtigen Situation.

Eine solche Tätigkeit ist aber nur sinnvoll, wenn sie wirklich auf die persönliche Biographie jedes einzelnen Klienten/jeder einzelnen Klientin abgestimmt ist. So wird eine ehemalige Küchenhilfe sich mit der Verwaltung einer Materialkartei für Inkontinenzartikel wahrscheinlich überfordert fühlen, während eine ehemalige Buchhalterin das Zusammenlegen von Papierservietten nicht als verantwortungsvolle Arbeit von Niveau empfinden wird.

Es darf aber keine „Leistung" im Sinne tatsächlicher Erwerbsarbeit verlangt und vorausgesetzt werden, und die KlientInnen sollen für ihre Tätigkeit eine „Belohnung" erhalten, etwas, was sie gerne mögen, also z.B. eine Schale guten Kaffee und ein Stück ihrer Lieblingsmehlspeise oder ein Glas guten Wein, aber auch z.B. ein Nachmittagsspaziergang „draußen" mit der Bezugsschwester kann eine solche Belohnung sein.

Evaluierung. Jede eingesetzte Technik, jede getroffene validierende Pflegemaßnahme ist nur dann sinnvoll, wenn ich durch Auswertung meiner Tätigkeit mich davon überzeuge, ob die Technik, ob die Maßnahme den Erfolg gebracht habe, den ich mir zu Anfang meiner Arbeit mit meiner Klientin/meinem Klienten zum Ziel gesetzt habe.

Basis dieser Erfolgskontrolle ist die präzise und vollständig geführte laufende Dokumentation für validierende Pflege. Die Einzelheiten hiezu sind aus der Anleitung zur Dokumentationserstellung und den Muster-dokumenationen für die vier Stadien der Desorientiertheit im Anhang ersichtlich. Denn nur wenn ich mich laufend davon überzeuge, daß die von mir angestrebten Pflegeziele auch wirklich erreicht wurden, kann ich sicher sein, daß die Qualität meiner Arbeit auch dauerhaft gesichert ist, und ich kann darüber hinaus ebenfalls sicher gehen, daß dritte Personen, die nach mir mit meinen KlientInnen in der Praxis arbeiten, die Arbeit anhand meiner Dokumentation auch in gleichem Umfang und in der gleichen hohen Qualität weiterführen können. Das österreichische Gesundheits- und Krankenpflegegesetz 1997 (GuKG) schreibt daher auch die Pflegedokumentation und Pflegevaluierung für alle Pflegebereiche verpflichtend vor.

Stadium II: Zeitverwirrtheit

Körperliche und emotionale Charakteristika:
— Schlaffe Muskulatur, keine zielgerichtete Bewegung, oft richtungsuchend, schlurfende Schritte
— Atemrhythmus verlangsamt
— Stimmlage meist leise, monoton – spricht langsam
— Blick klar, nicht zielgerichtet
— Handbewegungen passen zu Emotionen, oft suchend, fragend
— Schultern vorgezogen, Kopf fällt nach vorne
— Verlust des Kurzzeitgedächtnisses – gutes Langzeitgedächtnis
— Teilweise inkontinent
— Durch Verlust von Hör-, Seh- und logischem Denkvermögen verschwimmt Realität der Gegenwart
— Drückt Gefühle aus. Kann sich an Fakten nicht erinnern
— Kann nicht in Zusammenhängen denken
— Zieht sich in die Vergangenheit zurück (z.B. Suche nach der Mutter, nach dem früheren Zuhause u.ä.)
— Kreiert eigene Wortkombinationen und Lautfolgen (Schlüsselworte)
— Beginnender Ich-Identitäts-Verlust
— Verlust der sozialen Kontrolle – hält Regeln nicht ein
— Weiß Tageszeit/Jahreszeit nicht
— Beschwert sich oft, kein Essen zu bekommen
— Besitzt Intuition – fühlt Aufrichtigkeit/Unaufrichtigkeit
— Reagiert auf Berührung und Blickkontakt mit Streßreduktion und gesteigerter Aktivität
— verliert die geistige Fähigkeit zu lesen und zu schreiben

– Eingeschränkte Konzentrationsfähigkeit

Zeitliche und situative Desorientiertheit sind somit die Hauptcharakte-
ristika für Personen in diesem Stadium, wobei die Desorientiertheits-
faktoren einzeln oder auch in ihrer Gesamtheit auftreten können.

Zeitliche Desorientiertheit. Wir alle besitzen ein individuelles
Zeitgefühl, das sich nicht an standardisiert gemesser Zeit (Uhr,
Kalender) orientiert, und wir alle kennen das Empfinden von der
Relativität der Zeit, daß uns manchmal die Zeit „verfliegt" und
manchmal die Zeit „stillsteht". Dieses innere Zeitgefühl ist daher auch
nicht objektiv meßbar. Erst wenn wir uns verstandesmäßig nach der
Uhr oder dem Kalender, dem Wechsel der Tages- und der Jahreszeiten,
nach immer wiederkehrenden Ereignissen und Feiertagen orientieren,
„kalibrieren" wir quasi unser inneres Zeitempfinden immer wieder neu
und nähern uns an die objektive Zeitmessung an. Dies können wir aber
nur tun, wenn wir in der Lage sind, das Wahrgenommene aufzufassen
und sinngemäß zu begreifen.

Wer einige Zeit in einem abgeschlossenen System verbringt, das
derartige Orientierungsmöglichkeiten nicht zuläßt, verliert die Nähe
zum objektiven Zeitgefühl. Denken wir z.B. an Einzelhaft, einen langen
Aufenthalt in einem Raum ohne Einfall von Tageslicht, Zustände
längerer Bewußtlosigkeit oder einfach im Rahmen einer Reise an die
Rückkehr aus einem anderen Zeit- und Orientierungssystem (der
berühmte „erste Arbeitstag nach dem Urlaub").

Länger dauernde zeitliche Orientierungslosigkeit führt auch bei an
der Realität voll orientierten Menschen mit der Zeit zum Verlust der
Ich-Identität. Bei Menschen, denen die Fähigkeit zur Wahrnehmung
objektiver Kriterien zur Zeitmessung bereits verlorengegangen ist, geht
auch die Zeit-„Kalibrierung" vollständig verloren. Die Folge sind
veränderter Tag/Nacht-Rhythmus, Aktivitäten zur falschen Zeit,
Verwechslungen zwischen lebenden und verstorbenen Personen u.a. –
wobei hier zu betonen ist, daß die Begriffe „verändert", „falsch",
„verwechseln" sich an *unserem* Zeit-Kalibrierungs-System orientieren.
Für die hochbetagte Person in Stadium II selbst finden die Aktivitäten
zur richtigen Zeit statt, sind die lebenden mit verstorbenen Personen
ident. Derartige Diskrepanzen zwischen der Realität dieser Personen in
Stadium II und unserer Realität sind daher ein Problem für *uns* und
nicht ein Problem dieser KlientInnen! Zum Problem der KlientInnen
wird es erst, wenn wir ihnen untersagen, nachts aktiv zu sein, wenn wir

darauf bestehen, daß lebende und verstorbene Personen nicht ident sind.

Die Einhaltung immer wiederkehrender Ereignisse und Handlungen zum immer gleichen Zeitpunkt in immer gleicher Ausführung in immer gleicher Länge ist daher ein fixer Bestandteil validierender Pflegemaßnahmen für Personen in Stadium II, um eine zeitliche Kalibrierung zu ermöglichen, ohne die KlientInnen ununterbrochen auf ihr Manko aufmerksam zu machen, daß sie Uhr und Kalender nicht mehr anwenden können. Ständig wiederkehrende Rituale (wie z.B. Alltagskleidung – Sonntagskleidung, Feiertage – Trauertage, Wechsel der Jahreszeiten, wiederkehrende Ereignisse im Jahresablauf wie Advent, Weihnachten, Fasching, Ostern, Geburtstag usw., Eßrituale wie freitags Fisch, sonntags großes Frühstück u.a. oder Tagesrituale wie Morgen- und Abendgebet, Nachmittagsspaziergang usw.) sind äußerst wichtig und geben Sicherheit, sie tragen dazu bei, das psychosoziale Grundbedürfnis nach Geborgenheit und Sicherheit besser zu befriedigen.

Realitätsorientierung ist jedoch bei KlientInnen in Stadium II nicht mehr angebracht und zeigt keine positiven Ergebnisse. Hochbetagte Menschen in diesem Stadium fühlen sich durch derartige Versuche überfordert und nehmen ihr Manko noch intensiver wahr, sie reagieren mit Streß, wenn sie erklären sollen, was sie nicht mehr erklären können oder wollen.

Menschen in Stadium II, bei denen die Ich-Identität verlorengeht, können keine oder nur mehr sehr vage Angaben über die eigene Person machen. Sie wissen nicht mehr, wie alt sie sind, wie sie heißen, woher sie stammen, wer ihre Eltern waren, welchen Beruf sie hatten. Verhörähnliche bohrende Fragen nach solchen exakten Einzelheiten aus der Biographie lösen bei den Befragten großen Streß aus und die Antworten bleiben vage.

In der Interaktion mit diesen Personen ist es daher günstig, bevorzugt die Technik „Mehrdeutige Fürwörter" einzusetzen und überhaupt die Fragen so zu formulieren, daß keine präzisen Angaben als Antwort erforderlich sind. Die Fragen „Wann sind Ihre Eltern gestorben?" und „Wie alt waren Sie da?" werden die zeitverwirrte Person in Streß versetzen, und die Antwort wird wahrscheinlich sein: „Ich weiß nicht". Wenn die Fragen lauten: „Ist das schon lange her, daß Ihre Eltern gestorben sind?" und „Waren Sie da noch klein?", hat die Person in Stadium II die Möglichkeit, ihrem inneren Zeitgefühl

Ausdruck zu verleihen, und sie wird z.B. antworten: „Ja, das ist schon sehr lange her" und „Da war ich schon größer".

Bei der Erfassung der Biographie müssen wir darauf achten, daß wir in unserer Dokumentation genau vermerken, von wem wir die Angaben zur Biographie unserer KlientInnen erhalten haben. Wenn wir uns nur auf die Angaben der in Stadium II befindlichen Klientin stützen können, müssen wir unsere Eintragung kennzeichnen: „... lt. Angabe der Klientin" – denn die Klientin sieht ihr vergangenes Leben aus *ihrer* Sicht, und wenn sie uns berichtet, daß alle ihre Kinder schon tot sind, obwohl diese täglich auf Besuch kommen, dann sind ihre Kinder trotzdem *für sie* tot, aus welcher Ursache heraus auch immer, und wenn wir jetzt Realitätsorientierung versuchten und sagen: „Aber Ihre Kinder kommen Sie doch täglich besuchen", dann wird sie vielleicht antworten: „Nicht *diese* Kinder, das sind die anderen" oder ähnlich.

Ein berührendes Beispiel dafür ist die Geschichte von Frau Rosa W., die ich in einem kleinen, sehr schön gestalteten und vom Pflegeteam mit großem Engagement geführten Altenheim in einem österreichischen Ort „auf dem Lande" miterleben durfte: Anläßlich einer Praxisanleitung in diesem Haus fragte mich das Pflegeteam, was man machen könne, damit Frau W. ihren Ehemann erkennt. Frau W., zu diesem Zeitpunkt 80 Jahre alt, ließ sich nur mit „Fräulein Rosa" bzw. ihrem Mädchennamen als Fräulein H. ansprechen, und wenn man sie – verheiratet wie sie war – mit „Frau W." ansprach, dann antwortete sie immer: „So heiße ich nicht, das bin ich nicht!", nannte ihren ledigen Namen meinte dann jedes Mal freundlich: „Ihr könnt Fräulein Rosa zu mir sagen oder Rosi, nennt mich Rosa, ich bin die Rosa!" um dann auch stets erklärend hinzuzufügen: „Ich bin nicht verheiratet, ich bin ja nicht so dumm, daß ich heirate, mir geht es ja hier so gut bei Euch, ich habe genug zu essen, ich habe es hier schön warm und alle sind lieb zu mir."

Wenn ihr Ehemann – auch schon weit über 80 Jahre alt – auf Besuch kam, dann sagte sie immer: „Was will denn der von mir? Ich kenne ihn nicht!" Und wenn Herr W. dann eindringlich sagte: „Du musst mich doch kennen, ich bin doch dein Mann!", dann lachte sie immer und sagte: „Ich kenne ihn nicht, der soll fortgehen und mich in Ruhe lassen, ich war nie verheiratet, ich bin nicht verheiratet und ich bin doch nicht so dumm, daß ich heiraten werde!" Das Pflegeteam richtete an mich die Frage, wie sie es anstellen könnten, Frau W. erfolgreich an der Realität der Gegenwart zu orientieren, weil Herr W. so verzweifelt war. Er schwankte zwischen Zorn über die Situation und Traurigkeit darüber, daß ihn seine Ehefrau nicht mehr erkannte.

Ich habe dem Team im Zuge der Praxisanleitung empfohlen zu versuchen, etwas mehr über das Umfeld von Frau W., über ihre Lebensgewohnheiten und ihre Lebensgeschichte zu erfahren – in solch kleinen Orten ist eine solche Recherche üblicherweise relativ leicht zu bewerkstelligen, da in der Gemeinde fast jeder jeden kennt. Das Team war auch erfolgreich: Eine der Mitarbeiterinnen konnte über einen ihrer eigenen entfernten Verwandten, der in derselben Ortschaft wie Frau W. groß geworden war, Entscheidendes aus der Lebensgeschichte von Frau W. erfahren. Dieser Dorfbewohner konnte sich erinnern, daß Frau W. an der Seite ihres Mannes kein leichtes Leben hatte, und er konnte das Team auch mit ein paar anderen Leuten in Kontakt bringen, die Frau W. von früher kannten.

Frau W. war nach den Regeln der katholischen Kirche aufgewachsen und war auch von diesen Regeln sehr geprägt: Die Frau sei ihrem Mann untertan, und Ehen sind unauflöslich, „bis daß der Tod euch scheidet". Herr W. hat oft und gern getrunken und hat manchmal aus der nahegelegenen Kreisstadt „zweifelhafte Frauen" mit nach Hause gebracht in den kleinen Bauernhof, den sie hatten. Wenn Frau W. sich das nicht bieten lassen wollte und „getrotzt" hat, dann hat ihr Mann sie ohne viel Federlesens jedes Mal einfach in den Schweinestall eingesperrt. Egal, ob es im Winter dort kalt war und sie dort gefroren hat, sie musste sie in diesem Stall oft zwei Tage und zwei Nächte lang ausharren. Er hat Frau W. auch beschimpft, sie würde ihren „ehelichen Pflichten" nicht ausreichend nachkommen und hat sie auch wiederholt körperlich misshandelt.

Für uns in der heutigen Zeit ist das alles nur sehr schwer nachvollziehbar, und man fragt sich, warum sich Frau W. das alles hat bieten lassen. Aber es gab für sie erstens nach der damaligen Gesetzeslage keine Alternative, und zweitens – sie war auch materiell von ihrem Mann abhängig, wo hätte sie hingehen sollen? Die gesellschaftlichen Regeln im Dorf waren einfach so: Eine Ehe bleibt aufrecht, bis daß der Tod sie beendet.

Frau W. hat nicht erlebt, daß sie durch den Tod ihres Mannes aus ihrer Ehe befreit wurde, aber sie hat im hohen Alter die Weisheit erlangt, diesen Teil ihres Lebens vergessen zu dürfen.

Das schlimmste, was man ihr heute antun könnte, wäre der Versuch einer Realitätsorientierung, das Unterfangen, nachhaltig zu probieren,

Frau W. daran zu orientieren, daß sie verheiratet ist. Sie hat das Problem für sich gelöst, ihre Lebensqualität ist durch den Einzug ins Heim und durch ihre intuitive Weisheit, diesen für sie schmerzhaften und demütigenden Abschnitt ihres Lebens aus ihrer Erinnerung zu streichen, beträchtlich verbessert worden.

Nicht so sicherlich die Lebensqualität von Herrn W. – es ist für ihn beileibe nicht einfach, mit der Situation umzugehen, daß seine Frau ihn nicht erkennen kann (und auch nicht erkennen will). Es wäre aber jetzt in jedem Fall falsch, selbstgerecht zu sagen: „Geschieht ihm recht, warum hat er seine Frau so schlecht behandelt!" Auch er als hochbetagter Mann benötigt in seiner gegenwärtigen Lage validierende Begleitung, wenn es vielleicht auch schwer fällt, wertfrei zu agieren und die Emotionen dieses Mannes empathisch nachzuvollziehen.

Wie wir daraus ersehen, gibt es daher immer zwei Biographien – die in der Realität der KlientInnen und die in der Realität ihres Umfeldes, und es kann besonders bei Personen in einem höheren Stadium der Desorientiertheit, wenn die Absicherung der Biographiedaten durch dritte Personen fehlt, nicht immer geklärt werden, welche Biographie jetzt die richtige ist. Das ist für die Arbeit mit validierender Pflege aber auch nicht der springende Punkt. Wichtig für uns ist, daß wir aus der Biographie – aus welcher Realität auch immer – Ressourcen und Bewältigungsstrategien dieser hochbetagten Personen erkennen können, um Pflegemaßnahmen zur Befriedigung ihrer psychosozialen Grundbedürfnisse setzen zu können.

Situative Desorientiertheit. Personen, die situativ desorientiert sind, können den Ablauf eines Geschehens und/oder die Abfolge zusammenhängender Vorgänge nicht mehr nachvollziehen. Sie wissen z.B., daß sie sich am Morgen nach dem Aufstehen anziehen müssen, aber die Reihenfolge, in der die Kleidungsstücke angelegt werden müssen, ist ihnen verlorengegangen. Also versuchen sie z.B., die Strümpfe über die Schuhe anzuziehen, oder ziehen das Hemd durch Hineinschlüpfen in die Ärmel wie eine Hose an und sind dann völlig verzweifelt, weil ihnen das nicht gelingt. Sie geraten stark unter Streß. Sie erleben ihre Situation, sind aber nicht fähig, ihre Lage zu begreifen, was wiederum als stark existenzbedrohend erlebt wird.

In dieser Verzweiflung versuchen sie daher entweder, durch Tatendrang ein geeignetes Ordnungssystem zu schaffen, und fangen immer wieder damit an, weil sie kein geeignetes System finden, oder sie verharren bewegungslos und apathisch und rühren sich nicht von der

Stelle. Aus dem Chaos dieser Orientierungslosigkeit flüchten sie oft in eine ihnen vertraute Umgebung: Sie möchten nach Hause zur Mutter bzw. in ihre frühere Wohnung und begeben sich zielstrebig auf den Weg dorthin oder sie ziehen sich in eine frühere Zeit ihres Lebens zurück und kommunizieren innerlich mit den Personen aus einem Abschnitt ihres Lebens, in dem ihnen noch alle vertraut waren, wo sie noch alles im Griff hatten.

Personen im Zustand situativer Desorientiertheit brauchen präzise Anweisungen und unverrückbare Rituale, durch die bei ihnen die einzelnen Schritte einer Handlungsabfolge aktiviert werden.

So kann sich z.B. Frau B. selbständig anziehen, wenn ihr die einzelnen Kleidungsstücke in der richtigen Reihenfolge von links nach rechts aufs Bett gelegt werden, oder Herr T., der teilnahmslos vor seinem Teller sitzt und mit dem Besteck nicht hantieren kann, ergreift den Löffel und beginnt zu essen, sobald ihm eine große Stoffserviette umgebunden wird.

Doch auch hier liegt es an den Pflegepersonen, die Präzisierungen so vorzunehmen, daß sie eindeutig und unverwechselbar sind. So ist es eine beliebte Maßnahme, die Toilettentür durch eine große Aufschrift besonders zu kennzeichnen, damit sie von den KlientInnen leichter gefunden wird. Im Falle einer Klientin, die früher Sennerin gewesen war, löste die halbmetergroße, leuchtend rote Aufschrift „WC" jedoch keinerlei Assoziation aus. Der Begriff „WC" war in ihrem Altzeitgedächtnis nicht verankert. Erst als ein großes Herz auf die Toilettentüre gemalt wurde (in Erinnerung an die seinerzeitigen Plumpsklo-Holzhäuschen außerhalb des Hauses), erkannte die Klientin die Toilette als solche und benutzte sie auch entsprechend.

Noch anschaulicher ist der Fall einer Klientin, welche die Tür ihres Zimmers im Pensionistenheim nicht finden konnte. Da die Frau Blumen und insbesondere Tulpen sehr liebte, wurde auf ihre Zimmertür ein Tulpenbild geklebt. Von da an fand sie auch immer sofort ihre Türe – bis zu dem Augenblick, wo an einem Frühlingstag eine Gärtnerei dem Pensionistenheim einige große Sträuße mit Tulpen spendierte und das Pflegepersonal überall im ganzen Haus Vasen mit Tulpen aufstellte. Die Klientin war so völlig in ihrer mühsam wiedergefundenen Orientierung erschüttert, daß sie sich auf einen Stuhl setzte und sich von dort erst nach langem Zureden und in Begleitung von zwei Pflegepersonen weg und in ihr Zimmer bewegte.

Ähnlichen Mißerfolg zeigte auch ein Versuch aus meiner eigenen Praxis, als ich einmal probierte, die Orientierung von BewohnerInnen dadurch zu stärken, daß ich Fotos von den einzelnen hochbetagten Damen anfertigen ließ und diese außen auf die Zimmertüren klebte. Der Erfolg blieb aus. Erst als ich Fotos aus der Zeit anbrachte, als die Bewohnerinnen jung gewesen waren, fanden die Klientinnen die Tür wieder. Ich hatte vergessen, daß sie – zeitreisend – im Altzeitgedächtnis zuhause waren. Sie konnten sich nicht als alte Frauen wiedererkennen, sie befanden sich an einem Zeitpunkt ihrer Zeitreise, wo sie zwanzig Jahre alt waren! Ich hätte den Fehler vermeiden können, wenn ich mich „in den Schuhen des anderen" befunden hätte, als ich die Maßnahme mit den Fotos plante.

In der Interaktion mit Personen in Stadium II müssen die folgenden Kriterien besonders beachtet werden.

Kontaktdauer: 10–20 min. Hochbetagte desorientierte Personen besitzen nicht mehr die Energie und die nötige Konzentration, um sich über einen längeren Zeitraum hinweg voll auf den Interaktionspartner zu konzentrieren. Durch zeitliche Begrenzung der Interaktion wird von vornherein vermieden, daß die KlientInnen die Begegnung mit uns als Streß empfinden, sich überfordert fühlen, das Vertrauen verlieren, entweder mit Zorn oder Abwehr reagieren oder sich aus der Interaktion zurückziehen.

Ausgangsverhalten erfassen – Biographie erstellen. Es ist wichtig, in allen Fällen und für alle KlientInnen, ungeachtet dessen, in welchem Stadium sie sich befinden, so ausführlich wie möglich das Ausgangsverhalten zu erfassen und eine möglichst ausführliche Biographie zu erstellen. Insbesondere bei Personen in Stadium II und höher ist es unerläßlich, daß alle Details, die auch für die Anwendung nonverbaler Techniken und den Einsatz validierender Pflegemaßnahmen auf Basis sensorischer Stimulation von Bedeutung sein können, möglichst umfangreich und präzise erfaßt werden.

Stadium bestimmen. Dies erfolgt anhand der Checkliste, wie sie in der Anleitung zur Dokumentation beschrieben und in den Musterdokumentationen zu den vier Stadien veranschaulicht ist. Wie schon weiter oben ausgeführt, eignen sich zahlreiche Pflegemaßnahmen, welche bei Personen in Stadium I erfolgreich eingesetzt werden können, nicht oder nur sehr bedingt für Personen in Stadium II. Daher ist die exakte Einstufung ins Stadium anhand der Checkliste besonders wichtig, um die passenden Pflegemaßnahmen setzen zu können und um sicherzustellen, daß die gesteckten Ziele, die mit diesen Maßnahmen erreicht werden sollen, auch wirklich realistisch sind.

Positive Reaktionen auf Berührungen beobachten. Da, wie schon erwähnt, bei Personen in Stadium II oder höher, die verbal nicht mehr im gleichen Umfang wie Personen in Stadium I erreicht werden können, der Einsatz gezielter Berührungen ein immanenter Bestandteil guter Interaktion mit den KlientInnen ist, muß im Laufe der ersten Begegnungen mit Personen in Stadium II beobachtet werden, auf welche Form der Berührungen die KlientInnen besonders positiv reagieren. Es sollte daher mit Berührungen an den „neutralen" Körperteilen (Hände, Unterarme) begonnen werden. Wie schon dargelegt, gehen Menschen aus der Generation der heute über Achtzigjährigen anders mit Berührungen um als unsere eigene Generation.

Erst später, wenn aufgrund der Interaktionen bekannt ist, wo im wahrsten Sinn des Wortes in der Biographie der KlientInnen die „Berührungspunkte" liegen, können auch andere Körperteile wie Oberarme, Knie, Schultern, Wangen „mütterlich" oder „freundschaftlich" berührt und gestreichelt werden.

Trotzdem müssen wir immer gewärtig sein, durch eine Berührung auch einen ungewollt negativen Effekt zu erzielen, wenn wir die Biographie nicht oder nicht in allen Details kennen. Ein Klient, der z.B. als Kind sehr unter seinem dominanten und strengen Vater gelitten hat, wird bei einer Berührung am Hinterkopf vielleicht aufspringen und heftig mit Abwehr reagieren.

Berühren zieht aber auch Berührt-Werden nach sich. Wir müssen uns selbst daher überprüfen, ob wir es für uns zulassen können, auch von unseren KlientInnen berührt und umarmt zu werden. Wenn wir zu solchen „guten" Berührungen in beide Richtungen fähig sind, tragen wir viel dazu bei, das individuelle Befinden unserer KlientInnen zu verbessern und ihnen ein Gefühl von Geborgenheit und Sicherheit zu vermitteln.

Direkter Blickkontakt. Hochbetagte Personen leiden unter peripherem Sehverlust, sie können nur schlecht bis gar nicht erkennen, was sich seitlich von ihnen ereignet, und da sie meist auch sehr schlecht hören, merken sie nicht, wenn jemand von hinten oder von der Seite an sie herantritt. Die Folge sind Erschrecken, Streßempfindung und in höheren Stadien der Desorientiertheit oft Assoziationen mit negativen Erinnerungen aus ihrer Lebensgeschichte und damit verbunden eine automatische Abwehrhaltung. Nach einem solchen Beginn einer Interaktion ist der Aufbau von Vertrauen sicher nur mehr sehr schwer erfolgreich möglich.

Wir müssen daher von vorne in die Interaktion mit unseren KlientInnen eintreten und diese „mit den Augen berühren". Der direkte Blickkontakt schafft Vertrauen und stellt auch sicher, daß ich alle Veränderungen in Mimik, Gestik und Haltung im Verlauf der Interaktion erkennen und richtig darauf reagieren kann.

Klare, tiefe Stimmlage. Es ist ein nicht auszumerzender Fehler im Umgang mit hochbetagten Personen, daß wir die Stimme viel zu sehr anheben, wenn wir mit unseren KlientInnen sprechen. Eine klare und tiefe Stimmlage eignet sich in der Kommunikation mit unseren KlientInnen viel besser, um den Kontakt herzustellen, die Konzentration aufrechtzuerhalten und Vertrauen zu schaffen und zu erhalten. Hohe, schwache Töne werden von hochbetagten Menschen infolge des Hörverlusts nicht vernommen, scharfe Klänge bewirken, daß die Person sich aus der Interaktion zurückzieht, weil sie sich nicht angenommen fühlt. Wenn wir in einer fürsorglichen Stimmlage mit der desorientierten Person sprechen, mit welcher wir uns in Interaktion befinden, dann werden wir dadurch bei dieser Person Erinnerungen an vertraute Menschen wachrufen und die Person wird sich angenommen, wertgeschätzt und geborgen fühlen. Ihr Streß wird geringer werden und sie wird Vertrauen fassen können.

Sensorische Stimulation. Bei Menschen in Stadium II und höher ist der Einsatz sensorischer Reize, die auf den desorientierten betagten Menschen positiv stimulierend wirken, ein wertvoller und unerläßlicher Bestandteil validierender Pflegemaßnahmen. Doch müssen diese Reize ganz gezielt über die bevorzugte Sinneswahrnehmung dieses Menschen bzw. über seine Biographie eingesetzt werden. Da derartige sensorische Stimulationen direkt den emotionalen Bereich der Erinnerung beim Menschen ansprechen, werden „schlafende" Sinneszellen geweckt, und durch die Erinnerung an mit diesem Reiz verbundene positive Erlebnisse und die Wieder-Erfahrung der positiven Wertigkeit der eigenen Person nähert sich der desorientierte Mensch eventuell wieder in der einen oder anderen Weise der Realität der Gegenwart.

Wesentlich ist aber auch hier, daß einmal gesetzte Pflegemaßnahmen, die sensorische Stimulation verwenden, kontinuierlich fortgesetzt werden, um den Anreiz zur Aktivität aufrechtzuerhalten. Wenn der Reiz nicht mehr vorhanden ist, geht der über den Reiz hergestellte Bezug zur Realität wieder verloren und der desorientierte Mensch zieht sich wieder tiefer in sich selbst zurück.

Stadium III: Sich wiederholende Bewegung

Körperliche und emotionale Charakteristika:
– Vollführt ständig eine Bewegung (rastloses Auf- und Abgehen, Klopfen, Wischen, Schmatzen u.ä.)
– Spricht in unverständlichen Silben (summt oder stammelt)
– Vollständig inkontinent
– Starrt vor sich hin oder sitzt mit geschlossenen Augen
– Vollständiger Ich-Identitätsverlust
– Reagiert auf Berührung oder Blickkontakt erst nach längerer Stimulanz
– Kein Bedürfnis zu sprechen
– Keine soziale Kontrolle
– Kann sich nur auf eine Person/einen Gegenstand konzentrieren
– Vergißt Personen und Gegenstände der Gegenwart, erinnert sich gut an Personen und Gegenstände aus der Vergangenheit

Menschen in Stadium III haben bereits einen umfangreicheren Verlust an Ich-Identität. Sie leiden an persönlicher Desorientiertheit.

Jeder orientierte Mensch lebt gleichzeitig sein Leben in mehreren Rollen (er ist gleichzeitig Kind seiner Eltern, aber auch Elternteil seiner eigenen Kinder, Mitarbeiter seines Chefs und Vorgesetzter seiner Unter-gebenen, aber auch Kollege unter Gleichrangigen, er ist Kunde beim Einkaufen und gleich darauf Patient beim Arzt). Mit jeder Rolle sind konkrete Erwartungen an das Verhalten der Person verbunden, die diese Rolle ausfüllt. Schauspieler machen einen Beruf daraus, ständig von einer Rolle in die nächste zu wechseln, und beherrschen die Darstellung der Charakteristika, die für die jeweilige Rolle typisch sind. Aber auch wir sind ständig bemüht, der von uns gerade ausgeübten Rolle in unserem Handeln gerecht zu werden, um nicht „aus dem Rahmen zu fallen".

Persönlich desorientierte Menschen können die verschiedenen persönlichen Rollen nicht mehr gleichzeitig erkennen und auseinanderhalten. Sie orientieren sich an ganz anderen Kriterien, die ihrem Bedürfnis nach Befriedigung ihrer psychosozialen Grundbedürfnisse entgegenkommen. Es gilt nicht mehr die Zuordnung der Menschen in ihrem Umfeld anhand der Rollen, welche diese in diesem individuellen Umweltgefüge früher eingenommen haben, sondern die Empfindung, welche diese persönlich desorientierten Menschen mit anderen Personen aus ihrem Umfeld verbindet. So kann es durchaus vorkommen, daß z.B. eine noch vor wenigen Tagen unbekannte Pflegeperson von einer Klientin in Stadium III als „Mutter" angesprochen und zärtlich umarmt wird, weil sie in Gegenwart dieser Pflegeperson das Gefühl mütterlicher Geborgenheit verspürt, während sie sich durch den Besuch mehrerer naher (und früher stets von ihr innig geliebter) Angehöriger überfordert und dadurch „be-fremdet" fühlt und daher in einem sehr abweisenden, unpersönlichen Ton sagt: „Was machen Sie in meinem Zimmer, verlassen Sie sofort den Raum!"

Oft aber verspüren Personen in Stadium III kein Bedürfnis mehr zu sprechen. Wir als Pflegepersonen haben daher oft das Gefühl, daß wir diese Menschen in ihrer tiefen Zurückgezogenheit nicht mehr erreichen können, und sprechen daher nicht mehr mit ihnen. Wir vergessen aber dabei nur allzugern, daß Kommunikation nicht nur durch grammatikalisch richtige und an Vokabeln reiche Sprache im landläufigen Sinne allein passiert. Der Satz von Tucholsky: „Wenn du willst, daß der andere dich versteht, mußt du in seiner Sprache mit ihm reden" gilt nicht nur für Fremdsprachen und Milieusprache. Gesprochene Sprache dient zum Ausdrücken von Gefühlen und inneren Zuständen, als Appell an die Umwelt und zum Bezeichnen von Gegenständen und Ereignissen. Es gibt aber noch sehr viele andere Möglichkeiten, diese Mitteilungen anderen verständlich zu machen.

Nach einer Legende soll Kaiser Friedrich II. im 13. Jahrhundert mit folgendem Experiment versucht haben, die Ursprache der Menschheit zu entdecken: Er ließ neugeborene Kinder von Ammen aufziehen, wobei die Ammen kein Wort mit den Kindern sprechen durften. Diese Kinder sollten nicht die Sprache „von außen" erlernen, sondern „von innen" heraus sprechen, also – so meinte der Kaiser – die menschliche Ursprache verwenden. Das Experiment schlug jedoch fehl. Obwohl es den Kindern – außer an Kommunikation – an nichts mangelte, starben sie alle im Verlauf des 1. Lebensjahres.

Dieses mittelalterliche Experiment zeigt, wie bedeutend Kommunikation für den Menschen ist. Das Neugeborene reagiert auf die Sprache seiner Umgebung, auch wenn es diese Sprache noch nicht sprechen kann. Es selbst teilt seine Gefühle durch Schreien und Lallen mit, und umgekehrt spürt es aus dem Klang der elterlichen Stimmen deren Gefühle und Wünsche, auch ohne daß es den Inhalt der einzelnen Worte versteht. Oft können Kinder im ersten Lebensjahr sehr zur Verwunderung ihrer Eltern Aufforderungen, Bitten, Tadel, Ermahnungen verstehen, obwohl sie noch nicht sprechen können: Sie hören aus der Art und Weise, wie mit ihnen gesprochen wird, den Inhalt der Worte heraus.

Der Schweizer Psychologe Jean Piaget hat grundlegende Arbeiten über die Entwicklung der Gedankenwelt des Kindes und über die Entwicklung der menschlichen Intelligenz von der Kindheit bis zur Pubertät verfaßt und sich dabei auch eingehend mit der Kommunikation des Kindes mit seiner Umwelt vor und nach dem Erlernen der Fähigkeit des Sprechens befaßt.

Generell kann gesagt werden, daß das Kind die bedeutendsten Gedächtnisleistungen zweifellos im Zusammenhang mit der nonverbalen Umweltkommunikation und seiner Sprachentwicklung vollbringt. Die Gebärden der nonverbalen Kommunikation, die dem Sprachvermögen vorangehen, prägen sich dem Gedächtnis des Kleinkindes unauslöschlich ein. Die faktische Gedächtnisleistung an sich verfällt bekanntlich der Amnesie. Dies hat wahrscheinlich seinen Grund darin, daß das Kind bis zum dritten Lebensjahr nicht in der Lage ist, derartiges in Beziehung zu anderen Begebenheiten, zu Ort und Zeit zu setzen.

Die nonverbalen Kommunikationsfähigkeiten selbst bleiben jedoch das ganze Leben lang latent im Gedächtnis gespeichert. Beim sehr alten desorientierten Menschen, bei dem die Fähigkeit verbaler Kommunikation verlorengegangen ist, kommen die nonverbalen Kommunikationsfähigkeiten des Kleinkindes wieder an die Oberfläche des Gedächtnisses, und der sehr alte desorientierte Mensch bedient sich ihrer unbewußt in symbolisch umgesetzter Weise, z.B. in Form einer immer wiederkehrenden Bewegung.

Ein gleiches gilt für das monologisierende Sprechen von „sinnlosen" Wortfolgen und Reimen im zweiten Lebensjahr und für das zunächst „unsinnige" Zuordnen von oft ebenfalls „sinnlosen" Wörtern zu Begriffen, ein Kommunikationsstadium, das sich ebenfalls unauslöschlich dem Gedächtnis einprägt, aber durch die oben erwähnte Amnesie der ersten drei Lebensjahre während des menschlichen Lebens nur latent vorhanden bleibt. Der sehr alte desorientierte Mensch kehrt

zu diesen Sprachmitteln zurück, wenn die verbale Kommunikations-
fähigkeit verlorengeht und unverständliches, monologisierendes
Murmeln den verständlichen Redefluß ersetzt, indem er „sinnlose"
Lautfolgen verwendet und Begriffe mit Schlüsselwörtern besetzt.

Körper- und Symbolsprache begegnen uns im Pflegealltag ständig.
Im „Psychologischen Wörterbuch" von Dorsch finden wir folgende
Definition des Begriffs „Symbol":

„Symbol (gr. symbolon), Zeichen, Kennzeichen, dann Sinnbild, das
eine bestimmte, nicht ohne Kenntnis des Zusammenhangs ersichtliche
Bedeutung ausdrückt oder sogar für einen geheimen Sinngehalt steht.
Das Symbol ist rational-irrational. Beispiele für eine solche Symbolik
sind: Religiöse Zeichen (Kreuz des Christentums), Staatssymbole
(Wappen, Fahne), viele Regeln des sozialen Lebens (Hut abnehmen
beim Grüßen, Verbeugung, die sogenannte Blumensprache usw.), aber
auch Warenzeichen u.a.m."

Symbole begegnen uns vor allem in den Gestaltungen des
Unbewußten wie Träumen, Bildern, Märchen, Mythen, in Kunst und
Religion. Fromm sagt: „Ich halte die Symbolsprache für die einzige
Fremdsprache, die jeder von uns lernen sollte. Wenn wir sie verstehen,
kommen wir mit dem Mythos in Berührung, der eine der bedeutsamsten
Quellen der Weisheit ist. Tatsächlich verhilft sie uns zum Verständnis
einer Erfahrungsebene, die deshalb spezifisch menschlich ist, weil sie
nach Inhalt und Stil der ganzen Menschheit gemeinsam ist."

Symbole sind Sinnbilder und haben eine tiefere Bedeutung. Wenn
daher desorientierte Menschen in fortgeschrittenen Stadien Dinge
erzählen, die uns Zuhörern, die wir uns in der Realität der Gegenwart
befinden, als gänzlich unwahrscheinlich erscheinen, dann muß es uns
bewußt sein, daß das, was wir hören und nicht glauben können, weil wir
wissen, daß es so nicht stimmt, stellvertretend für etwas steht, das sehr
wohl existiert. Es gibt keinen Unsinn in der Kommunikation zwischen
desorientierten hochbetagten Personen und uns, es gibt nur einen uns
unbekannten Sinn.

So erzählte z.B. eine alte Frau wiederholt: „Mein Sohn war da", wenn
man ihr abends ins Bett half, und wenn die sie betreuende Schwester
sagte: „Ja, der Herr Peter, nachmittags zur Jause war er da, ich weiß",
widersprach die alte Frau regelmäßig: „Nein, der andere war da, jetzt,
vor dem Nachtmahl." Beim ersten Mal fragte die Schwester erstaunt.
„Ich wußte gar nicht, daß Sie einen zweiten Sohn haben. Wie heißt denn
der andere Sohn?" „Peter", antwortete die alte Frau. „Wieso? Peter

heißt der Herr, der heute zur Jause da war", gab die Schwester zu bedenken. „Nein", beharrte die alte Frau, „der Peter, das ist der andere Sohn." „Aber der Herr, der jeden ersten Sonntag im Monat hier ins Heim zur Jause kommt, heißt doch Peter?" – jetzt war sich die Schwester ein wenig unsicher. „Ja", sagte die alte Frau mit fester Stimme. „Das ist mein Sohn Peter. Und der andere, der jeden Tag kommt, ist mein anderer Sohn." „Aha", sagte die Schwester, „und wie heißt Ihr anderer Sohn?" „Peter", antwortete die alte Frau mit liebevollem Lächeln.

Sie sagte auch wiederholt: „Der Peter war da – der ist so lieb, der kommt mich jeden Tag besuchen", und wenn jemand aus dem Pflegeteam widersprach und sagte: „Aber Ihr Sohn Peter kommt doch nur jeden ersten Sonntag im Monat auf Besuch", dann antwortete sie jedesmal mit entwaffnendem Lächeln: „Ja, *der* schon, aber mein anderer Sohn, der kommt jeden Tag. Er ist ein guter Sohn, er läßt mich nicht allein!"

Als der Sohn der alten Frau nach dem nächsten Monatsersten am Sonntag ins Altersheim auf Besuch kam, fragte ihn eine neugierige Kollegin, die ihn bei seiner Mutter sitzen sah: „Wir haben erst jetzt gehört, daß Sie einen Bruder haben – Ihre Mutter erzählt immer von einem anderen Sohn, der täglich kommt – das mit dem täglichen Besuch verwechselt sie, denn es kommt niemand außer Ihnen, aber sie erzählt ganz freudig von ihm." Der Sohn schüttelte den Kopf: „Nein, ich bin ein Einzelkind", und zu seiner Mutter gewendet, die im Rollstuhl neben ihm saß, „aber, Mama, da bringst Du etwas durcheinander. Du hast doch nur mich, ich bin dein einziger Sohn." Da hob die alte Frau den Kopf und sah ihren Sohn kritisch an: „Ja, Du kommst manchmal. Aber der Peter kommt jeden Tag, der ist ganz brav, der läßt mich nicht allein!" Und als der Sohn rief: „Aber *ich* bin doch der Peter und Du hast doch keinen anderen Sohn!", antwortete die alte Frau bestimmt: „Du bist der Peter und der andere ist auch der Peter!" Der Sohn verließ seine Mutter ein wenig bestürzt.

„Sie sprach immer öfter von diesem anderen Peter", erzählten mir die Kolleginnen, „sie schilderte ihn als einen einfach idealen Sohn, und jeden Monat war ihr Sohn mehr bedrückt, weil seine Mutter auch ihm gegenüber diesen anderen Peter immer öfter erwähnte." Tatsache war, daß die alte Frau sich ihr ganzes Leben abgerackert hatte, damit der Sohn einmal „etwas Besseres" werden konnte, während der Vater lieber trank und politisierte und sich nicht um den Sohn kümmerte. Sie blieb aber bei diesem ungeliebten Mann, um dem Sohn das Elternhaus zu erhalten. Der Sohn versprach der Mutter hoch und heilig, sie im Alter daheim zu pflegen. Aber als der Vater einen Schlaganfall erlitt und dann auch die Mutter pflegebedürftig wurde und im Haus des Sohnes kein Platz war, um beide Eltern daheim zu pflegen, behielt der Sohn den Vater im Haus und gab die Mutter schweren Herzens ins Heim. Das alles kostete viel Geld, und wenn der Sohn, der beruflich als Unternehmer sehr erfolgreich, aber auch sehr durch Arbeit belastet war, auf Besuch kam, plagte ihn das schlechte Gewissen, weil er sein Versprechen nicht hatte halten können. Und jetzt erzählte sie ihm immer von dem anderen, dem braven Peter!

Wir müssen vor der Weisheit dieser betagten Frau großen Respekt haben. Wenn wir uns vorstellen, daß diese Frau ihr ganzes Leben nur darauf ausgerichtet hatte, ihrem Sohn ein besseres Leben zu ermöglichen, als sie selbst es leben konnte, und nur deswegen ihre Ehe ertragen hat – und jetzt ging der Sohn her und pflegte den Vater, der sich nie darum gekümmert hatte, ob aus dem Sohn „etwas wird", aber für die Mutter, die sich aufgeopfert hatte und der er hoch und heilig versprochen hatte, daß er sie nie verlassen wird – ist kein Platz in seiner Familie ... jemand anderer würde darüber verzweifeln. Doch diese alte Frau hatte die Kraft gefunden, diesen harten Schlag zu überleben. Sie spürte intuitiv den Zwiespalt, in dem ihr Sohn sich befand – der „äußere" Peter, der aus seinen Lebensumständen heraus nicht anders handeln kann, und der „innere" Peter, der immer für sie da ist und sich permanent um sie kümmert. Sie hat dem „äußeren" Peter verziehen und hat den „inneren" Peter für sich körperlich spürbar in ihre Nähe geholt.

Die hier bezeichneten Symbole, welche in den Handlungen und Äußerungen desorientierter hochbetagter Menschen enthalten sein können, besitzen aber von Person zu Person individuell völlig unterschiedlichen Charakter und sind eng mit der Lebensgeschichte jedes einzelnen dieser Menschen verbunden. Sie können nicht einheitlich klassifiziert werden, sie folgen nicht den Thesen von Freud und haben auch keinen sonstigen psychoanalytischen Bezug (der im Modell der validierenden Pflege auch keinen Platz hat). Das birgt aber auch die Gefahr für uns Pflegepersonen in sich, derartige Kommunikationssymbole überinterpretierend zu deuten, anstatt sie behutsam als Platzhalter für ein tatsächlich stattgefundenes Ereignis aus dem früheren Leben unserer KlientInnen oder als Variable für ein tatsächlich existierendes Wort aus dem Sprachschatz der desorientierten hochbetagten Personen anzunehmen und in der Interaktion mit unseren KlientInnen bestätigend weiterzutragen.

Wir sollten überhaupt nie interpretieren, sondern lediglich diejenigen Informationen, die wir erhalten, wertfrei empfangen, dokumentieren und verwenden.

Die Kriterien, welche in der Interaktion mit Personen in Stadium III besonders beachtet werden müssen, gleichen in großen Zügen denen für die Interaktion mit Personen in Stadium II. Es sind dies in der Hauptsache:
— Berührung
— direkter Blickkontakt
— fürsorgliche Stimme
— Verwendung mehrdeutiger Fürwörter
— Spiegeln
— Gefühle mit Musik validieren

Zum ersten und letzten Punkt ist noch folgendes zu ergänzen.

Berührungen sind, wie schon erwähnt, ein besonders wirksames Mittel in der Interaktion zwischen der Pflegeperson und dem desorientierten hochbetagten Menschen. Es ist gleichzeitig auch die intimste Form von Kommunikation; die menschliche Haut ist das größte Sinnesorgan. Die über den Körper verteilten Sinneszellen informieren das Gehirn über alle inner- und außerhalb des Körpers ablaufenden Prozesse, eine Beschädigung dieser Sinneszellen kann eine Beeinträchtigung der eigenen Identität bewirken — ich kann mich selbst nicht mehr fühlen, nicht mehr erleben. Mangel an sensorischer Information steigert den Grad der Desorientiertheit. Berühren weckt „schlafende" Sinneszellen und stellt das Selbstbild des hochbetagten desorientierten Menschen zumindest in Ansätzen wieder her. Sie erfahren auf diese Weise nicht nur zusätzliche Reize, sondern auch wahrnehmbare Veränderungen ihrer Umwelt. Berührungen helfen, den eigenen Körper zu spüren und zu erfahren. Außerdem vermittelt Hautkontakt menschliche Nähe und Zuwendung. Durch Handhalten/-auflegen, Umarmen, Streicheln, gezielte Berührungen während der Körperpflege usw. können Vertrauen und Geborgenheit angebahnt bzw. unterstützt werden.

Sensorische Stimulation geht von der Grundlage guter Berührungsqualität aus. Um eine solche gute Berührungsqualität sicherzustellen, muß die Pflegeperson frei von eigenen Blockaden sein, konzentriert und bewußt, respektvoll und empathisch, frei von Berührungsängsten und nah, aber nicht distanzlos sein. Durch gute sensorische Stimulation wird bei sehr alten desorientierten Menschen in Stadium II, III und IV das psychosoziale Grundbedürfnis nach Geborgenheit und Sicherheit zumindest ansatzweise befriedigt.

Sensorische Stimulation beschränkt sich aber nicht nur auf Berührungen, sondern verwendet auch akustische, taktile und olfaktorische Reize, denn in den Schläfenlappen des Gehirns sind nicht nur Bilder und Töne, sondern auch Düfte und Gerüche als Schatz unserer Erinnerungen gespeichert.

Da bei Personen in Stadium III und IV jedoch oft nicht nachvollziehbar ist, welche Teile ihrer Umwelt von ihnen wahrgenommen werden, sollte man ihnen immer wieder Reize aus allen sensorischen Bereichen anbieten. Dies geschieht durch Ansprechen und Berühren, aber auch durch Vermitteln von Temperaturreizen, Gerüchen (z.B. Heuduft, Hefegeruch, bestimmte Parfumsorte) oder liebgewordener Klänge aus der Biographie der KlientInnen (z.B. Wanderlieder, Volkslieder, Operettenmusik, Marschmusik usw., aber auch Geräusche wie Vogelzwitschern, Meeresrauschen) oder auch durch Setzen von Geschmacksreizen wie Mundpflege mit Butter, Honig usw.

Auch kann man z.B. die Angehörigen bitten, eine Audiocassette – entsprechend der früheren Vorlieben und Gewohnheiten der KlientInnen – mit bestimmten Musikstücken oder auch Motorengeräuschen (Motorradmotor) oder Menschen- oder Tierstimmen u.a. aus der früheren Lebensumwelt dieser hochbetagten desorientierten Menschen zu bespielen.

Ebenso spielen taktile Reize eine bedeutende Rolle. Eine ehemalige Schneiderin Stoffstückchen berühren zu lassen, die Hände eines gewesenen Bäckers für einige Zeit in eine Schüssel mit Mehl zu legen, kann eine Assoziation wiederherstellen und den Klienten/die Klientin der Realität der Gegenwart eventuell ein kleines Stückchen näherbringen, zumindest bedeutet es Kontakt mit etwas Vertrautem aus dem früheren Leben. Es ist daher sehr wertvoll, sich eine kleine Realiensammlung anzulegen, eine Kollektion von Gegenständen aus der Zeit, als die heute desorientierten hochbetagten Personen noch jung waren. Flohmärkte und die Dachböden unserer Eltern und Großeltern sind Fundgruben für solche „Fahrkarten" in die Erinnerung, und das Berühren und das Hantieren mit diesen Gegenständen kann eine sehr erfolgreiche validierende Pflegemaßnahme sein. So fand z.B. eine

Kollegin auf dem Flohmarkt eines jener Wehrmachtsbestecke aus dem Zweiten Weltkrieg, bei denen Löffel und Gabel durch eine gemeinsame Schraube zusammengehalten wurden. Als sie dieses Besteck einem Klienten in Stadium III–IV, der auf fast keinerlei Ansprache oder Berührung mehr reagierte, in die Hand drückte, öffnete der alte Mann plötzlich die Augen und sagte klar und deutlich: „Das ist nicht meins! Das gehört dem Leutnant. Meines ist aus Blech!"

Die Möglichkeit, sensorische Stimulation als Mittel der Interaktion einzusetzen, setzt aber nicht voraus, daß wir viele verschiedene Stimulationstechniken lernen müssen. Nicht die Anzahl der angewandten Berührungstechniken, sondern die Qualität der Berührung ist entscheidend, und entscheidend ist auch die Intensität, mit der wir bereit sind, uns in diese sensorische Kommunikation mit unseren KlientInnen einzulassen.

Wo uns dies gelingt, werden wir feststellen, daß wir sensibler wahrnehmen können, wie es den KlientInnen geht, wo sie Fortschritte machen oder wo ihnen eine Pflegehandlung nicht guttut. Dadurch lassen sich Methoden und Techniken zur Körperpflege, zur Mobilisation u.a. an die Bedürfnisse der KlientInnen anpassen, und – was das schließliche Ziel validierender Pflege ist – wir tragen dadurch wesentlich zum individuellen Wohlbefinden der unserer Pflege und Betreuung anvertrauten hochbetagten desorientierten Menschen bei.

Stadium IV: Vegetieren

Körperliche und emotionale Charakteristika:
– Augen geschlossen, ausdrucksloses Gesicht
– Nahezu kein Muskeltonus – kaum Bewegungen
– Reagiert nicht auf Berührung, Stimme oder Blickkontakt
– Vollständig inkontinent
– Keine Erinnerung an Personen oder Gegenstände der Gegenwart und Vergangenheit
– Schlaffe Sitzhaltung, oft embryonale Liegehaltung

Desorientierte Personen in Stadium IV haben sich schon so weit aus der Realität der Gegenwart zurückgezogen, daß sie praktisch den sozialen Tod vor ihrem physischen Ableben erleiden.

Es bestehen wenig Anzeichen nach außen, daß Menschen in diesem Stadium auf validierende Techniken oder Pflegemaßnahmen reagieren, doch sollte man durch Berührung, respektvolle Anerkennung seiner Existenz und fürsorglichen Umgang bis zu seinem Tod ihn spüren und hören lassen, daß wir ihn wahrnehmen und ihm empathisch und respektvoll begegnen.

Hören ist der erste Sinn, der sich beim Menschen entwickelt, und der letzte, der verlorengeht. Mit einem Menschen in Stadium IV bestätigend zu sprechen, kann wohltuend für ihn sein, z.B. seine Hand zu streicheln und zu sagen: „Das ist die Hand, die immer so fleißig gearbeitet hat. Sie waren immer ein fleißiger und guter Arbeiter."

Bewußtes Setzen einfacher Reize wie Berührung, Druck, Reibung, Wärme, Kälte, Vibration, aber auch bekannte Stimmen, Gerüche und Musik können uns in diesem Bemühen unterstützen. Je mehr wir über die persönliche Biographie dieser hochgradig desorientierten Menschen wissen, umso intensiver und vielfältiger können wir validierende Pflegemaßnahmen einsetzen.

Wesentlich ist, daß wir nicht davon ausgehen, daß unser Bemühen um das Wohlbefinden dieses Menschen in Stadium IV *für uns* einen Erfolg zeigt, sondern daß es für den von uns betreuten hochbetagten Menschen erfolgreich ist.

In der heutigen Zeit, in der nur meßbare Leistungen zählen, nur Aktivität und Erfolg Kriterien für positive Lebensbewältigung darstellen, neigen wir oft dazu, die Begleitung eines Menschen in seiner allerletzten Lebensphase als vergebliches Bemühen einzuschätzen, sein Sterben als Mißerfolg unserer Arbeit zu werten. Wir betrachten das letzte Lebensstadium nur zu oft als eine Kette von Defiziten. Gerade aber in der Anwendung validierender Pflege sollten wir uns dessen bewußt sein, welches Maß an Kompetenz für die von uns betreuten Menschen – und für uns als Pflegepersonen – im Durchleben und in der Begleitung dieses letzten Lebensstadiums enthalten ist.

Wir sollten uns daher über den Erfolg jedes einzelnen dieser hochbetagten Menschen freuen, die durch unsere Unterstützung, die sie Wertschätzung und persönliche Würde bis zuletzt erfahren ließ, in Frieden sterben konnten.

Checkliste
zur Bestimmung des Grades der Desorientiertheit
(nach Feil)

KÖRPERLICHE UND EMOTIONALE CHARAKTERISTIKA	Einstufung der Klientin/des Klienten anhand dreier Besuche zu unterschiedlichen Tageszeiten		
	1. am .... um ....h	**2.** am .... um ....h	**3.** am .... um ....h
STADIUM I:			
Blickkontakt/Blick zielgerichtet			
Muskeln gespannt			
Präzise Körperbewegungen			
Kann gehen			
Sprache leicht verständlich - verwendet korrekte Worte			
Zeigt Interesse an Umwelt			
Widersetzt sich Veränderungen			
Weiß Tageszeit/Jahreszeit			
Leugnet Gefühle (Einsamkeit, Angst, Eifersucht u.ä.)			
Leugnet Verlust von Seh-, Hör-, Bewegungsvermögen			
Kontinent			
Beschuldigt andere, sie zu bestehlen, vergiften zu wollen u.ä.			
Fühlt sich in Gesellschaft von verwirrten Menschen deplaziert			
Möchte ihre persönlichen Habseligkeiten immer in Reichweite haben (Handtasche, Stock, Hut u.ä.)			
Geringfügige Einbußen des Kurzzeitgedächtnisses			
Fühlt sich durch eigene Desorientierung bedroht - konfabuliert			
Soziale Kontrolle - hält Regeln ein			
Legt Wert auf körperliche Distanz			
Kann überwiegend für sich selbst sorgen			
Möchte Status/Prestige			

Datum: ..-..-20...   **verfaßt von: N.N.(Unterschrift)**

Checkliste (Fortsetzung)

KÖRPERLICHE UND EMOTIONALE CHARAKTERISTIKA			
STADIUM II:			
Schlaffe Muskulatur, keine zielgerichtete Bewegung, oft richtungsuchend, schlurfende Schritte			
Atemrhythmus verlangsamt			
Stimmlage meist leise, monoton - spricht langsam			
Blick klar, nicht zielgerichtet			
Handbewegungen passen zu Emotionen, oft suchend, fragend			
Schultern vorgezogen, Kopf fällt nach vorne			
Verlust des Kurzzeitgedächtnisses - gutes Langzeitgedächtnis			
Teilweise inkontinent			
Durch Verlust von Hör-, Seh- und logischem Denkvermögen verschwimmt Realität der Gegenwart			
Drückt Gefühle aus. Kann sich an Fakten nicht erinnern (z.Teil)			
Kann nicht in Zusammenhängen denken			
Zieht sich in die Vergangenheit zurück (z.B. Suche nach der Mutter, nach dem früheren Zuhause			
Kreiert eigene Wortkombinationen und Lautfolgen (Schlüsselworte)			
Beginnender Ich-Identitätsverlust			
Verlust der sozialen Kontrolle - hält Regeln nicht ein			
Weiß Tageszeit/Jahreszeit nicht			
Beschwert sich oft, kein Essen zu bekommen			
Besitzt Intuition - fühlt Aufrichtigkeit/Unaufrichtigkeit			
Reagiert auf Berührung und Blickkontakt mit Streßreduktion und gesteigerter Aktivität			
Verliert die geistige Fähigkeit zu lesen und zu schreiben			
Eingeschränkte Konzentrationsfähigkeit			
STADIUM III:			
Vollführt ständig eine Bewegung (rastloses Auf- und Abgehen, Klopfen,Wischen, Schmatzen u.ä.)			

Datum: ..-..-20...   **verfaßt von: N.N.(Unterschrift)**

Checkliste (Fortsetzung)

KÖRPERLICHE UND EMOTIONALE CHARAKTERISTIKA			
Spricht in unverständlichen Silben (summt oder stammelt)			
Vollständig inkontinent			
Starrt vor sich hin oder sitzt mit geschlossenen Augen			
Vollständiger Verlust der Ich-Identität			
Reagiert auf Berührung oder Blickkontakt erst nach längerer Stimulanz			
Kein Bedürfnis zu sprechen			
Keine soziale Kontrolle			
Kann sich nur auf eine Person/einen Gegenstand konzentrieren			
Vergißt Personen und Gegenstände der Gegenwart, erinnert sich gut an Personen und Gegenstände aus der Vergangenheit			
STADIUM IV:			
Augen geschlossen, ausdrucksloses Gesicht			
Nahezu kein Muskeltonus - kaum Bewegungen			
Reagiert nicht auf Berührung, Stimme oder Blickkontakt			
Vollständig inkontinent			
Keine Erinnerung an Personen oder Gegenstände der Gegenwart und Vergangenheit			
Schlaffe Sitzhaltung, oft embryonale Liegehaltung			

Auswertung der Einstufung:

☐ **Klient/in befindet sich vorwiegend in Stadium I**
☐ **Klient/in befindet sich vorwiegend in Stadium II**
☐ **Klient/in befindet sich vorwiegend in Stadium III**
☐ **Klient/in befindet sich vorwiegend in Stadium IV**
☐ **Klient/in schwankt zwischen Stadium ..... und ......**

Sonstige Bemerkungen:

Datum: ..-..-20...   **verfaßt von: N.N.(Unterschrift)**

In der Isolationsspirale

Wir Pflegenden sind uns dessen oft gar nicht bewusst, daß wir durch die Art unserer Kommunikation mit hochbetagten, desorientierten Menschen eine Abwärtsspirale in Gang setzen, die bei fortgesetzter Weiterführung dieser strikt verbal-kognitiv ausgerichteten Form von Interaktion sehr viel dazu beiträgt, daß diese hochbetagten Menschen binnen kürzester Zeit vom Stadium mangelhafter Orientiertheit in das Stadium des Vegetierens eintreten. Wir befördern auf diese Weise unbewusst ihre Ausgrenzung aus der Kommunikation und damit die zunehmende Isolation dieser Menschen bis hin zum sozialen Tod vor dem physischen Sterben.

Es ist ein schrittweiser Rückzug *unsererseits* aus der Interaktion, deren Versiegen wir für eine unausweichliche Begleiterscheinung fort-schreitender Demenz halten, und wir erkennen oft gar nicht, wie vielfältig auf anderer Ebene als ausschließlich verbal-kognitiv wir die Interaktion mit den hochbetagten Menschen aufrechterhalten könnten.

Wenn wir uns diesen Niedergang unserer eigenen Kommunikations-fähigkeit anhand der vier Stadien der Desorientiertheit nach Feil näher betrachten, wird uns jedoch bald klar, wo unsere Kapitalfehler in der Interaktion mit den von uns betreuten alten Menschen liegen.

Status: Mangelhaft orientiert (Stadium I nach Feil)
„Beschuldigungen, Behauptungen, konfabulieren"
Aussagen der KlientInnen werden nach „Glaubhaftigkeit" ausgewählt und ernstgenommen – „Vorsicht" in der Kommunikation – Kommunikation ausschließlich verbal-kognitiv

Mangelhaft orientierte Menschen benötigen sehr viel Status und Prestige. Sie merken, daß ihre Strukturen verloren gehen und empfinden dies als ungemein steßbesetzt. Sie halten daher an Dingen und Handlungen fest, die für sie früher einmal wichtig waren, die für sie eine Quelle von Status und Prestige bedeutet haben, und sie ertragen es nur sehr schwer, daß sie ihrer Kompetenzen verlustig gehen, sei es im kognitiven, sei es im materiellen Bereich. Aus diesem Grund projizieren sie ihren Frust über ihre eigene zunehmende Unzulänglichkeit nach außen und weisen anderen die Schuld dafür zu, behaupten bestohlen, vergiftet, verfolgt zu werden oder helfen sich mit Konfabulieren über Gedächtnislücken hinweg. Und wir? Wir versuchen, diese Menschen verbal-kognitiv an der Realität zu orientieren und machen ihnen auf diese Weise ihre Defizite noch zusätzlich bewusst. Untereinander sagen wir schon: „Paß auf den da auf, dem kann man nicht alles glauben!" Oder: „Die will auch immer eine Extrawurst für sich, glaubt, alles ist nur für sie da!"

Klassisches Beispiel aus dem Pflegealltag: Im Speisesaal geht Frau Meier, 85, schnurstracks auf den Tisch zu, an dem Herr Müller, 89, sitzt und sagt sehr wütend „Dieser Platz ist mein Platz, da hat niemand anderer zu sitzen!" Oft reagiert das Pflegepersonal hier sehr belehrend: „Aber Frau Meier, der Sessel ist nicht Ihr Eigentum, der ist für alle anderen auch da, Sie können den Platz nicht für sich beanspruchen, wenn er frei ist, können Sie sich selbstverständlich hinsetzen, aber wenn jetzt der Herr Müller da sitzt, dann haben Sie nicht das Recht, den Herrn Müller wegzuschicken!"

Wir neigen dann auch noch dazu, Frau Meier zu etikettieren und zu sagen: „Wie rücksichtslos, wie egoistisch von ihr! Der arme Herr Müller, immer fährt sie ihn so an!", anstatt zu erkennen, daß eben dieser Sessel für Frau Meier das einzige geblieben ist, was noch ihr gehört. Sie hat bereits so vieles in ihren letzten Lebensjahren aufgeben müssen, was ihr wichtig war, hat viele körperliche und soziale Verluste erlitten, sehr viel von ihrer Identität einbüßen müssen. Vielleicht ist just dieser Sessel für sie das letzte Stückchen Status geblieben, das sie noch als für ihr allein gehörend behaupten kann. Es wäre daher in jedem Fall sinnvoller, an diesem Sessel ein Schild zu befestigen mit der Aufschrift: „Stammplatz von Frau Meier" – damit erhält sie Status und Prestige und wir machen ihr nicht ihre Verluste noch mehr bewusst, indem wir ihr klar zu machen versuchen, daß nicht einmal mehr dieser Sessel ihr allein gehört. Es kann keinen Erfolg bringen, um Verständnis für Herrn Müller zu werben. Frau Meier ist über 80 Jahre alt und zu neuen Einsichten weder willens noch fähig, sie wird ihren Anspruch auf „ihren" Sessel nicht aufgeben.

Wenn z.B. Frau Schmid sagt: „Die sparen da so mit dem Licht! Man sieht im ganzen Haus überhaupt nichts! Das ganze Geld nehmen sie mir weg und sparen dann so mit dem Licht, ich renne ständig an alle Ecken und Kanten, ganz blau bin ich schon geworden, wo ich doch sonst immer alles sehe, was im Weg steht!" Was machen wir in der Regel? Wir sagen:

„Frau Schmid, Sie haben sicher früher alles klar und deutlich gesehen, aber in der Zwischenzeit sind Sie nun doch auch schon älter geworden! Gehen Sie doch einmal zum Augenarzt und lassen Sie sich eine Brille verschreiben!"

Oder wenn hochbetagte Menschen, weil sie etwas nicht finden, sagen, es sei ihnen gestohlen worden, dann sagen wir: „Schauen Sie doch zunächst noch einmal ordentlich überall nach, wo es sein könnte, bevor Sie jemanden beschuldigen, wie kommt man denn dazu, daß man beschuldigt wird!" Und wenn eine hochbetagte Bewohnerin, was sehr häufig vorkommt, sich über die Wäscherei beklagt: „Unmöglich, wie die meine Wäsche waschen, ich habe so eine teure kostbare Wäsche, mein Leben lang habe ich die Sachen auch immer mit einem teuren Waschmittel gewaschen, und seit ich hier im Heim bin, ist die Wäsche so eingegangen, weil die hier so ein billiges Waschmittel nehmen!" Was sagen wir in sicherlich liebenswürdigem Ton, aber strikt realitätsorientierend? „Liebe Frau X., denken Sie doch daran, seit Sie hier bei uns sind, und unsere gute Kost bekommen, haben Sie an Gewicht zugenommen, das kann Ihnen ja alles nicht mehr passen!"

Status: Zeitverwirrt/zeitreisend (Stadium II nach Feil)

„Verschwimmender Zeit- und Lebenshorizont, alogische Zuordnungen"
Aussagen der KlientInnen werden nicht mehr „ernst" genommen – –teilweise Versuch logischer Reorientierung – Kommunikation in Form von vorwiegend unidirektionalen Anordnungen (psychische und physische „Dressur"

Wir wissen es von uns selbst, und es ist dem einen oder anderen von uns auch vielleicht auch schon passiert, daß man den Sündenbock abgeben musste – daß man in der Schule prinzipiell der oder die war, die etwas „angestellt" hat, wofür man gar nichts konnte. Oder das Beispiel der sprichtwörtlichen bösen Schwiegermutter, der man nie etwas recht machen kann und die einen immer als den oder die Unfähige bezichtigt – zu Beginn rebelliert man und lehnt sich gegen diese Stigmatisierung auf, doch irgendwann resigniert man und zieht sich in sich selbst zurück.

Genauso ist es auch mit mangelhaft orientierten Menschen, denen wir nicht glauben, denen wir mit Vorsicht begegnen, deren Defizite wir bewusst macht, irgendwann resignieren diese hochbetagten mangelhaft orientierten Menschen, ziehen sich zurück ins Stadium der Zeitverwirrtheit oder Zeitreise.

Was machen wir, wenn Frau Wagner, 90, ihre Mutter sucht? Wir versuchen entweder, sie kognitiv an der Realität zu orientieren, indem wir sagen, daß ihre Mutter ist schon gestorben ist. Wenn Frau Wagner das nicht glauben möchte, probieren wir es durch Anschaulichmachung der Realität und machen mit Frau Wagner einen realitätsorientierenden Ausflug auf den Friedhof zum Grab ihrer Mutter; oder wir zeigen ihr vielleicht jeden Tag immer wieder ein Foto vom Grab der Mutter, damit sie die Tatsache „endlich einmal begreift".

Oft noch schlimmer: Wir ziehen eine Show ab, spielen den desorientierten alten Menschen Theater vor. Herr Huber, 92, will in den Stall gehen, sein Vieh füttern, und wir kommen mit einem Glas Milch und sagen: „Schauen Sie, ich war schon in Ihrem Stall, ich habe Ihre Kühe schon gemolken, Sie können sich ruhig hier niedersetzen" und vielleicht noch beschwichtigend und mit leichtem Nachdruck (physisch und psychisch dressieren!) „Setzen Sie sich schön her und trinken Sie die Milch, und dann gehen wir schlafen (= „symbiotischer Plural der Pflege" © DGKS Rita Wachter und DGKS Elfi Bechtold) und morgen in der Frühe" (nach dem „Florianiprinzip" - da bin *ich* nicht im Dienst!) „gehen wir miteinander in den Stall", in der Hoffnung, Herr Huber hat seinen Wunsch bis dorthin vergessen oder das Problem wird an die den anderen Teamitglieder weitergeschoben.

Die Fähigkeit von Herrn Huber zu kognitivem Denken ist wahrscheinlich schon stark verloren gegangen, aber intiuitiv wird er merken, daß wir ihn belügen, und sein Rückzug wird sich verstärken.

Status: Rückzug - sich wiederholende Bewegung (Stadium III nach Feil)

„Unverständliche Laute und Gesten"
Aussagen der KlientInnen werden nicht mehr kognitiv wahrgenommen – Kommunikation in Form von ausschließlich unidrektionen Anordnungen (physische „Dressur")

Wenn sich der hochbetagte zeitreisende Mensch nicht ernstgenommen, sich alleingelassen fühlt, seine psychosozialen Bedürfnisse nach Geborgenheit und Sicherheit oder danach, produktiv zu sein und gebraucht zu werden, unbefriedigt sind, zieht er sich noch weiter zurück ins Stadium der sich wiederholenden Bewegung.

Hier ist sein Wortschatz zur Gänze verloren gegangen, er ist nicht mehr in der Lage, durch die Sprache Wünsche, Gefühle und Bedürfnisse zum Ausdruck zu bringen, er kommuniziert durch eine immer wiederkehrende, uns sinnleer erscheinende Bewegung, oder durch ein immerwährendes Rufen, wie z.B. „Hallo, Hallo" – er wird von uns kognitiv gar nicht mehr wahrgenommen. Die Kommunikation ist nur mehr physische Dressur, nach dem Motto: „Der versteht es ohnehin nicht mehr, der gibt keine vernünftige Antwort, der plappert immer nur wieder dasselbe", und wir sprechen mit ihm in Sätzen wie: „Mund auf!" „Schön schlucken!" „Drehen Sie sich zu mir, Sie können nicht herausfallen!" „So, und jetzt schlafen wir schön brav!"

Wenn wir in diesem Stadium nicht zu anderen non-verbalen Methoden der Kommunikation wechseln, wie sensorische Stimulation, emotionale Reminiszenz, eventuell auch unterstützt durch Aromapflege, und trotz allem immer wieder verbale validierende Ego-Stärkung einsetzen, dann wird der Rückzug dieses hochbetagten Menschen total.

Status: Völliger Rückzug - vegetierend

„Barriere der Stummheit"
Keinerlei Regungen der KlientInnen mehr kognitiv wahrgenommen – wortlose physische Pflege – sozialer Tod

In diesem Stadium liegen die Menschen nur mehr bewegungslos im Bett, oft embryonal zusammengekrümmt, mit geschlossenen Augen oder den Blick ohne Fokus ins Leere gerichtet, ohne für die Außenwelt sichtbare Reaktion. Wo die Worte fehlen, fehlen auch bald die Berührungen – mittels PEG-Sonde ernährt und mit Einmalhandschuhen angefasst, ohne Bewusstsein für die Grenzen des eigenen Körpers, wird die Realität der Gegenwart zum Unerlebbaren, kein Ort, um dorthin zurückkehren zu wollen, wenn wir nicht diesen Menschen emotional hoch positiv besetzte Elemente aus ihrem vergangenen Leben wieder in Erinnerung rufen, und damit eine Brücke zu unserer Realität schlagen, auf diese Weise kommunizierend ihr Lebenswerk wertschätzend bestätigen.

Die hohe Kompetenz geriatrischer Pflege besteht darin, von der ausschließlich verbal-kognitiven Sicht unseres Lebens abgehend auch alle anderen, unendlich vielfältigen Formen von Interaktion und Kommunikation einzusetzen, die zumindest dahingehend wirken, daß sich der Rückzug hochbetagter, desorientierter Menschen verlangsamt und sie nicht ihren sozialen Tod bereits vor ihrem physischen Tod erleben müssen.

Fallbeispiele: Validierende Wege aus der Kommunikationskrise

Fall 1: Bekämpft - Frau Cilli B., Stadium I

„Manchmal ist es nicht einfach, empathisch zu sein", sagten die Mitglieder des Betreuungsteam in einem Seniorenheim zu mir anlässlich einer Fallbesprechung im Haus, „du sagst zwar immer wieder, die Grundlage jeder erfolgreichen geriatrischen Pflege ist Empathie und eine validierende Haltung, aber was sollen wir zum Beispiel mit Frau Cilli machen – die bringt uns echt zur Verzweiflung mit ihrer ewigen Nörglerei! Ihr ist nichts recht, was immer es auch ist. Die hält sich für etwas besseres. Wir möchten schon gar nicht mehr zu ihr ins Zimmer hineingehen, denn kaum steckt eine von uns den Kopf durch die Tür, geht das schon los, an allem hat sie etwas auszusetzen. Sie beschwert sich über das Essen, über die dementen Mitbewohner, eigentlich über alles. Am meisten nervt uns, daß sie immer behauptet, daß die Bettwäsche feucht aus der Wäscherei kommt und feucht überzogen wird. Die Wäsche ist staubtrocken, aber das können wir ihr nicht klar machen, dann wird sie jedes Mal sehr wütend und sagt, wir stecken mit denen von der Wäscherei unter einer Decke. Wenn wir an ihr Verständnis appellieren wegen der anderen dementen Bewohner, dann wird sie noch viel ablehnder und wütender. Keiner von uns will mit ihr mehr reden, jeder weicht ihr aus – aber das ist ja eigentlich auch keine Lösung. Was können wir nur tun?"

Ich versuche, mit Frau Cilli in ihrem Zimmer ins Gespräch zu kommen, ein Zimmer, das sie mit einer zweiten Bewohnerin teilt. Ich frage respektvoll, ob sie mir ein wenig ihrer kostbaren Zeit schenken würde, um mit mir zu plaudern. „Na endlich jemand mit Manieren!" antwortete Frau Cilli. „Das Personal hier im Haus ist ja so etwas von ungebildet, wissen Sie, ich habe das Gymnasium besucht, da hat man gelernt, sich anders auszudrücken als die meisten vom denen hier, insbesondere die Bedienerin, die hat ja Manieren wie ein Kanalräumer, wenn sie das Zimmer betritt, klopft sie zwar an, wartet aber nie solange, bis ich „Herein" gesagt habe, sondern kommt da einfach herein! Na, und dann die Leute, die da im Heim wohnen, die gehörten ja alle nicht da her, die gehören eher auf eine Psychiatrie! Es ist eine Zumutung mit diesen Menschen beisammen zu wohnen! Man kann sich doch mit niemandem unterhalten, es interessiert sich hier keiner für Musik, man möchte doch schließlich auch über etwas anderes reden als ‚Was gibt es heute zu essen'!"

Und sie beklagte sich weiter bei mir über die Zustände im Haus: „Das Essen hier am Sonntag – wissen Sie, zuhause habe ich immer Wert darauf gelegt, daß es am Sonntag ein Schnitzel und Kartoffelsalat gibt. Aber manchmal gibt es hier Speisen, die sind doch kein Sonntagsessen, oder halten Sie etwa Geselchtes mit Kraut und Knödeln oder Gulasch für ein Sonntagsessen? Und dann die Wäsche – wissen Sie, ich war Filialleiterin in der Habsburg-Wäscherei – es ist nicht zu übersehen, wie feucht die Wäsche hier oft aus der Wäscherei heraufkommt, und in diesem feuchten Zustand wird mein Bett überzogen, und auch wie die sonst mit der Wäsche umgehen, das ist eine Zumutung, aber ich muß mir das bieten lassen, ich habe ja keine Möglichkeit, mich zur Wehr zu setzen, die halten hier ja alle zusammen und sind gegen mich."

Zum Beweis zeigte mir Frau Cilli einen Pullover, der vor vielen Jahren einmal ein sehr schönes und teures Stück gewesen sein muß, sie erzählte, sie habe ihn sich beim „Matzner" (eine Textilhandelskette, die es seit Jahren nicht mehr gibt) um teures Geld gekauft und sie hab ihn zuhause nur mit der Hand und mit einem Feinwaschmittel gewaschen. Aber seit sie hier im Heim ist, meinte sie ärgerlich und traurig zugleich, wird der Pullover immer schäbiger, wenn sie ihn in der Wäscherei waschen lässt, weil die keine Ahnung haben, wie man mit Pullovern fachgerecht umgeht.

Für Frau Cilli war dieser Pullover nicht schäbig durch das jahrzehntelange Tragen, sie empfand, daß mit ihrer persönlichen, für sie unerfreulichen Lebenssituation auch die Dinge, die ihr Leben begleitet hatten, erst jetzt zunehmend an Glanz und Wert verloren. Ich habe sie validierend bestätigt und sagte: „Ja, Frau Cilli, das ist schon hart, wenn einem so viele schöne Dinge, die man einmal gehabt hat, verloren gehen. Sie haben sich sicher das Altwerden anders vorgestellt."

In weiteren validierenden Gesprächen mit Frau Cilli erfuhr ich mehr über ihre Lebensgeschichte. Sie war früher immer eher eine Einzelgängerin gewesen, sie hatte mit ihrer Mutter zusammengelebt. Ihre Mutter, die für Frau Cilli immer ein Vorbild war, hatte ihre Leidenschaft für Musik gefördert und war mit ihr regelmäßig in Konzerte oder in die Oper gegangen. Es gab in früheren Jahren auch einige Freundinnen und Bekannte, die ihrem intellektuellen Anspruch gerecht wurden und mit denen sie sich „anspruchsvoll" unterhalten konnte und die ihre Vorliebe für Musik teilten. Wie anders ist es nun hier im Pflegeheim: Sie muß ihr Zimmer zwei anderen Bewohnerinnen teilen „wie im Armenhaus" und als besonders schlimm empfindet sie, „daß man mit diesen Leuten sich nicht einmal über Musik unterhalten kann". Und dann verlangt man von ihr noch, daß sie für diese „Verblödeten" hier Verständnis aufbringen soll, die doch wirklich alle auf die Psychiatrie gehören!

Gemeinsam mit dem Team haben wir als psychosoziale Pflegediagnosen erhoben: 00120 Selbstwertgefühl, chronisch tief, 00055 Rollenerfüllung, unwirksam, 00097 Beschäftigungsdefizit, 00052 Soziale Interaktion, beeinträchtigt, und haben eine validierende Pflegeplanung für Frau Cilli erstellt.

Zunächst einmal mussten sich alle darüber klar werden: Wir konnten keine Lösung präsentieren, daß Frau Cilli im Heim glücklich ist, denn sie hatte sich ihren Lebensabend sicher anders vorgestellt und sah sich mit einer Unzahl von unwiderbringlichen Verlusten konfrontiert. Weiters war es wichtig sich klar zu machen, daß mangelhaft orientierte Menschen in den meisten Fällen gar nicht in der Lage sind, Verständnis für dementere Menschen zu haben, weil jemand, der sich in Stadium I befindet, mit seiner ganzen Energie seine Fassade, seine Struktur aufrechterhalten möchte. Personen, die sich nicht mehr an soziale Regeln halten, die keine Strukturen mehr besitzen, lösen bei Menschen in Stadium I Streß aus. An ihr Verständnis zu appellieren, bedeutete für Frau Cilli eine glatte Überforderung und für das Betreuungsteam nur zusätzlichen Frust.

Wichtig war für das Team auch die Erkenntnis, daß die Lebensqualität von Frau Cilli nur verbessert werden kann, indem man Maßnahmen ergreift, welche die psychosozialen Grundbedürfnisse von Frau Cilli nach Status und Prestige und danach, produktiv zu sein und gebraucht zu werden, wenigstens teilweise befriedigen.

Wir haben uns daher zunächst die Säulen der Identität von Frau Cilli angesehen – so vieles war schon verlorengegangen – ihr beruflicher Status als Filialleiterin einer Wäscherei, die Besuche in Konzert und Oper, die Unterhaltung mit gleichgesinnten Freunden. Ihr Selbstwertgefühl war sehr gesunken, ihre soziale Rolle nicht mehr erfüllbar – kein Wunder, daß sie alles nur mehr negativ sah!

Hier haben wir mit den validierenden Maßnahmen angesetzt: Die Stationsschwester hat Frau Cilli gebeten, ob sie als Fachfrau und Filialleiterin ihr helfen könne, daß die Wäsche bei der Übernahme auf der Station genau kontrolliert wird. Sie hat ihr eine Liste übergeben und sie gebeten, sie möge darauf vermerken, was von den Wäschestücken noch feucht ist und was man nachtrocknen muß, und hat sie weiters gebeten, sie am Freitag regelmäßig um 14:00 h bei einer Tasse Kaffee zu informieren, ob die Wäschelieferung zufriedenstellend war. Jeden Tag, wenn die Wäsche von der Wäscherei kam, stand Frau Cilli mit der Liste daneben und kontrollierte penibel. In den ersten Wochen fand Frau Cilli auch immer etwas zu beanstanden, doch das wurde zunehmend seltener und nach einigen Wochen meinte sie gegenüber der Stationsschwester, na also, seit die in der Wäscherei merken, daß sie kontrolliert werden, kommt die Wäsche nicht mehr feucht auf die Station. Die Stationsschwester bedankte sich jedesmal für die große Hilfe und Unterstützung, worauf Frau Cilli darauf meist gönnerhaft erwiderte: „Na, Sie sind ja noch jung, aber mit meiner Hilfe werden Sie es schon noch lernen". (Wobei die Stationsschwester in die Pflegeplanung mit einbezogen war und somit wusste, daß hier nicht ihre Kompetenz in Frage gestellt wurde, sondern dies Teil der validierenden Maßnahme war, das Selbstwertgefühl von Frau Cilli zu heben und sie nahm diese Äußerungen daher nicht persönlich.

Das Seniorenheim war in der glücklichen Lage, daß ins Haus eine Dame vom ehrenamtlichen Besuchsdienst kam, die zufällig auch sehr musikbegeistert war und nur die finanziellen Ressourcen nicht besaß, um regelmäßig in Konzert und Oper zu gehen. Das Team machte Frau Cilli und die Dame von Besuchsdienst miteinander bekannt. Frau Cilli hatte somit quasi eine „Gesellschafterin" und eine Begleiterin für die Oper. Und da sie ausreichend Geld für solche Unternehmungen zur Verfügung hatte, bezahlte sie dieser Dame als „Lohn" für ihre Begleitung die Eintrittskarte.

Frau Cilli war ab sofort immer sehr damit beschäftigt, schon Wochen vorher die Programme zu studieren, was sie sich in nächster Zeit anschauen bzw. anhören werden, und es war für sie dann sehr wichtig, ein paar Tage vor dem geplanten Konzert- oder Opernbesuch zum Friseur und zu Maniküre und Pediküre zu gehen, und sie stellte umfangreiche Überlegungen an, was sie anziehen werde.

Für diese Konzerte und Opernbesuche wurde ein Erinnerungsalbum angelegt. Nach jedem Besuch hat Frau Cilli gemeinsam mit Ihrer Begleiterin das jeweilige Programmheft und die Eintrittskarte eingeklebt und es wurden einige erläuternde Sätze dazugeschrieben. Dieses Album trug Frau Cilli jetzt immer bei sich und zeigte es stolz jedem im Haus.

Als ich zwei Monate später wieder zu einer anderen Fallbesprechung ins Heim gerufen wurde und nach Frau Cilli fragte, erzählten mir die Kolleginnen: „Das mit den Konzert- und Opernbesuchen tut ihr sichtlich gut. Natürlich ist sie manchmal immer noch grantig und fühlt sich hier im Haus deplaziert, aber ihre Lebensqualität hat sich streckenweise sichtbar verbessert und darüber freuen wir uns sehr mit ihr!"

Wenn wir unsere Möglichkeiten als Pflegepersonen realistisch betrachten, wird uns rasch klar werden, daß wir die psychosozialen Bedürfnisse betagter Menschen nie zur Gänze werden befriedigen können, denn wir können ihnen ihr vergangenes Leben nicht zurückgeben. Wir können allerdings einiges davon mit validierenden Maßnahmen wiederbeleben und dadurch ihre Lebensqualität zumindest teilweise heben, sodaß sich diese betagten Menschen wenigstens an einigen Tagen zufrieden, wertgeschätzt und angenommen fühlen, und nicht das Gefühl haben, ständig nur als lästig, unglaubwürdig und belastend empfunden zu werden.

Fall 2: Beschwichtigt - Herr Vinzenz S., Stadium II

Herr Vinzenz, 86, war nicht davon abzubringen: Obwohl es erst 5 Uhr früh war und alles noch schlief, wollte er unbedingt aufstehen. Die diensthabende Schwester, die ihn dabei erblickte, als er gerade die Beine aus dem Bett schwang, und ihn dazu bewegen wollte, sich wieder niederzulegen, wies er laut zurecht: „Ich muß aufs Postamt gehen! Lassen Sie mich, ich MUSS aufs Postamt gehen, ich trage die Verantwortung!!" Die anderen BewohnerInnen wurden dadurch wach, einige begannen, Herrn Vinzenz zu beschimpfen, andere beklagten sich bei der Schwester – Streß und Unruhe erfasste jäh die ganze Station. Die Schwester versuchte es mit Realitätsorientierung und sagte: „Herr Vinzenz, es ist doch erst fünf Uhr, die Post sperrt doch erst um 8 Uhr auf, legen Sie sich doch wieder nieder!" doch da kam sie bei Herrn Vinzenz schön an. „Ich muß jetzt gehen! Denn ich muß aufsperren!!" und er wehrte sich entschieden gegen ihren sanften Versuch, ihn wieder in Rückenlage zu bringen.

Eine zweite Schwester kam hinzu und versuchte es mit Beschwichtigung: „Doch nicht heute, Herr Vinzenz, Sie müssen heute nicht aufsperren, heute hat das Postamt doch geschlossen! Morgen, Herr Vinzenz, morgen müssen Sie erst gehen, heute nicht!" Unverständliches vor sich hin murmelnd und etwas ungläubig den Kopf schüttelnd legte sich Herr Vinzenz wieder ins Bett.

Anläßlich einer Fallbesprechung erzählte mir das Team von diesem Vorfall. „Und das ist nicht das erste Mal", erzählten mir die KollegInnen. „Darüber hinaus geht er tagsüber überall im Haus herum und fragt jeden, der ihm begegnet, wo das Postamt ist, er muss das Postamt aufsperren. Er findet dann nicht in sein Zimmer zurück, legt sich oft in fremde Betten und kramt in fremden Nachtkästchen herum, was natürlich bei den betroffenen BewohnerInnen großen Streß und Unruhe auslöst. Die mangelhaft orientierten BewohnerInnen fühlen sich von ihm belästigt, ja sogar öfters bedroht, beschimpfen ihn, er soll ihre Sachen in Ruhe lassen und verschwinden, er soll jetzt endlich mit dieser Post aufhören, hier gibt es keine Post. Das bringt Herrn Vinzenz natürlich noch mehr in Streß und er ist dann völlig durcheinander und desorientiert. Wir möchten doch, daß es unseren BewohnerInnen gut geht, und daß sie sich wohlfühlen und keine unnötigen Aufregungen durchmachen müssen. Was können wir nur tun, um Herrn Vinzenz zu beruhigen, wir können doch kein Postamt hier installieren!"

Ein Blick in die Dokumentation zeigte, daß als Problem eingetragen war: „Stationsflüchtig, andere BewohnerInnen fühlen sich von ihm belästigt." Es war aber auch vermerkt, daß Sohn und Schwiegertochter von Herrn Vinzenz ihn zweimal pro Woche besuchen kamen. Sie erzählten bei ihrem nächsten Besuch auf die Fragen des Teams, daß Herr Vinzenz früher auf dem Land in einer kleinen Ortschaft im Weinviertel gelebt hatte, und dort das Postamt betreut hat, ein winziges Amt, einen Einmannbetrieb, und er hat dort alles selbst gemacht, was so anfiel, den „gewöhnlichen" Schalterdienst genauso wie die Tätigkeiten des Amtsvorstandes, im Ort wurde er daher zwar scherzhaft, aber nichtsdestoweniger voll Respekt der „Postdirektor" genannt. Er musste daher wirklich von Montag bis Samstag jeden Tag um fünf Uhr früh aufstehen, und zu Fuß den langen Marsch bis zu seinem Postamt antreten, damit er rechtzeitig alles bereit hatte, wenn um 8 Uhr der Parteienverkehr begann.

Gemeinsam mit den Team habe ich die psychosozialen Probleme von Herrn Vinzenz und folgende Pflegediagnosen erhoben: 00129 Verwirrtheit, chronisch, 00130 Denkprozeß, verändert, 00055 Rollenerfüllung, unwirksam, 00097 Beschäftigungsdefizit und 00114 Verlegungsstreß-Syndrom.

Es bestand deshalb ein starker Rollenverlust, da er nicht mehr in der Lage war, die gewohnte soziale Rolle als Betreiber des Postamts einzunehmen – es war für ihn ein starker Verlust an Status und Prestige und auch für seinen Stolz, durch Jahrzehnte hing alles von ihm und seiner Leistungskraft ab und er hatte alle Arbeiten gemeistert, quasi allein „den Betrieb geschupft" und plötzlich wurde er überhaupt zu nichts mehr gebraucht. Dazu kam das Verlegungsstreß-Syndrom, denn er war ziemlich plötzlich ins Heim gekommen, das fast dreißig Kilometer von seinem

Heimatort und „seinem" Postamt entfernt war. Sein psychosoziales Grundbedürfnis nach Geborgenheit und Sicherheit war daher ebenfalls stark unbefriedigt.

Für die Stationsschwester und ihr Team, alle sehr engagiert, Herrn Vinzenz zu helfen, war dadurch rasch klar, daß für Herrn Vinzenz im psychosozialen Bereich eine Reihe von validierenden Pflegemaßnahmen gesetzt werden mussten, um seine psychosozialen Grundbedürfnisse zumindest in Ansätzen zu befriedigen.

Die Stationsschwester nahm mit einem leitenden Beamten im Hauptpostamt Kontakt auf, erzählte ihm von Herrn Vinzenz und bat, ob es nicht möglich wäre, von der Post diverse „ausrangierte" Materialien zu erhalten. Der leitende Beamte zeigte sich sehr kooperativ, und einige Tage später erschien ein riesiges Paket im Heim, in dem sich nicht nur zahlreiche Poster, Plakate und Bilder befanden, sowie gelbe Schilder mit dem Hinweis „Post" und dem Posthorn darauf, sondern auch ein kleines altes gelbes Original-Postkastl, wie sie von langen Jahren einmal bei Postautobus-Haltestellen ausgehängt waren. Dies alles wurde nun auf der Gangwand rund um die Zimmertür von Herrn Vinzenz aufgehängt und das kleine gelbe Postkastl außen an der Tür seines Zimmer befestigt. Von diesem Moment an fand Herr Vinzenz problemlos in sein Zimmer zurück.

Der Sohn durchsuchte die in der ehemaligen Wohnung seines Vaters befindlichen Sachen und fand eine alte Postlermütze, sozusagen das „Amtskappel" von Herrn Vinzenz. Diese Mütze brachte er dem Team mit, und sie wurde zum Bett von Herrn Vinzenz hingehängt. Wenn er jetzt um fünf Uhr früh aufstehen will, dann wird ihm dabei geholfen, es wird ihm die Mütze hingereicht, die er mit sicherem Griff aufsetzt, er wird zum Tisch hingeführt, wo schon ein Stempel und ein Stempelkissen liegen, er erhält einige Kuverts (Alte Umschläge von Reklamesendungen u.ä.), die er liebevoll und sorgfältig hin und her dreht, stapelt, wieder neu stapelt und stempelt. Dies alles ist ein Ritual, das Herrn Vinzenz Struktur und Sicherheit gibt, er erlebt dadurch das Lebensgefühl seiner früheren Arbeitswelt wieder und sein Wohlbefinden verbessert sich dadurch sichtlich , sein psychosoziales Grundbedürfnis, produktiv zu sein und gebraucht zu werden, ist dadurch besser befriedigt. Bis er diese „Arbeit" erledigt hat, ist es Zeit für das Frühstück und er frühstückt in dem Empfinden, etwas erledigt zu haben.

Die Stationsschwester sprach auch mit dem Briefträger, der den BewohnerInnen im Heim die Post brachte, und meinte, es wäre für das

Team eine große Unterstützung, wenn er ebenfalls mitwirken könnte, Herrn Vinzenz dabei zu helfen, sich produktiv und gebraucht zu fühlen. Der Briefträger, ein sehr gefälliger und freundlicher Mann, war damit einverstanden, daß Herr Vinzenz ihn begleitet, wenn er im Heim die Post an die BewohnerInnen verteilt und ihn „beaufsichtigt", damit er die Post auch ordentlich verteilt. Er bedankt sich am Ende seines Rundganges dann auch jedesmal bei Herrn Vinzenz, daß er ihn so gut einschult, und trägt damit dazu bei, Status und Prestige von Herrn Vinzenz zu heben.

Am Nachmittag, wenn Herr Vinzenz von seinem Nachmittagsschlaf aufsteht, wird auf der Station immer gerade die abgehende Post fertiggemacht und dann wird Herr Vinzenz immer gebeten, in der Verwaltung die Briefmarken aufzukleben, was er sehr sorgfältig und meist auch richtig macht. In den validierenden ego-stärkenden Gesprächen, die mit Herrn Vinzenz bei allen Pflegehandlungen geführt werden, wird immer wieder bestätigt, was für ein verlässlicher und verantwortungsvoller Postbeamter er war, der nie krank war, bei dem die Leute immer ihre Post bringen und holen konnten, weil er immer da war.

Die Schwiegertochter hat auf einem Flohmarkt eine versperrbare Geldkassette entdeckt und erstanden. In diese wurden alte Schilling- und Groschenmünzen eingefüllt. Jeden Tag um fünf Uhr abends vor dem Abendessen macht Herr Vinzenz jetzt „Kassa" und übergibt die überprüfte Kassette dem Spätdienst, bevor er sich zum Essen setzt. Der Spätdienst übernimmt diese Kassette und unterschreibt Herrn Vinzenz einen Übergabeschein. Jeden Morgen nach dem Frühstück erhält er die Kassette wieder zurück.

Nachdem der Sohn auch erzählt hat, daß sein Vater jeden ersten Sonntag im Monat leidenschaftlich gerne zum Frühschoppen gegangen ist, schenkt das Team Herrn Vinzenz an jedem ersten Sonntag im Monat vormittags ein Seidel Bier ein und spielt ihm Blasmusik vor. Wenn es das Wetter erlaubt, geht der Zivildiener mit ihm einmal unter der Woche aufs örtliche Postamt, dort gibt es eine Bank im Schalterraum, von der aus man sitzend das Kommen und Gehen im Postamt und alle Tätigkeiten beobachten kann, und das tut Herr Vinzenz eine ganz Weile auch sehr genau, bevor er müde wird und wieder zurück ins Heim will.

Durch dieses Paket an validierenden Pflegemaßnahmen ist für Herrn Vinzenz der Tag gut strukturiert. Er wandert weniger im Haus herum und sucht sein Postamt nicht mehr, legt sich nicht mehr in fremde Betten, fühlt sich geborgener und sicherer. Durch das Postkastl an seiner Zimmertür fand er seine örtliche Orientierung wieder, und er besitzt das

Gefühl, produktiv zu sein und gebraucht zu werden, er kann in Ritualen an seine vergangene frühere Arbeitswelt wieder anknüpfen, sie wieder in Ansätzen aufleben lassen und damit das positive Lebensgefühl von damals ein wenig wiedererleben.

Natürlich können wie die Lebensuhr nicht zurückdrehen und hochbetagten Menschen wie Herrn Vinzenz ihre vergangenen Jahre und die Orte ihres Wirkens wieder zurückgeben. Wir können aber mit ein wenig Kreativität und psychosozialem Engagement einiges an emotional positiv Besetztem aus dem vergangenen Leben dieser Menschen in die Gegenwart heben. Wir vermitteln ihnen dadurch nicht nur ein Gefühl der Würde und Geborgenheit, wir bringen damit auch zum Ausdruck, daß wir ihre individuelle Weise zu leben respektieren und unterstützen.

Fall 3: Übergangen - Frau Theresia K., Stadium III

„Manchmal", so sagte eine Kollegin anlässlich einer Fallbesprechung in einem Pflegeheim zu mir, „fühle ich mich schrecklich hilflos, und ich weiß nicht, was ich machen soll. Wenn ich nur zum Beispiel an unsere achtundachtzigjährige Frau K. denke, die vor einigen Monaten zu uns transferiert worden ist – sie kann nicht gehen, sich kaum bewegen, spricht nichts, liegt nur im Bett und wimmert leise vor sich hin, dabei waren wir mit ihr schon bei der ärztlichen Untersuchung, der Arzt sagt, sie ist physisch für ihr hohes Alter eigentlich gesund, aber wir können nicht mit ihr reden, sie wimmert nur – es ist schlimm. Und das allerschlimmste ist, unlängst ist uns plötzlich bewusst geworden, daß wir uns an dieses Wimmern so gewöhnt haben, daß es uns schon gar nicht mehr auffällt. Wir müssten doch für Frau K. mehr tun können, als sie nur körperlich nach bestem Wissen und Gewissen zu versorgen – aber was?"

Gemeinsam besuchten wir Frau K. an ihrem Bett. Die alte Frau lag auf dem Rücken, blickte an die Zimmerdecke, hielt die Arme und Hände in verkrampfter Haltung vor sich hin und wimmerte leise. Ihre gesamte Körperhaltung drückte Verzweiflung aus. Auf meine vorsichtige gezielte Berührung hin und mein Anreden mit fürsorglicher Stimme nahm Frau K. Blickkontakt zu mir auf. Ich umfasste vorsichtig ihre Hände und in der validierenden Interaktion fasste Frau K. ihrerseits nach meinen Händen, drückte sie fest, sah mich an, das Wimmern veränderte sich etwas, zwischendurch konnte ich in Mimik und Gestik bei Frau K. Augenblicke von ansatzweiser Entspannung erkennen.

Ich betrachtete das unmittelbare Umfeld rund um das Bett von Frau K. – es war nichts Persönliches zu erkennen, kein einziger persönlicher Gegenstand. Auf meine Rückfrage erzählte mir die Kollegin, daß Frau K. schon mehrfach verlegt worden war, bevor sie zu ihnen gekommen war, denn das eine Heim wurde aus Kostengründen geschlossen und die Bewohner wurden auf andere Heime in der Region aufgeteilt, im nächsten Heim wurde umgebaut und ein Teil der Bewohner daher wiederum auf andere Heime in der Region transferiert. Von Frau K. war nur das Geburtsjahr bekannt, ihr Geburtsort und daß sie als Arbeiterin sozial-versichert gewesen war, von dort bezog sie ihre winzige Pension.

„Frau K. hat alles verloren, was ihre Individualität, ihre Persönlichkeit ausmacht", erklärte ich. „Bettlägrig und nicht in der Lage, die einfachsten Alltagshandlungen selbständig durchzuführen, mit einem Blasenkatheter und einer PEG-Sonde versehen, dazu gezwungen, auf dem Rücken zu liegen und an eine weißgetünchte Zimmerdecke zu starren, was bleibt ihr noch, als sich durch Wimmern bemerkbar zu machen – und wer bemerkt sie wirklich, ihren Versuch, ihre Verzweiflung auszudrücken?"

Wir durchsuchten das Nachtkästchen auf der Suche nach irgendwelchen Anhaltspunkten aus der Biographie von Frau K. In der Schublade befand sich ein verknittertes Plastiksäckchen mit einer Haarbürste, ein paar Papiertaschentüchern und einer Ansichtskarte aus einem kleinen Sommerfrischenort namens Neumarkt am Walde, mit einem ca. 2 Monate alten Postaufgabestempel und mit dem Text: „Wir denken viel an Sie und liebe Grüße aus Neumarkt, Ihre Familie Murgenthaler".

Wir begannen anhand der psychosozialen NANDA-Pflegediagnosen einen validierenden Pflegeplan für Frau K. zu erstellen, und haben neben 00129 Verwirrtheit, chronisch, als wesentliche Pflegediagnosen 00148 Furcht, 00124 Hoffnungslosigkeit, 00125 Machtlosigkeit, 00051 Kommunikation, verbal, beeinträchtigt und 00052 Soziale Interaktion, beeinträchtigt erhoben. Dazu kam als Folge des mehrfachen Transfers von Heim zu Heim ein Verlegungsstresssyndrom (00114). Das Problem von Frau K. war, daß ihr psychosoziales Grundbedürfnis nach Geborgenheit und Sicherheit völlig unbefriedigt war, und dadurch ein starker Rückzug der Klientin stattgefunden hatte.

Als unser validierendes Pflegeziel setzten wir uns daher: „Das psychosoziale Grundbedürfnis von Frau K nach Geborgenheit und Sicherheit ist in Ansätzen befriedigt. Klientin fühlt sich geborgener und sicherer und drückt dies in Mimik und Gestik aus, erkennbare Stressreduktion."

Dann begannen wir eine detektivische Suche nach Informationen aus der Biographie von Frau K., um Ressourcen zu finden, anhand derer wir gezielt validierende Pflegemaßnahmen für Frau K. einsetzen konnten. Wir holten uns aus dem Internet die Anschriften und Telefonnummern aller Murgenthalers, stellten fest, daß zwei davon in Neumarkt am Walde beheimatet waren, riefen bei der ersten Nummer auf gut Glück an, erfuhren dort, daß wir zwar die falsche Nummer gewählt hatten, die anderen Murgenthalers im Ort aber einen Bauernhof haben und Zimmer vermieten, und plötzlich, im Gespräch mit Familie Murgenthaler Nr. 2 eröffnete sich die Biographie von Frau K.:

Frau K. war bis zu ihrer Pensionierung vor dreißig Jahren in einem Milchgeschäft als Ladnerin beschäftigt gewesen, eines dieser Geschäfte, wo ursprünglich Milch, Butter, Topfen und Käse „offen" verkauft worden war. Sie war ledig, ihr Verlobter im Zweiten Weltkrieg gefallen, und einen anderen wollte sie nicht. Ihr geringes Einkommen erlaubte ihr nie zu verreisen. Sie verbrachte aber ihre Urlaube stets in Neumarkt am Walde bei eben jeder Familie Murgenthaler, machte viele Wanderungen in der schönen Waldumgebung und verdiente sich ihren Aufenthalt durch Mitwirkung in der Bauernwirtschaft, besonders bei der Ernte, sie gehörte mit der Zeit zum guten Freundeskreis der Familie, und das wurde bald ihr einziger Kontakt, denn ihre wenigen Bekannten und entfernten Verwandten verstarben im Laufe der Jahre.

An das Wohnhaus der Murgenthalers grenzte ein großer Obstgarten mit vielen Apfelbäumen, und am Ende des Urlaubs bekam Frau K. immer große Mengen Äpfel mit nach Hause. Sie reihte diese Äpfel – wie es früher Brauch war – im ungeheizten Schlafzimmer entlang der oberen Kanten ihrer Schlafzimmerkästen auf, sodaß bald das ganze Zimmer selbst nach Äpfeln duftete. „Ich habe Neumarkt das ganze Jahr daheim", pflegte Frau K. immer zu sagen. Selbst als ihr die Fahrt nach Neumarkt schon zu beschwerlich wurde, schickten die Murgenthalers immer noch Äpfel und kamen auch selbst öfter zu Besuch. Auch als Frau K. schon im Pflegeheim war, besuchten sie sie immer wieder. Aber durch die mehrfachen Verlegungen und die zunehmende Desorientierung von Frau K. wurden diese persönlichen Besuche immer weniger und schließlich durch gelegentliche Kartengrüße ersetzt, denn die Familie Murgenthaler hatte den Eindruck: „Frau K. kriegt ja nichts mehr mit und kennt uns nicht mehr".

Die Murgenthalers wussten aber auch zu erzählen, daß Frau K. Lavendel sehr liebte und zuhause vor dem Fenster auf dem Fensterbrett in einem Holzkistchen auch anpflanzte. In ihren Mußestunden stickte sie immer kleine Säckchen, in die sie den getrockneten Lavendel einfüllte, und sie verschenkte diese Lavendelsäckchen immer zu Weihnachten an gute Stammkunden.

Aufgrund aller dieser Informationen und der darin erkannten Ressourcen von Frau K. wurden validierende Pflegemaßnahmen gesetzt: Jeden Nachmittag wurden Frau K. Äpfel zum Riechen und Berühren gereicht (olfaktorischer und taktiler Reiz), es wurden mehrere Äpfel auf das Nachkästchen (visueller Reiz) und auf die Bettkonsole gelegt, und dazwischen Mulltupfer, getränkt mit Apfelöl gelegt, um den Apfelduft zu intensivieren (heutige Äpfel duften einfach nicht mehr so intensiv wie früher und auch das Riechvermögen von Frau K. ist nicht mehr so stark ausgeprägt wie früher). Es wurde der Klientin verstärkt Apfelmus zum Essen angeboten (gustatorischer Reiz).

Täglich bei der Körperpflege wurde Molke ins Waschwasser gegeben, und es wurden dabei universelle Berührungstechniken einsetzt. Die Hände wurden ihr mit Melkfett eingecremt und dabei eine berufsbezogene validierende Ego-Stärkung vorgenommen. Beim Bettenmachen wurde eine Musikkassette mit Heimliedern „Aus Berg und Tal" abgespielt. Täglich abends beim Einschlafen erfolgte durch die Fachkraft für validierende Pflege im Heim eine 5-minütige validierende Egostärkung mit Bezug zu den biographischen Ressourcen von Frau K., wobei universelle Berührungstechniken eingesetzt werden, um Frau K. sich selbst und ihr Umfeld wieder besser spüren zu lassen. Es wurde ihr ein Lavendelsäckchen unter den Kopfpolster gelegt.

Jeden Freitag erhielt Frau K. ein biographisches Vollbad mit Heublumenzusatz, es wurde eine Aromalampe mit Sandelholzduft aufgestellt und eine CD „Naturgeräusche aus Wald und Flur" abgespielt. Auch die Familie Murgenthaler kam wieder auf Besuch, nachdem wir ihnen erklärt hatten, daß die Fähigkeit von Frau K., kognitiv in logischen Zusammenhängen zu denken, zwar verlorengegangen war, sie aber emotional immer noch durchaus ein Gefühl des Wiedererkennens von etwas Vertrautem besaß.

Alles das trug dazu bei, die verlorengegangene Lebensqualität von Frau K. zumindest in Ansätzen ein wenig zurückzubringen und ihr in den letzten Lebenswochen, die ihr noch verblieben waren, ein wenig an Geborgenheit und Sicherheit zu vermitteln, ihr immenses Stressempfinden dadurch zu reduzieren. Das Wimmern verstummte zeitweise und ihre Mimik und Gestik ließ erkennen, daß sie sich entspannter fühlte.

Wir waren in diesem Falle erfolgreich, die in Vergessen geratene Biographie von Frau K. wiederzufinden und ihr durch die validierenden Pflegemaßnahmen einen Teil ihrer verlorengegangenen Identität wiederzugeben, mit ihr über alle Sinne zu kommunizieren. Aber auch wenn nichts aus der individuellen Lebensgeschichte bekannt geworden wäre, hätten wir aufgrund der Tatsache, daß Frau K. 1915 geboren wurde, und daher in den Zwanziger- und Dreißigerjahren des 20. Jahrhunderts jung gewesen ist, vieles aus der Sozial- und Zeitgeschichte der damaligen Zeit an damals beliebter Musik, Düften und dem damaligen Alltagsleben ableiten können, um zumindest probeweise verschiedenes an validierenden Pflegemaßnahmen zu setzen und zu evaluieren, was davon stressreduzierend für die Klientin wirkt. Wir müssen dazu keine umfangreichen Geschichtsbücher wälzen. Orientierte hochbetagte Menschen erzählen gerne und viel aus ihrer eigenen Lebensgeschichte, woraus wir den Zeitgeist der damaligen Zeit farbig und vielfältig kennenlernen können – diese Schilderungen sind eine wertvolle Grundlage für die validierende Pflege desorientierter hochbetagte Menschen, deren Biographie für uns verlorengegangen ist, und für die wir auf diese Weise über diesen Weg ein Stück ihres damaligen Lebensgefühls heute wiederbeleben können.

Fall 4: Verstummt - Herr Josef W., Stadium IV

In der Pause eines Seminars, das ich für ehrenamtliche Sachwalter abgehalten hatte, kam eine Sachwalterin auf mich zu und sagte: „Ihr Vortrag hat mich zum Nachdenken gebracht, und er gibt mir wieder Mut – ich habe da einen Klienten in einem Pflegeheim, Herrn W., 88 Jahre alt, der liegt genauso regungslos da, wie Sie es geschildert haben, und alle sagen, da kann man nichts mehr machen, der kriegt eh nichts mehr mit. Ich habe mir immer gedacht, das gibt's nicht, irgendetwas muß doch möglich sein, man kann doch einen Menschen, der ein ganzes Lebenswerk hinter sich gebracht hat, nicht einfach so abschreiben! Das ist doch der soziale Tod vor dem physischen Ende! Sie sagen, auf emotionaler Ebene ist noch soviel möglich – würden Sie mit mir in diesem Heim fahren, den Klienten besuchen und versuchen, ob es möglich wäre, für ihn auf psychosozialer Basis etwas zu tun, damit sich seine Lebensqualität zumindest ein bisschen verbessert?"

Ich sagte gerne zu und fuhr mit der Sachwalterin zu Herrn W. ins Pflegeheim. Er befand sich gemeinsam in einem Zimmer mit einem zweiten Bewohner, der sich ebenfalls bereits in Stadium IV nach Feil befand, und durch eine PEG-Sonde ernährt wurde. Herr W. selbst lag zusammengekrümmt mit dem Gesicht zur Wand und zeigte bei unserem Eintreten keine Reaktion. Auch der Einsatz universeller Berührungs-techniken an Schulter und Oberarm durch mich und der Versuch einer verbalen Interaktion lösten keinerlei Anzeichen von emotionaler Wahrnehmung aus. Eine gerade kurz ins Zimmer gekommene Pflege-helferin sagte bedauernd: „Da werden Sie kein Glück haben, er kriegt nichts mehr mit!" und ging wieder hinaus.

Wir begaben uns zum Stützpunkt und baten die Stationsschwester zu einem kurzen Gespräch. „Wir wären so froh," sagte diese, „ wenn Herr W. nicht nur so daliegen würde. Wissen Sie, wie er vor acht Monaten zu uns gekommen ist, da war er schon sehr verwirrt, hat mich gleich mit „Rosi" angeredet – das ist der Name seiner verstorbenen Frau, haben wir herausgefunden – und er hat sich nicht zurechtgefunden, ist immer im ganzen Haus herumgeirrt und hat jeden, der ihm begegnet ist, gefragt, warum umgebaut worden ist in seinem Lokal, daß sich jetzt keiner mehr auskennt, er hat das nicht bestellt und er sagt gleich, er wird das auch nicht bezahlen! Also, war es ein ewiges Weglaufen von der Station und wieder Zurückgebrachtwerden. Herr W. hat sich mehr und mehr aufgeregt, der Arzt hat gemeint, er gibt ihm etwas zur Beruhigung. Ein paar Tage später hat Herr W. dann plötzlich nicht mehr bei der Zimmertür hinausgefunden und ist weinend neben der Tür an der Wand gekauert und hat gestammelt, er ist eingemauert worden, das ist sein Bankrott, er verliert alle Kunden und seine Existenz.

Wir haben auf ihn eingeredet und ihm versucht klarzumachen, daß er bereits in Pension ist und kein Geschäft mehr hat – zuerst hat er immer „nein, nein, nein" gesagt, aber dann ist er immer mehr im Bett liegen geblieben, und seit ein paar Wochen liegt er so da und rührt sich nicht mehr. Wir haben ihn dann in dieses Zimmer verlegt, das haben wir es mit der Pflege leichter. Aber Besuch bekommt er auch keinen, außer von der Sachwalterin … er tut mir so leid, aber was können wir tun?"

Anhand der ersten Begegnung mit Herrn W. konnte ich folgende psychosoziale Pflegediagnosen erheben: 00129 Verwirrtheit,chronisch, 00051 Kommunikation, verbal, beeinträchtigt, 00122 Sinneswahrnehmungen gestört in allen Sinnesbereichen, 00053 Soziale Isolation, 00055 Rollenerfüllung, unwirksam, 00125 Machtlosigkeit, 00124 Hoffnungslosigkeit und 00066 Verzweiflung.

Aus der Pflegedokumentation war jedoch nicht viel an Biographie zu ersehen, woraus sich psychosoziale Ressourcen hätten ableiten lassen – es war nur bekannt, daß er Gewerbetreibender gewesen war und im Nachbarort ein kleines Geschäft für Farben, Lacke und Tapezierbedarf betrieben hatte, daß er verwitwet war und daß es keine Kinder oder sonstige Verwandte gab.

„Auch wenn wenig bis gar nichts aus der Biographie bekannt ist, gibt es immer die Möglichkeit, aufgrund des ehemaligen Berufs psychosoziale validierende Pflegemaßnahmen einzusetzen," sagte ich. „Existiert dieses Geschäft eigentlich noch oder wurde es schon aufgelöst?"

„Das Geschäft ist noch da," meinte die Sachwalterin, „versperrt und heruntergekommen, soweit ich gesehen habe."

„Dann fahren wir doch hin," antwortete ich. „Und versuchen wir, dort einige Dinge aus seinem früheren Arbeitsleben zu finden, die für Herrn W. emotional hoch positiv besetzt sind. Wir alle erinnern uns holosensorisch, das heißt, mit allen unseren fünf Sinnen gleichzeitig, und wenn einer unserer Sinne von außen einen Anstoß erhält, der einen Bezug zu unserem früheren Leben, unseren früheren Erfahrungen hat, dann kommt in unserem Inneren gleich die gesamte Erinnerung an dieses frühere Ereignis in die Gegenwart herauf, samt der damit seinerzeit verbundenen Stimmung – denken Sie nur an einen alten Schlager, der im Radio gespielt wird und bei dem uns sofort etwas Schönes aus unserer eigenen Jugendzeit einfällt und uns gleichzeitig ein Hochgefühl erfasst – genauso ist es bei desorientierten hochbetagten Menschen." „Suchen wir nach dem früheren Leben von Herrn W.," sagte die Sachwalterin, „gehen wir stöbern."

Neben dem Haus, in dem das kleine Geschäft von Herrn W. verlassen dalag, gab es ein Nachbarhaus. Zu dem Nachbarhaus gehörte eine Nachbarin, die unsere Ankunft bemerkte und zu uns herüberkam mit dem Ausruf: „Der Herr W. ist nicht mehr da, der ist im Pflegeheim!" Fünf Minuten später waren wir zu einer Jause eingeladen und erfuhren die Lebensgeschichte von Herrn W. Er war gelernter Maler und Anstreicher gewesen, hatte auch noch das Tapeziererhandwerk gelernt und war bei einem großen Betrieb im Ort als Geselle angestellt gewesen. 1939 mußte er in den Krieg. Als er nach dem Zweiten Weltkrieg nach Hause kam, lag der Betrieb in Trümmern und die Russen hat das restliche auch noch weggeschleppt. Er hatte dann selbst eine winzige Firma aufgemacht – mit seiner Frau als Aushilfe, die kleine Zimmer-Küche-Wohnung im Haus war gleichzeitig sein Betrieb gewesen, der Küchentisch das Büro – es gab ja genug in den umliegenden Häusern zu reparieren und auszumalen, wenn auch die Leute nicht viel Geld hatten und nicht viel zu verdienen war. Aber es reichte dann sogar für einen Lehrbuben namens Georg, der war für Herrn W. und seine Frau, die keine Kinder hatten, wie ein eigener Sohn, und blieb auch, als er schon Geselle war. Sie sparten und kauften im Haus ein leerstehendes Souterrainlokal, machten neben dem Anstreicherbetrieb einen Handel für Farben, Lacke und Tapezierbedarf auf, „damit der Georg eine Existenzgrundlage hat", wie Herr und Frau W. immer sagten.

Sie kauften „dem Buben", der inzwischen auch schon an die Dreißig war, auch ein Motorrad. Georg fuhr an den Sonntagen damit viel in der Gegend herum, auch zwischen den Gasthäusern der Umgebung hin und her. An einem Sonntagabend verlor er in einer Kurve die Herrschaft über sein Motorrad, prallte gegen einen Alleebaum und verstarb noch an der Unfallstelle. Von diesem Moment an klammerten sich die beiden Eheleute aneinander, wollten von den Nachbarn und wenigen Freunden nichts mehr wissen, vergruben sich in ihrem Geschäft, das zunehmend immer schlechter ging, da im Nachbarort ein Baumarkt eröffnet wurde. Ihren einzigen Trost fanden sie in der Kirche, sie besuchten regelmäßig die Messe, man sah Herrn W. auch außerhalb der Messzeiten oft in der Kirche sitzen und den Rosenkranz beten. Vor zwei Jahren starb seine Frau an einem Schlaganfall. Herr W. verließ sein Geschäft, das längst geschlossen war, nur mehr, um in die Kirche zu gehen. Er suchte kaum mehr seine Wohnung auf, schlief auf einer Matratze im Lagerraum. Die Nachbarn hörten ihn in den Nächten herumkramen, hörten es poltern und scheppern, wenn Kanister und Lackdosen aus den Regalen fielen. Herr W. wirkte ungepflegt, das Lokal kreuz und quer vollgeräumt mit längst unbrauchbaren Sachen – wenn er angesprochen wurde, gab er Antworten, die nicht zu den Fragen passten, die ihm gestellt wurden .... so kam er ins Heim und erhielt eine Sachwalterin. „Und aus *dem* Lokal wollen Sie etwas mitnehmen?" fragte die Nachbarin abschließend kopfschüttelnd. „Von *dem* wertlosen Glumpert?"

Wir nahmen mit – ein paar Lackdosen und einen leeren Terpentinkanister, wie sie vor vielen Jahren handelsüblich gewesen waren, ein paar alte Pinsel, ein altes Musterbuch mit Tapetenmustern, wie sie vor Jahrzehnten modern gewesen waren, eine große Bürste, wie man sie früher zum Glattstreichen der frisch geklebten Tapeten benützt hatte. Von den Regalen im Lagerraum und vom Verkaufsraum machte ich Fotos, die wir dann vergrößern ließen.

Das alles haben wir Herrn W. ins Heim mitgebracht, dazu noch etwas frische Farbe und Leim aus dem Baumarkt. Wir haben die Bilder rund um sein Bett aufgehängt, ich habe ihn an dem Leim und an der Farbe riechen lassen, ihm die Pinsel und die große Bürste in die Hand gegeben, dazu habe ich validierende Ego-Stärkung eingesetzt, was für ein tüchtiger Maler und Tapezierer er immer war, wie er sein Leben immer gemeistert hat. Die leeren Lackdosen und den Terpentinkanister haben wir auf den Tisch gestellt, und das Musterbuch mit den Tapetenmustern dazugelegt. Die Stationsschwester hat aus einer Zeitung einen „Tschako" gefaltet, einen Stanitzelhut, wie ihn die Maler und Anstreicher heute noch tragen, den haben wir auf sein Nachtkästchen gelegt.

Ich habe mit dem Stationsteam den Fall durchbesprochen und erklärt, wie wichtig es für Herrn W. ist, diese Dinge um sich zu haben, die einen wichtigen Teil seiner Ich-Identität ausmachen und daß olfaktorische Reize für die emotionale Erinnerungsarbeit genauso wichtig sind wie Sehen, Hören und Fühlenlassen. Das Team hat die von mir begonnenen Maßnahmen konsequent weiter durchgeführt, auch immer am Sonntag einen Weihrauchkegel angezündet und im Radio den Gottesdienst aufgedreht, damit Herr W. die heilige Messe anhören konnte.

Als ich nach vier Wochen wiederkam, um zu sehen, wie es Herrn W. geht, fand ich ihn in einem Rollstuhl beim Tisch sitzen. Er blätterte in dem alten Tapetenmusterbuch, tastete über die einzelnen Seiten. Er nahm mich kaum wahr, aber er lächelte versonnen und er wirkte sehr entspannt. Rund um ihn lagen und standen die Dinge seines früheren Berufslebens, die Lackdosen und der Kanister, die Pinsel und die Bürste – und der Tschako aus Zeitungspapier. Wir konnten Herrn W. sein verloren gegangenes Leben nicht wieder zurückbringen, aber wir konnten einiges von seinem früheren Lebensgefühl, dem Gefühl seiner Arbeitswelt in die Gegenwart heraufheben und dadurch in seinen letzten Lebenstagen seine Lebensqualität ein wenig verbessern.

Im Falle von Herrn W. konnten wir auch eine leichte physische Verbesserung beobachten. Bei vielen Menschen in Stadium IV werden wir dies aber nicht bemerken, und es kann auch nicht vorrangiges psychosoziales Pflegeziel für die Klienten sein. Selbst wenn ein hochbetagter desorientierter Mensch tief zurückgezogen bleibt, wird er durch den Einsatz von psychosozialen validierenden Pflegemaßnahmen, durch sensorische Stimulation auf Basis seiner individuellen Lebensgeschichte die Bestätigung seines Lebenswerkes, Würde und Wertschätzung bis zu seinem Tode erfahren. Auch wenn aus seiner persönlichen Biographie nichts bekannt ist – aus der regionalen Zeit- und Sozialgeschichte können wir vieles vom damaligen Zeitgeist ableiten, das wir als psychosoziale Pflegemaßnahme einsetzen können, um zu verhindern, daß er vor seinem physischen Ableben bereits den sozialen Tod erleiden muß.

Die Pflegedokumentation als Grundlage erfolgreicher validierender Pflege

Wenn im Gespräch mit anderen Pflegepersonen das Thema „Pflegedokumentation" angeschnitten wird, fällt immer wieder der Satz: „Wir haben keine Zeit für diesen ewigen Papierkram, wir müssen unsere Patienten pflegen!" Dabei wird gerne vergessen, daß jeder Pflegeprozeß nur dann erfolgreich verlaufen kann, wenn alle Kriterien beachtet werden, die notwendig sind, um diesen erfolgreichen Verlauf auch zu garantieren. Dazu zählt der persönliche physische und psychische Einsatz der Pflegepersonen bei der Durchführung der Pflegehandlungen genauso wie die ungeliebte Dokumentierung. Gerade die sorgfältig und präzise geführte Pflegedokumentation stellt sicher, daß der persönliche Einsatz der Pflegepersonen auch zu jenem Ziel führt, das sich das gesamte Pflegeteam für jeden einzelnen der von diesem Team gepflegten Menschen vorgenommen hat: Eine anhaltende Verbesserung seines Zustandes herbeizuführen und zu erhalten.

Zur Erstellung einer umfassenden interdisziplinär geführten Patientendokumentation und zur ganzheitlichen Erfassung der PatientInnen oder KlientInnen muß auch der Pflegeprozeß – abgestimmt auf den Behandlungsprozeß – aufgezeichnet werden. Der österreichische Gesetzgeber ist sich der Bedeutung gesicherter Pflegequalität durch kontinuierliche Dokumentation bewußt und schreibt daher die Führung der Pflegedokumentation verpflichtend vor (§ 5 Abs. 1 Gesundheits- und Krankenpflegegesetz: „Angehörige der Gesundheits- und Krankenpflegeberufe haben bei Ausübung ihres Berufes die von ihnen gesetzten gesundheits- und kranken-pflegerischen Maßnahmen zu dokumentieren.").

Diese gesetzliche Normierung der Pflegedokumentation trägt der Professionalisierung, die in der Gesundheits- und Krankenpflege in den letzten Jahren auf internationaler Ebene und auch in Österreich statt-gefunden hat, Rechnung. Eine eigenständige Pflegedokumentation ist unverzichtbar für Maßnahmen der Qualitätssicherung, die auch im österreichischen Krankenanstaltengesetz verankert sind, und trägt zur Verbesserung der Pflegequalität im intra- und extramuralen Bereich bei.

Die Ausübung des gehobenen Dienstes für Gesundheits- und Krankenpflege beinhaltet somit nach der neuen Gesetzeslage in Österreich die eigenverantwortliche patienten- bzw. klientenorientierte Pflege nach dem Pflegeprozeß, der mit der Einschätzung der Pflegebedürfnisse beginnt und mit der Auswertung der Resultate der Pflegemaßnahmen endet. Mit dem Wort „eigenverantwortlich" wird aber auch zum Ausdruck gebracht, daß Angehörige des gehobenen Dienstes für Gesundheits- und Krankenpflege für den Schaden, den sie durch nicht fachgemäße Behandlung verursacht haben, selbst haften. Der österreichische Gesetzgeber verweist in diesem Zusammenhang auch auf die strafrechtliche Einlassungs- und Übernahmsfahrlässigkeit. Entsprechend diesem Grundsatz muß jede Person, die eine Tätigkeit übernimmt, erkennen, ob sie die dafür erforderlichen Kenntnisse und Fähigkeiten besitzt, und danach handeln. Die Eigenverantwortlichkeit ist also nicht als verzichtbares Recht, sondern als eine unverzichtbare Pflicht der Angehörigen des gehobenen Dienstes für Gesundheits- und Krankenpflege bei der Berufsausübung zu sehen.

Sowohl in der Schweiz als in Deutschland existiert kein vergleichbares bundesweites Gesetz. Österreich nimmt hier also eine Vorreiterrolle ein.

Im Licht dieser österreichischen Gesetzesbestimmungen gesehen, ist die Pflegedokumentation – auch abseits gesetzlicher Vorschriften – nicht nur als Instrument der Steuerung, Beobachtung und Evaluierung des Pflege-prozesses unverzichtbar, sondern sie beweist bei ordnungsgemäßer Führung auch die fachlich richtige Durchführung der Pflege. Sie ist eine Urkunde und ein Beweismittel vor Gericht.

Die Dokumentation validierender Pflege, wie sie im Anhang anhand von vier Musterdokumentationen für die vier Stadien der Desorientiertheit dargestellt ist, folgt in Aufbau und Inhalt den Intentionen des österreichischen Gesetzgebers über die Gestaltung der interdisziplinär geführten Patientendokumentation. Sie dient in dieser von mir erstellten und methodisch-didaktisch speziell auf das Studium des Pflegemodells der Speziellen validierenden Pflege ausgerichteten Form als Lernmittel für den Lernprozeß. In der Praxis werden jene Elemente des Pflegeprozesses, die sich auf Ziele und Maßnahmen validierender Pflege beziehen, analog in die Aufzeichnungen der institutions- bzw. stationsüblichen Pflegedokumentationen integriert werden.

Validierende Pflege kann in keiner Phase isoliert vom übrigen Pflegeprozeßgeschehen gesehen werden. Sie muß dem kybernetischen Regelkreis ebenso folgen wie andere Pflegeelemente. Alle Angaben in der Pflegedokumentation, welche Zielsetzungen und Pflegemaßnahmen der validierenden Pflege betreffen, müssen mit derselben Genauigkeit und Ausführlichkeit erfolgen, wie sie für alle übrigen medizinischen und pflegerischen Zielsetzungen und Maßnahmen selbstverständlich sind.

Da validierende Pflege vornehmlich die Befriedigung der psychosozialen Bedürfnisse desorientierter hochbetagter PatientInnen/KlientInnen zum Ziel hat, liegt die Gefahr nahe, philosophisch-visionäres Wunschdenken anstelle konkreter Pflegekriterien in die Dokumentation einzubringen und in einem nur allgemein formulierten, nicht praxisrelevanten Denk- und Handlungsansatz steckenzubleiben, anstatt präzise und praxiskonform die zur Steigerung des individuellen Wohlbefindens der einzelnen PatientInnen/KlientInnen gesetzten validierenden Pflegeziele und erforderlichen validierenden Pflegemaßnahmen zu dokumentieren.

Es mag daher sicher penibel erscheinen, wenn ich konsequent auf der Einhaltung der Grundvoraussetzungen für die präzise Dokumentation der validierenden Pflegeziele und Pflegehandlungen beharre, doch nur die kontinuierliche Fortführung einmal gesetzter validierender Maßnahmen unter Einbeziehung des gesamten interdisziplinären Teams wird einen dauerhaften pflegerischen Erfolg bewirken. Es ist dies die unverzichtbare Grundlage verantwortungsvollen pflegerischen Handelns und kann nur verwirklicht werden, wenn für Dritte in allen Einzelheiten klar nachvollziehbar ist, welche validierenden Pflegeziele gesetzt wurden und welche Maßnahmen zur Erreichung dieser Ziele getroffen wurden.

Der österreichische Gesetzgeber erlegt die Verantwortung für jedes pflegerische Handeln deshalb nicht nur beiläufig den Pflegepersonen auf. Es ist ein klarer Auftrag, sich dessen bewußt zu werden, welches große Maß an Pflegekompetenz für uns selbst, aber auch welches Ausmaß an Verpflichtung gegenüber jedem einzelnen von uns gepflegten Menschen in jeder unserer Pflegehandlungen enthalten ist.

Pflegediagnosen signalisieren Handlungsbedarf

Stefan, Allmer et al. beschreiben in ihrem Buch „Praxis der Pflegediagnosen" das Wesen dieses wichtigen Instrumentes der Pflegeplanung unter anderem wie folgt: „Pflegediagnosen ermöglichen die Betreuung des Patienten aufgrund seiner Reaktionen auf aktuelle oder potentielle Gesundheitsprobleme oder Lebensprozesse. Darüber hinaus bieten Pflegediagnosen ... die Möglichkeit, den Patienten in seiner Gesamtheit physiologisch, psychologisch, soziokulturell und spirituell zu erfassen und pflegetherapeutisch zu behandeln."

Die Betonung liegt bei dieser Definition auf „Gesamtheit", ein Faktum, das in der tradierten Arbeitsorganisation innerhalb der geriatrischen Pflege mit ihrer Schwerpunktsetzung auf vorwiegend physische Bedürfnisbefriedigung der betreuten hochbetagten desorientierten Menschen noch immer viel zu wenig Beachtung findet. Pflegediagnosen werden somit vornehmlich im physischen Bereich erfaßt und es wird daher auch vorwiegend im Pflegeprozeß nur auf diese physischen Probleme eingegangen.

Der psychosoziale Bereich bleibt in der Regel pflegediagnostisch ausgeklammert, es wird daher auch kein Handlungsbedarf transparent, auf die unbefriedigten psychosozialen Bedürfnisse der hochbetagten Menschen wird dann nicht eingegangen und eine zumindest in Ansätzen erforderliche Befriedigung der psychosozialen Bedürfnisse erfolgt nicht.

Es werden immer wieder Stimmen laut, welche die Sinnhaftigkeit eines klar strukturierten Systems von Pflegediagnosen, wie es z.B. die Taxonomie nach NANDA darstellt, in Zweifel ziehen und einen krassen Widerspruch zur geforderten Ganzheitlichkeit der Pflege sehen, da jeder Mensch individuell einzigartig sei und in kein Schema gezwängt werden kann.

Ich persönlich halte dem entgegen, daß hier durchaus kein Widerspruch besteht, sondern im Gegenteil dadurch ein pflegesynergetischer Effekt eintritt: Der Ausweis einer Pflegediagnose signalisiert unmißverständlich bestehenden pflegerischen Handlungsbedarf. In der vorgenannten Taxonomie nach NANDA sind zahlreiche Pflegediagnosen, die den psychosozialen Bereich betreffen, enthalten (dies gilt auch für alle anderen Standardsysteme, die für Pflegediagnosen entwickelt wurden). Wer eine solche Liste von Pflegediagnosen durchliest, erkennt das Prinzip pflegerischer Ganzheitlichkeit. Es liegt an uns, die Sensibilität zu entwickeln, unbefriedigte psychosoziale Grundbedürfnisse der von uns gepflegten hochbetagten Menschen zu diagnostizieren, zu dokumentieren und die entsprechenden validierenden Pflegemaßnahmen zu setzen.

Wobei wir patientenorientiert vorgehen müssen und beim Setzen der entsprechenden Pflegemaßnahmen nicht von uns und unserer Sicht der Dinge ausgehen dürfen: Wenn z.B. bei einem noch in seiner eigenen Wohnung allein lebenden hochbetagten Mann die Diagnose „00098 Haushaltsführung beeinträchtigt" (= Unfähigkeit des Patienten, für eine sichere, gesundheitserhaltende Umgebung zu sorgen, gekennzeichnet durch beeinträchtigte kognitive Fähigkeiten) gestellt wird, weil die Hauskrankenschwester feststellt, daß der hochbetagte desorientierte Mann seine Haustür nachts offen stehen läßt, Geld aus der Geldbörse auf der Straße verliert und Essensreste, schmutzige Wäsche und alte Zeitungen durcheinander im Kleiderschrank hortet, wird seine Umgebung aus der Sicht des von ihr betreuten alten Mannes nicht sicherer werden, weil ihm seine Betreuungsperson den Haustorschlüssel und die Geldbörse wegnimmt und den Kastenschlüssel abzieht.

Im Gegenteil: Während wir meinen, für seine Sicherheit zu sorgen, indem wir verhindern, daß er in seiner „Unfähigkeit" vermüllt und bestohlen wird, tragen wir in Wirklichkeit vehement dazu bei, daß der alte Mann sich total verunsichert fühlt. Sein psychosoziales Grundbedürfnis nach Geborgenheit und Sicherheit wird erheblich unbefriedigt sein, denn wesentliche Elemente seiner individuellen Handlungsfreiheit haben wir ihm genommen: Er kann nicht aus seinem Haus, nicht zu seinen Sachen im Kleiderschrank und er kann über sein Geld nicht frei verfügen. Wer schon einmal seine Handtasche samt Geld und Wohnungsschlüsseln verloren hat, wird dieses Gefühl plötzlicher Hilflosigkeit und Machtlosigkeit nachvollziehen können.

Richtiger wäre es in diesem Fall zu hinterfragen, ob der Rückzug dieses alten Mannes aus der Realität der Gegenwart nicht vielmehr in seiner sozialen Isolation begründet ist, oder in dem Empfinden, seine angestammte soziale Rolle nicht mehr erfüllen zu können, wodurch er Hoffnungslosigkeit empfindet und sein Selbstwertgefühl sehr gesunken ist, hier mit der entsprechenden psychosozial begründeten Pflegediagnose anzusetzen und durch validierende Pflegemaßnahmen das Bedürfnis nach Sicherheit und Geborgenheit, nach Status und Prestige und danach, produktiv zu sein und gebraucht zu werden, zumindest in Ansätzen zu befriedigen, anstatt durch „Sicherheits"maßnahmen wie die oben beschriebenen äußerst unwirksam lediglich gegen die äußeren Anzeichen des psychosozialen Mißbehagens anzukämpfen.

Es erfordert mit Sicherheit einen Umdenkprozeß, um sich von den traditionellen physisch dominierten Pflegeprinzipien zu lösen ohne sie dabei aus den Augen zu verlieren; einen zweiten Umdenkprozeß, Pflegediagnosen zu erheben, zu dokumentieren und anhand dessen Pflegemaßnahmen zu setzen; einen weiteren, die psychosozialen Grundbedürfnisse der von uns betreuten hochbetagten Menschen in den Vordergrund dieses Prozeßgeschehens zu stellen und danach zu handeln.

Es gibt aber abgesehen von allen Standards, Modellen und Konzepten eine sichere Richtschnur, um zu überprüfen, ob unser pflegerisches Handeln wirklich auf die Befriedigung der psychosozialen Grundbedürfnisse unserer PatientInnen und KlientInnen ausgerichtet ist: Fragen wir uns einfach, ob wir möchten, daß wir so gepflegt werden, wie wir andere pflegen. Um zum Fall des oben genannten alten Mannes zurückzukehren: Wie würden *wir* uns fühlen, wenn uns jemand Schlüssel und Geldbörse wegnimmt und uns dann mit mitfühlender Stimme erklärt, alles dies geschieht zu unserer Sicherheit?

Fallbeispiele: NANDA-Pflegediagnosen in der Praxis der Speziellen validierenden Pflege

00051 Kommunikation, verbal, beeinträchtigt

Definition
Der Zustand, bei dem ein Patient eine verminderte, verzögerte oder fehlende Fähigkeit hat, Sprache, Symbole und Zeichen der zwischenmenschlichen Kommunikation zu verstehen, zu verarbeiten, zu gebrauchen, weiterzugeben und zu verwenden.

Ätiologie
– Verminderte Hirndurchblutung
– Kultureller Unterschied
– Psychische Hemmnisse (Psychose, fehlende Stimuli)
– Physische Hemmnisse (Tracheostoma, Intubation)

- Anatomischer Defekt (z.B. Gaumenspalte, Veränderungen des neuro-
  muskulären, visuellen, auditiven oder phonetischen Systems)
- Gehirntumor
- Entwicklungs- oder altersbedingt
- Nebenwirkungen von Medikamenten
- Umweltbedingte Barrieren
- Fehlen wichtiger Bezugspersonen
- Veränderte Auffassungsgabe
- Mangel an Information
- Stress
- Veränderung der Selbstachtung oder Selbstannahme
- Physiologische Störungen
- Veränderungen des ZNS (z. B. Demenz)
- Schwächung der Skelettmuskulatur
- Emotionale Zustände
- Medikamenten-/Drogenkonsum
- Stoffwechselstörungen

Symptome
aus der Sicht des Patienten
- Äußerung der Kommunikationsschwierigkeiten mit nonverbalen
  Mitteln
- Teilweises oder totales visuelles Defizit
aus der Sicht der Pflegeperson
- Absichtliche Verweigerung zu sprechen
- Will oder kann nicht sprechen
- Desorientierung in den drei Ebenen von Zeit, Raum und Person
- Spricht nicht die ortsübliche Sprache (Dialekt, Fremdsprache)
- Spricht nicht oder kann nicht sprechen
- Schwierigkeiten, zu sprechen und sich zu äußern
- Unangemessene Wortwahl
- Schwierigkeiten beim Formen von Wörtern oder Sätzen (z. B. Aphonie,
  Dysphasie, Apraxie, Dyslexie)
- Schwierigkeiten, Gedanken zu verbalisieren
- Stottern
- Undeutliche Aussprache (verwaschene Sprache)
- Atemnot
- Fehlender Augenkontakt oder Konzentrationsprobleme

– Schwierigkeiten zu verstehen und die üblichen Kommunikationsmuster
   beizubehalten
– Unfähigkeit oder Schwierigkeiten im Verwenden von Mimik und/oder
   Gestik

„Die Frau Melanie ist so ein liebenswerter Mensch," sagte die junge Krankenschwester auf der Pflegestation zu mir. „Wenn ich sie nur besser verstehen könnte. Immer spricht sie so undeutlich und dann sagt sie Wörter, die überhaupt keinen Sinn ergeben. Wie kann ich auf sie eingehen, wenn ich doch nicht weiß, was sie mir sagen will?"

Frau Melanie, 85 Jahre alt, sitzt ein wenig zusammengesunken am Tisch des Zimmers und ordnet einen Stapel Servietten. Zuerst legt sie sie auseinander, dann bildet sie kleine Stapel, macht daraus wieder einen einzigen Stoß. Nach einer Weile beginnt sie wieder von vorn. Sie schaut mich an und sagt nach einigen stockenden „M"s und „A"s: „Das ist so Mufok." „Das ist so Mufok," wiederhole ich. „Ist das gut, das es Mufok ist?" „Ach," antwortet Frau Melanie nach einigen Wortansätzen und Pausen, „tja ... naja ... früher ... heute hat man das anders." „Früher war es Mufok und heute hat man das anders," wiederhole ich. „War es früher besser, als es Mufok war?" „Im Grund ... da kann man nichts machen, wissen Sie," sagt Frau Melanie überraschend klar und deutet auf den Serviettenstapel. „Es ist wichtig." „Mufok ist wichtig", sage ich. „Ja," antwortet Frau Melanie, und plötzlich verändert sich ihre Haltung, sie sitzt ganz aufrecht, lächelt mich an und sagt laut und deutlich: „Ja, Sie verstehen das!"

Wir haben Frau Melanie wieder verlassen und sitzen bei einer Tasse Kaffee. „Und was ist Mufok jetzt wirklich?" will die junge Kollegin wissen. „Ich weiß es nicht," antworte ich. „Aber es ist auch nicht wesentlich, was wir darunter verstehen. Wesentlich ist, daß Mufok für Frau Melanie wichtig ist und daß wir ihr das Gefühl geben, daß wir das verstehen und ihr das auch zeigen, sie in dem Gefühl bestärken, wie wichtig Mufok ist."

„Mufok" steht für etwas, das im Leben von Frau Melanie offensichtlich eine große Bedeutung gehabt hat und emotionell sehr hoch besetzt ist. Die sehr alte, verwirrte Frau sieht diesen für sie so sehr bedeutenden Begriff vor ihrem inneren Auge. Sie erlebt ihn. Daß sie ihn mit Worten bezeichnet, die wir nicht verstehen, veranlaßt uns zu sagen, daß wir Frau Melanie nicht verstehen können. Für Frau Melanie stellt sich das ganz anders dar: Sie fühlt sich in ihrer für sie so lebendigen Begriffswelt, die sie uns näherbringen will, unverstanden und zieht sich auf sich selbst zurück, murmelt nur mehr, schweigt schließlich ganz. Was soll sie denn noch reden, es versteht sie ja doch keiner. Aber: Nicht die alte Frau redet Unverständliches. Wir sind diejenigen, die Unverständnis zeigen, weil wir immer von uns ausgehen, anstatt „in den Schuhen des Anderen zu gehen".

Anstatt immer im Hinterkopf den Gedanken zu haben: Die alte Frau ist nicht mehr in der Lage, vernünftig zu sprechen, da ist alles umsonst - sollten wir uns an Situationen in unserem Leben erinnern, in denen wir für unser Gegenüber auch nicht „vernünftig" reden konnten und uns doch bemüht haben, die Kommunikation aufrecht zu erhalten: Im Urlaub, wo wir nicht türkisch und der Melonenhändler am Strand nicht deutsch konnte - wie haben sich beide Teile bemüht, verbal und nonverbal, mit Körpersprache und vielen Gesten - und was für ein gutes Gefühl das war, schließlich gespürt zu haben: Jetzt hat er Dich verstanden!

Oder aber auch das Unbehagen und die Hilflosigkeit in einer Gruppe fremder Menschen irgendwo im Ausland, von denen Sie dringend wissen wollten, wie man hier zum Bahnhof kommt und die Sie nur mißtrauisch und abweisend angesehen haben und sich dann achselzuckend abgewendet haben, weil sie kein Wort von dem verstanden haben, was Sie gesagt haben, und Sie sind mit Ihrem Problem alleingelassen worden.

Und wie oft haben Sie in Ihrem Leben schon „Dings" gesagt, weil Ihnen just in dem Augenblick, wo Sie es aussprechen wollten, der Name für den Gegenstand, auf den Sie gezeigt haben, nicht eingefallen ist? „Es liegt mir auf der Zunge", sagen Sie und es will und will Ihnen nicht einfallen, wie der „Dings", der „Na", der „Na, du weißt schon" eigentlich geheißen hat.

Den sehr alten, desorientierten Menschen geht es genauso. Ist es nicht eigentlich eine meisterliche Leistung, daß sie trotzdem versuchen, den Begriff zu definieren, indem sie z.B. einen Oberbegriff verwenden und „Fett" sagen, weil ihnen „Butter" nicht einfällt oder einfach einen neuen Namen erfinden und „Frühstreich" dazu sagen, weil es Butter immer zum Frühstück aufs Brot gibt?

Täglich werden in unserer Umgangssprache und von den Medien neue Kunstworte erfunden, die nach kurzer Zeit in unseren Wortschatz Eingang finden, und wir fragen nicht nach dem Sinn, denn seien wir ehrlich: Was eigentlich ist „aprilfrisch?", was passiert wirklich, wenn wir hören, etwas „snackt Hunger weg" oder wird „silanisiert"? Und sicher haben auch Sie schon öfter für einen Begriff ein Wort erfunden, um Dinge und Personen zuordnen und präzisieren zu können. Ich erinnere mich an einen sehr alten Mann, der immer sagte: „Ich habe mich ange-tucht" anstatt: „Ich habe mich schön angezogen." Der Begriff faszinierte uns und wir verwendeten ihn untereinander schließlich auch, wenn wir sagen wollten: „Heute bist Du aber wieder schick!" Für Außenstehende war dieser Begriff völlig unverständlich. Waren wir deswegen verwirrt?

Oder unsere eigenen Kinder: „Tamm", sagt das kleine Kind, weil es das Wort „Kamm" noch nicht aussprechen kann, und wir verstehen es doch, weil wir uns bemühen, unser Kind zu verstehen. „Bumbum", meint ein anderes und will uns damit sagen, daß es aus seinem Fläschchen trinken will. Manche solcher Aussprüche aus Kindermund bleiben in der Familie als Wortbegriffe bestehen und werden humorvoll weiterverwendet, auch wenn die Kinder schon groß sind. Der hochbetagte Mensch, der in seinem letzten Lebensstadium zeitreisend seine Kinderzeit wiedererlebt, gebraucht auch die Wörter von seinerzeit wieder. Sagt jedoch der alte, verwirrte Mann in seinem Bett: „Bumbum", weil er Durst hat, notieren wir: „Spricht nur mehr unverständliche Silben." Doch es sind nur die Personen nicht mehr da, die diese Wörter verwendet und gekannt haben, oder auch die Begriffe und Gegenstände, die diese Wörter bezeichnet haben, sind verloren gegangen. Wir sind verständnislos, weil wir aus unserem Lebensumfeld heraus urteilen, nicht aus dem der von uns betreuten sehr alten Menschen.

Auch die Umgangssprache selbst hat sich in den mehr als achtzig Jahren, die dieser heute sehr alte Mensch durchlebt hat, verändert. Für ihn ist das „Potschamperl" (= pot du chambre), das er nachdrücklich von der Schwester verlangt, ein lebendiger Begriff. Die junge Frau, die ihn betreut, kennt nicht nur das liebevoll ins Wienerische „übersetzte" französische Wort für diesen Gegenstand des seinerzeitigen täglichen Bedarfs nicht mehr, sie weiß nicht nur nicht, daß Französisch für diese alten Leute in ihrer Jugend die Fremdsprache schlechthin war so wie heute für uns Englisch, sie weiß vermutlich auch garnicht mehr, wie das seinerzeit war, ohne eigenes Klosett und ohne Fließwasser in der Wohnung, mit dem Nachttopf unter dem Bett, zugedeckt natürlich, des Geruchs wegen.....

Die Zeiten haben sich geändert und auch die Errungenschaften der Zivilisation, nicht immer zum Positiven. Eine sehr alte, verwirrte Frau, die als junge Erwachsene Dienstmädchen bei einer sehr reichen Wiener Familie gewesen war, erzählte im Heim von „einem Aeroplan, in dem es Betten gab". Die jungen Mitglieder des Pflegepersonals schüttelten die Köpfe: Die alte Frau erzählt Märchen, und außerdem, was ist eigentlich ein Aeroplan?! Auch ich erfuhr später eher durch Zufall, daß es in den Dreißigerjahren eine Flugverbindung (per Wassergroßflugzeug!!) zwischen Rotterdam und den USA gegeben hatte, etwas, was sich nur sehr reiche

Leute leisten konnten, dafür aber tatsächlich mit Schlafkabinen wie sonst nur in einem Schlafwagen bei der Bahn - wahrscheinlich war die „Herrschaft" dieser sehr alten, verwirrten Frau auf diese Weise seinerzeit nach Amerika geflogen, ein Ereignis, das sich ihr unauslöschlich eingeprägt hatte, und wir sind diejenigen, die nichts verstehen.

Zu alldem kommt noch der Wortschatz der ursprünglichen Muttersprache. Viele der heute sehr alten Menschen haben noch ihre Wurzeln in den Kronländern der Monarchie, sprachen ursprünglich tschechisch, slowakisch, polnisch, jiddisch, ruthenisch, ungarisch, italienisch, kroatisch, von den vielen Dialekten und Färbungen dieser Sprachen und auch der deutschen Sprache in den einzelnen deutschsprachigen Siedlungsgebieten der Monarchie ganz zu schweigen. Zwei Weltkriege haben in diesem Jahrhundert Europa umgepflügt und riesige Völkerwanderungen zur Folge gehabt. Manche der sehr alten, verwirrten Menschen, die heute in unseren Heimen von uns betreut werden, haben ihre Jugend tausende Kilometer von hier verbracht. Mit ihrem inneren Ohr hören sie heute die vertrauten Worte der Sprache ihrer Kindheit wieder, und reden in dieser Sprache mit uns. Wir sind die „Ausländer", die sie nicht verstehen.

Es ist daher so wichtig, daß wir uns einerseits mit der Lebensgeschichte dieser sehr alten, verwirrten Menschen befassen und versuchen, möglichst viel über sie und ihr Leben zu erfahren, aber auch, daß wir uns mit der Geschichte im allgemeinen ein wenig mehr beschäftigen, als wir dies gewöhnlich tun. Niemand verlangt von uns, daß wir alle Sprachen lernen und alles über die Weltgeschichte der letzten achtzig Jahre wissen. Wenn wir aber erkennen, daß hinter den von uns als „ver-rückt" angesehenen Äußerungen vieler sehr alter, verwirrter Menschen Sinn steht, daß sich hier sich ein langes, erfahrungsreich gelebtes Leben auf diejenige Weise artikuliert, zu der diese sehr alte Menschen noch in der Lage sind, dann werden wir verstehen: Vielleicht nicht die Worte und vielleicht auch nicht ihre Bedeutung, wohl aber, daß es für die von uns betreuten sehr alten Menschen sehr wichtig ist, was sie uns sagen, und daß wir ihnen das Gefühl geben können, daß wir sie verstehen. Wenn wir sie bestätigen, sie begleiten und ihnen damit ihre persönliche Würde wiedergeben, dann geben wir ihren Worten damit jenen realen Sinn wieder, der für diese sehr alten Menschen nie verlorengegangen war.

00055 Rollenerfüllung, unwirksam

Definition:
Eine Situation, in der die Verhaltens- und Kommunikationsmuster eines Patienten nicht dem situativen Kontext oder den Normen und Erwartungen entsprechen, die von der Umwelt an den Patienten gestellt werden. Beeinträchtigung der Fähigkeit des Patienten, die gewohnten sozialen, beruflichen oder familiären Rollen zu übernehmen.

Ätiologie
  Sozial
  – Unzureichende oder unangemessene Eingliederung im Gesundheitswesen
  – Berufliche Anforderungen
  – Entwicklungsstufe, Jugend
  – Zu wenig Anerkennung
  – Armut
  – Familiärer Konflikt
  – Unzureichende Unterstützung
  – Mangelnde Rollensozialisation (z. B. Rollenmodell, Erwartungen, Verantwortungen)
  – Geringer sozialwirtschaftlicher Status
  – Stress und Konflikt
  – Häusliche Gewalt
  – Fehlende Ressourcen
  Wissen
  – Unzureichende Rollenvorbereitung (z. B. Rollenwechsel, verminderte Geschicklichkeit, fehlende Bestätigung, keine Erprobung der Rolle)
  – Fehlende Wissen über die Rolle
  – Rollenwechsel
  – Fehlende Möglichkeit für Rollenprobe
  – Entwicklungsveränderungen
  – Unrealistische Erwartungen an die Rolle
  – Ausbildungsstand
  – Fehlendes oder unzureichendes Rollenmodell
  – Fehlendes Wissen über Rollenfertigkeit
  Physiologisch
– Unzureichende oder unangemessene Eingliederung im Gesundheitswesen

- Drogenmissbrauch
- Geisteskrankheit
- Veränderungen des Körperbildes
- Physische Erkrankungen
- Kognitive Defizite
- Veränderungen des Gesundheitszustandes (z. B. physische Gesundheit, Körperbild, Selbstwertgefühl, geistige Gesundheit, Wahrnehmung, Art des Lernens, neurologische Gesundheit)
- Niedergeschlagenheit
- Niedriges Selbstwertgefühl
- Schmerz
- Müdigkeit

Symptome
<u>aus der Sicht des Patienten</u>
- Mangelnde Unterstützung der Umwelt bei der Rollenerfüllung
- Diskriminierung
- Häusliche Gewalt
- Belästigung
- Veränderte Rollenwahrnehmung
- Rollenbelastung
- Pessimismus
- Verwirrung in Bezug auf die Rolle
- Machtlosigkeit
- Beeinträchtigte Bewältigungsformen
- Angst
- Überlastung durch die Rolle
- Unzufriedenheit mit der Rolle
- *Ungewissheit*
  <u>aus der Sicht der Pflegeperson</u>
- Veränderung im Wahrnehmen der gewohnte Verpflichtungen
- Verleugnen der Rolle
- Inadäquate Anpassung an Veränderungen der Rolle
- Veränderungen der Verantwortlichkeitsbereiche
- Systemkonflikt
- Unzureichendes Selbstmanagement (Selbstkontrolle)
- Rollenambivalenz
- Unzureichende Motivation
- Geringes Selbstbewusstsein

– Unzureichende Fähigkeiten und Kompetenz für die Rolle
– Mangelnde Kenntnisse über die Rolle
– Unangebrachte Entwicklungserwartungen
– Rollenkonflikte (Unentschlossenheit, Entscheidungsschwäche)
– Niedergeschlagenheit
– Veränderte Wahrnehmung der Rolle durch die Umwelt
– Veränderung der körperlichen Fähigkeiten/Gegebenheiten, um die
   Rolle wieder einzunehmen
– Unpassende Rahmenbedingungen für die Ausübung der Rolle
– Fehlende Wahrnehmung der veränderten Rolle

Aufregung auf der Pflegestation des Pensionistenheims: Schwester und Pfleger hatten soeben einige Kathetersäckchen auf dem Verbandwagen hergerichtet - und jetzt waren sie weg. Beide blickten sich verblüfft an. Sie waren nur ein paar Schritte weggegangen, und sie waren ganz sicher, daß sie alles hingelegt hatten. Das gabs doch nicht, daß sich die Kathetersäckchen in Luft auflösten! Beide blickten suchend in die Runde. Wo konnten sie hingekommen sein? Ihr Blick fiel durch die offene Tür in das angrenzende Zimmer: Da saß Herr Gustav L., 84 Jahre alt und erst seit kurzem im Heim, mit der großen Verbandsschere in der Hand, abgeschnittene Kathetersäckchen um sich auf dem Boden verstreut, und schnitt mit der Schere die Katheterschläuche auf bleistiftlange Stücke, bündelte sie und wickelte jeweils ein Stück Verbandmull herum.

Als Schwester und Pfleger auf ihn zueilten und ihm mit dem Ausruf: „Aber, Herr L., was machen Sie denn da!" die Schere und die zerschnipselten Katheterteile wegnahmen, sprang der sonst so ruhige alte Mann auf und rief erbost: „Sie können mir doch meine Arbeit nicht wegnehmen! Draußen warten die Kunden! Meine Tochter wird Ihnen etwas erzählen, wenn Sie mich aufhalten!" Und als beide beschwichtigend meinten: „Aber, Herr L., hier sind ja gar keine Kunden! Und Ihre Tochter wird sicher nicht schimpfen!", da fing Herr L. zu weinen an und wiederholte ein paarmal: „Drängen Sie mich nicht raus! Ich bin nicht so alt! Drängen Sie mich nicht raus!" Und dann legte er sich ins Bett, drehte sich zur Wand, und war erst nach Stunden mit Mühe dazu zu bewegen, wieder aufzustehen.

„Bei diesem einem Mal ist es aber nicht geblieben," erzählten mir die beiden. „Am nächsten Tag war das gleiche, und dann immer wieder - wir haben auf unsere Kathetersäckchen aufgepaßt wie die Luchse, aber, wie wenn das für unseren Herrn L. wie ein Sport wäre: Irgendwie hat er sie plötzlich immer wieder. Die Verbandsschere haben wir überhaupt nicht mehr offen ausgelegt, aber von irgendwo her hat er immer irgendeine Nagelschere oder etwas ähnliches, und schon sitzt er wieder und fabriziert seine kleinen Bündel. Wenn wir ihm die Sachen wegnehmen, regt er sich immer so sehr

auf, daß die Kunden warten und daß wir ihn nicht aufhalten sollen. Wir wollen doch nicht, daß Herr L. sich so unglücklich fühlt - was sollen wir nur machen?"

Im Gespräch mit der Tochter erfahren wir, daß die Familie L. eine große Gärtnerei besitzt, die in der ganzen Umgebung nicht nur wegen der schönen Blumen, sondern auch wegen des ausgezeichneten selbstgezogenen Gemüses bekannt ist. Herr Gustav und seine Frau hatten ihr ganzes Leben lang damit verbracht, die Gärtnerei zu führen, er betreute die Beete und Glashäuser, sie führte Bücher und Kassa. Die gesamte Familie packte kräftig mit an und die Gärtnerei florierte, selbst in den schlechten Zeiten nach dem Zweiten Weltkrieg, als Herr Gustav L. in der Kriegsgefangenschaft war, brachten sie das Geschäft durch.

In den folgenden Jahrzehnten wurde die Gärtnerei ständig erweitert und seit die Gärtnerei auf biologischen Gemüseanbau umgestellt hatte, kamen die Kunden von weit her, um bei ihnen einzukaufen.

„Es war für den Vater ein harter Schlag," erzählte die Tochter, „als die Mutter vor zehn Jahren gestorben ist. Sie ist mitten im Geschäft zusammengebrochen und in seinen Armen gestorben. Von dem Augenblick an war er nicht mehr derselbe. Er war zwar nach wie vor den ganzen Tag im Geschäft, aber er hat zunehmend alles durcheinander gebracht, und unsere Angestellten waren mit der Situation überfordert. Wir waren alle ganz unglücklich, und er hat auch selbst verstanden, daß er es nicht mehr schafft. Er hatte auch volles Vertrauen zu uns, daß wir alles ordentlich machen. Aber er wollte unbedingt irgendetwas Nützliches tun. Also ist er hinten im Verkaufsraum gesessen und hat Suppengrün und Petersilie, Schnittlauch, und alles das geschnitten, zurechtgestutzt und gebündelt. Bis das alles auch nicht mehr ging, und da wollte er ja mit einem Mal selbst ins Heim - Sie erinnern sich."

Für Herrn Gustav war die Realität des Lebens zu beschwerlich geworden, der Tod seiner Frau und seine eigenen körperlichen Einbußen hatten in ihm das Gefühl ausgelöst, daß alles verloren gegangen war, was sein Leben ausgemacht hatte, daß er sich nicht mehr auf sich selbst verlassen konnte, und - was für ihn das Schlimmste war - daß er zu nichts mehr nütze war. Er zog sich vor der Gegenwart in die Vergangenheit zurück, und knüpfte für sich dort an, wo er das letzte Mal „nützlich" war - als er Suppengrün und Schnittlauch zurechtgeschnitten und gebündelt hatte.

Die Kathetersäckchen waren für ihn symbolischer Ersatz für die Tätigkeit, die ihn zum letzten Mal noch als unentbehrliches Mitglied der Arbeitswelt in seiner Gärtnerei ausgewiesen hatte. So sitzend und die Katheterschläuche auf handliche „Büschel" zusammenbindend, befand er sich zeitreisend wieder in seiner Gärtnerei und in dem selben positiven Arbeitsstreß von seinerzeit, als jede Unterbrechung dieser Arbeit unnötige Wartezeit für die Kunden bedeutete.

Gemeinsam mit dem Pflegeteam im Heim haben wir einen Plan für validierende Pflege für Herrn L. erstellt:

Das psychosoziale Grundbedürfnis von Herrn L., produktiv zu sein und gebraucht zu werden, war offensichtlich zutiefst unbefriedigt. Wie für jeden sehr alten Mensch ist auch für Herrn Gustav L. die Erfüllung dieses Bedürfnisses für seine Lebensqualität und Zufriedenheit von größter Bedeutung. Herr Gustav L. fühlte sich nicht mehr produktiv und nicht mehr gebraucht, er wollte sich selbst - und unbewußt auch seiner Familie - beweisen, daß er „es immer noch konnte.“

Als NANDA-Pflegediagnose wurde erhoben: „00055 Rollenerfüllung, unwirksam – Herr L. erlebt Beeinträchtigung der Fähigkeit, die gewohnte berufliche Rolle zu übernehmen, aufgrund kognitiver und physischer Defizite“

Als Problem wurde definiert: „Psychosoziales Grundbedürfnis von Herrn L., produktiv und gebraucht zu werden, ist unbefriedigt – erkennbar durch Versuch des Klienten, die frühere Tätigkeit unter Einsatz nicht adäquater Mittel wieder auszuführen, Streß durch Konfliktsituation mit Team“. Daß Herr L. diesen Versuch unternimmt, ist aber gleichzeitig eine starke Ressource des Klienten!

Als validierendes Pflegeziel wurde daher gesetzt: „Psychosoziales Grundbedürfnis von Herrn L., produktiv zu sein und gebraucht zu werden, ist besser befriedigt – Klient fühlt sich produktiver und gebraucht und drückt dies aus, erkennbare Stress-reduktion“.

Da im gegenständlichen Fall die Lebensgeschichte des Klienten bekannt war, wurde gemeinsam mit Herrn Gustav L. eine Möglichkeit gesucht, für ihn eine Tätigkeit aus seiner früheren Berufswelt zu finden.

Es gab auf der Station eine etwas mickrige Grünpflanze, von der eigentlich niemand so richtig wusste, was für eine Pflanze das war, und wie man mit ihr umgehen musste, damit sie wieder richtig intensiv zu wachsen und zu blühen beginnen konnte. Herr L. wurde um Rat gebeten und ersucht, die Pflanze aufgrund seiner langen Erfahrung als „Blumendoktor“ zu begutachten.

Beeindruckend für das Team war die Tatsache, daß Herr L. beim ersten Anblick der Grünpflanze spontan einen langen lateinischen Namen für das Gewächs nannte und ausrief: „Kinder, die muß viel feuchter gehalten werden und ja nicht in die Sonne! Aber ich mach das schon.“

Gemeinsam mit ihm suchten wir auf der Station den richtigen Standplatz für die Pflanze aus und Herr L. verbrachte ab sofort viel Zeit mit „seiner Pflanze“, die auch wirklich in den nächsten Wochen imposant zu wachsen begann, was Herrn L. mit sichtlichem Stolz erfüllte.

Von Zeit zu Zeit bringt jemand eine Topfblume oder Pflanze mit und bittet Herrn L., diese zu bestimmen und zu sagen, wie sie gegossen und gepflegt werden muß.

Gleichzeitig wird auch immer wieder als Ego-Stärkung bestätigt, was für einen „grünen Daumen“ Herr L. hat und wie froh das Team ist, ihn als Experten für Pflanzen bei der Hand zu haben.

Das Team hatte dann auch die Idee, Herrn L. zu bitten, ihnen beim Zusammenstellen von kleineren Verbandsmaterialien behilflich zu sein, eine Tätigkeit, die immer zur gleichen Zeit am Tag stattfindet, und damit jenen positiven Arbeitsstreß wieder herzustellen, der Herrn L. das Gefühl gibt, daß es ohne ihn „nicht geht".

Als kleines Dankeschön für die viele Arbeit, die Herr L. jetzt hat, gibt es jeden Samstag Nachmittag als Ritual im Sozialraum für Herrn L. eine Schale guten Kaffee und dazu ein Stamperl Kognak, welches Herr L. mit Genuß ganz langsam trinkt und nachher mit wohligem Seufzer sagt: „Feierabend!"

Diese validierenden Pflegemaßnahmen sind ein integrierter Bestandteil des validierenden Pflegeplans, für sie muß immer Zeit sein, denn die beste pflegerische Betreuung von Herrn Gustav L. wird nicht zu seinem uneingeschränktem Wohlbefinden führen, wenn er immer das Gefühl hat, „nur zu nehmen" und selbst nichts als Gegenleistung geben zu können.

Wir können Herrn L. seine alte Arbeitsumwelt aus vergangenen Jahren nicht wiedergeben und die Jahre von früher nicht zurückbringen. Aber auf diesem Wege konnten wir für Herrn L. ein Lebensgefühl von früher, das für ihn positiv hoch besetzt ist, wieder ein wenig in die Gegenwart heben und seinem letzten Lebensabschnitt Sinn und Würde vermitteln. Diese Wertschätzung, die wir Herrn L. entgegenbringen, wird ihn dabei unterstützen, sich trotz seiner altersbedingten physischen und psychischen Einbußen als wertvolles Mitglied der Gemeinschaft zu fühlen und zu spüren, daß er gebraucht wird.

00114 Verlegungsstreß-Syndrom

Definition
Der Zustand eines Patienten, bei dem physiologische und/oder psychosoziale Störungen infolge der Verlegung von einer Umgebung in eine andere auftreten.

Ätiologie
– Unvorhersehbarkeit der Ereignisse
– Isolation von Familie und Freunden
– Vergangene, gleichzeitig auftretende und vor kurzem erlittene Verluste
– Gefühl der Machtlosigkeit
– Fehlen eines angemessenen Unterstützungssystems
– Geringfügige oder fehlende Vorbereitung auf bevorstehenden Umzug/Verlegung/Transferierung

– Passive Bewältigungsformen
– Beeinträchtigter psychosozialer Gesundheitszustand
– Sprachbarrieren
– Verminderter körperlicher Gesundheitszustand
– Verluste im Zusammenhang mit der Entscheidung umzuziehen
– Mäßiges bis hohes Ausmaß an Umgebungsveränderung
– Erlebnisse mit früheren Verlegungen

Symptome
<u>aus der Sicht des Patienten</u>
– Alleinsein, Fremdheit, Einsamkeit
– Niedergeschlagenheit
– Angst (z.B. Trennung)
– Besorgnis
– Schlafstörungen
– Ärger
– Verlust der Identität, von Selbstwert oder Selbstvertrauen
– Vermehrtes Aussprechen von Bedürfnissen
– Aussagen über Widerwilligkeit bezüglich der Verlegung
– Aussage, wegen der Verlegung besorgt oder betroffen zu sein
– Unsicherheit
– Pessimismus
– Frustration
– Beängstigt
– Furcht
– Veränderung der Essgewohnheiten
– Gastrointestinale Störung
– Fehlendes Vertrauen
– Unvorteilhafter Vergleich zw. jetzigem und früherem Personal
<u>aus der Sicht der Pflegeperson</u>
– Befristeter oder dauernder Umgebungs-/Ortswechsel
– Freiwilliger/unfreiwilliger Umgebungs-/Ortswechsel
– Rückzug
– Verstärkte körperliche Symptome/Verschlechterung eines Krankheitszustandes (z. B. gastrointestinale Störung, Gewichtsveränderung)
– Abhängigkeit
– Zunehmende Zeichen der Verwirrtheit (bei älteren Menschen)
– Ausdruck von Traurigkeit (Gesichtsausdruck/Körperhaltung)
– Erhöhte Wachsamkeit

- Ruhelosigkeit
- Veränderung des Körpergewichts

Herr Paul, der Hausarbeiter des Pensionistenheims traute seinen Augen nicht: Er ging gerade durch den hinter dem Heim gelegenen Garten, um den Rasensprenger abzustellen, als er die alte Frau oben auf dem Holzzaun sah, der das Heim gegen die Straße zu abgrenzte. Sie versuchte gerade, auf die andere, straßenseitige Seite des Zaunes zu gelangen und in dem Augenblick, in dem Herr Paul sie erblickte, rutschte sie aus und verschwand aus seinem Blickfeld hinter die Rosenbüsche am Zaun.

Herr Paul lief zu ihr hin, so schnell er konnte. Die alte Frau lag weinend am Boden, das Kleid schmutzig, Gesicht und Hände zerkratzt, und ihr rechter Arm stand seltsam vom Körper ab.

Zum Glück sah in diesem Augenblick im ersten Stock des Hauses eine Pflegehelferin aus dem Fenster. Herr Paul rief um Hilfe. Mehrere Schwestern und der gerade im Haus anwesende Arzt eilten herbei. Die alte Frau, Dorothea Z. mit Namen, hatte zahlreiche Abschürfungen und Prellungen erlitten und sich den Arm gebrochen. Der Rettungwagen kam, die Sanitäter packten Frau Z. auf die Bahre. Die Oberschwester beugte sich über die alte Frau und fragte entgeistert: „Frau Z., warum um Gotteswillen wollten Sie denn über den Zaun klettern?" „Ich muß doch in meine Wohnung zurück," antwortete Frau Z., verwirrt um sich blickend. Und setzte weinend hinzu: „Es läßt mich ja keiner!"

„Also, wir fragen uns ja nicht, warum Frau Z. über den Zaun klettern wollte," sagten zwei Schwestern zu mir im Gespräch, nachdem sie mir die Geschichte erzählt hatten. „Denn seit Frau Z. bei uns im Heim ist, redet sie nur davon, daß sie wieder heim in ihre Wohnung will. Was sie - so glauben wir - nicht realisiert hat, ist die Tatsache, daß sie ihre Wohnung in der Kreisstadt hat, sechzig Kilometer von hier, und daher - selbst wenn sie es über den Zaun geschafft hätte -, ihre Wohnung zufuß auch garnicht erreichen kann."

„In der Kreisstadt gibt es doch auch ein Pensionistenheim", sagte ich. „Warum ist Frau Z. dann hier? Das ist doch für ihre Familie viel umständlicher mit den Besuchen und so."

„Die Angehörigen wollten es ausdrücklich so," antworteten mir die Beiden. „Die Tochter hat uns auch immer wieder versichert, daß es der ausdrückliche Wunsch der Mutter war, in dieses Heim zu kommen. Aber wir bemerken, daß Frau Z. nur einen einzigen Wunsch hat: Von hier wieder weg und nach Hause zu kommen. Sie sollte allerdings über Wunsch der Angehörigen das Haus nicht verlassen. Vermutlich deshalb ist sie auf die Idee gekommen, über den Zaun zu klettern."

„Ist Frau Z. so desorientiert, daß sie sich verirrt, wenn sie aus dem Haus geht?" fragte ich. „Gänzlich desorientiert ist Frau Z. nicht," antworteten mir die beiden. „Sie

ist zwar manchmal zeitreisend und spricht mit Personen, die wir nicht sehen können, aber wenn wir sie begleiten, geht es ganz gut. Doch bei der Verwalterin und der Oberschwester haben Tochter und Schwiegersohn wiederholt nachdrücklich gesagt, wie verwirrt und vergeßlich die Mutter ist, und daß sie, wenn sie aus dem Haus geht, sich unweigerlich verirrt, und sie machen das Heim haftbar, wenn mit der Mutter etwas passiert. Frau Z. ist zwar nicht besachwaltert, aber die Angehörigen konnten da wirklich sehr nachdrücklich sein!

Also haben alle aufgepaßt, daß Frau Z. das Haus nicht ohne Aufsicht verläßt. Wenn man aber mit ihr spazierengegangen ist, hat sie immer gesagt, sie will in ihre Wohnung gehen. Und wenn wir gesagt haben: 'Frau Z., Sie können nicht in Ihre Wohnung, Ihre Wohnung ist sechzig Kilometer weit weg' - dann hat sie den Kopf geschüttelt und gesagt: 'Das ist eine Lüge, das gibt es nicht, das würden meine Kinder nie tun, warum auch, wenn ich doch wieder in meine Wohnung zurückgehe.'"

„Eines Tages ist etwas passiert, das hat die Sache noch schlimmer gemacht," erzählten die beiden Kolleginnen weiter, „da ist Frau Z. unbemerkt aus der Tür hinaus, bis auf den Marktplatz marschiert, hat sich in ein Taxi gesetzt und gesagt: Fahren Sie los, ich sage Ihnen dann, wo meine Wohnung ist. Nach einer halben Stunde hat Frau Z. plötzlich gesagt, sie kennt sich jetzt auch nicht mehr aus und konnte das Taxi auch nicht bezahlen. Da hat sie aus ihrer Handtasche eine Visitenkarte mit der Bürotelefonnummer ihres Schwiegersohnes geholt und dem Taxifahrer gesagt, er soll dort anrufen, dort bekommt er sein Geld.

Der Taxifahrer hat natürlich mit einem Blick gesehen, daß das eine Adresse in der Kreisstadt ist und hat sich gedacht, vielleicht ist die alte Frau aus dem Pensionistenheim im Ort. Also hat er sie zu uns zurückgebracht, und dann den Schwiegersohn von Frau Z. angerufen, damit er seinen Fuhrlohn kriegt. Daraufhin bekamen wir von den Angehörigen einen geharnischten Anruf und eine Drohung mit Rechtsanwalt und Gericht, wenn so etwas noch einmal vorkommt. Naja, und jetzt durften wir mit Frau Z. nicht einmal mehr spazierengehen. Es ist kein Wunder, daß Frau Z. versucht hat, sich heimlich über den Zaun davonzustehlen."

„Das Tragische dabei ist," erzählen die beiden Kolleginnen abschließend, „daß Frau Z. in ihre Wohnung nicht mehr zurückkann. Wie wir von einer Besucherin aus dem Haus von Frau Z gehört haben, wohnt in der Wohnung inzwischen bereits die Großnichte, alles ist umgebaut, die Möbel weg - aber niemand hat der alten Frau diese Tatsache gesagt, und die Besucherin hat gesagt, sie wird sich hüten, sie will sich mit den Angehörigen nicht anlegen. Dabei war die Großnichte immer der Sonnenschein von Frau Z., sie war ihr lieber als der Enkel, und sie hat sie immer finanziell unterstützt, sie war ganz stolz, als die Großnichte auf die Universität gekommen ist, und hat ihr von dem Tag an noch mehr zukommen lassen als vorher. Was kann man nur tun, wir fühlen uns so hilflos!"

*„Frau Z. hatte keine Gelegenheit, sich von ihrer alten Umgebung zu verabschie-
den", erkläre ich den Kolleginnen. „Sie fühlt sich im Heim fremd, kann die neue
Umgebung nicht annehmen, denn niemand hat ihr gesagt, daß ihr Bleiben im Heim
endgültig ist. Die Angehörigen sind offensichtlich mit der Situation überfordert und
retten sich in aggressive Verhaltensweisen. Zuerst wollten sie der Mutter nicht wehtun
und haben sie beschwichtigt, daß der Aufenthalt im Heim nur vorübergehend sein soll,
haben aber ohne das Wissen der Mutter die Wohnung an die Großnichte weitergegeben,
und haben jetzt Schuldgefühle und gleichzeitig große Angst, daß es einen Eklat gibt,
wenn die Mutter mit eigenen Augen sieht, daß die Großnichte in ihrer Wohnung
wohnt. Es ist eine schlimme Situation. Das beste wäre, wenn die Großnichte ins Heim
käme und der Großtante sagt, daß sie jetzt in der Wohnung wohnt, und wenn die
Angehörigen der alten Frau noch einmal die Gelegenheit geben, sich von ihrem alten
Lebensumfeld zu verabschieden. "*

*Einige Wochen später berichteten mir die beiden Kolleginnen: „Wir haben mit den
Angehörigen gesprochen, aber wir haben nur gehört: Diese modischen psychologischen
Dinger interessieren uns nicht, wenn Sie meinen, daß es was nützt, na gut, aber die
Mutter muß im Heim bleiben! Frau Z. ist aus dem Krankenhaus auch noch verwirrter
zurückgekommen, als sie schon war, und war sehr in sich selbst zurückgezogen,
reagierte kaum auf ihre Umgebung. Als die Nachbarin aus ihrem ehemaligen
Wohnhaus wieder auf Besuch war, haben wir mit ihr gesprochen und ausgemacht, daß
wir mit Frau Z. zu ihrer ehemaligen Wohnung zurückfahren und sie von ihrer alten
Umgebung Abschied nehmen lassen.*

*Es war rührend und traurig zugleich. Als wir in die Gasse eingebogen sind, wo
Frau Z. gewohnt hat, ist sie plötzlich aus ihrer Lethargie erwacht. Vor dem Haus ist
sie fast ohne unsere Hilfe aus dem Auto gestiegen und hat gesagt: „Jaja, das ist das
Haus! Da ist die Trafik, jessas, der Friseur hat ein neues Schild. Sehen Sie, und dort
ist der Durchgang zum Kaufhaus." In der Gasse gegenüber ist ein Gemüsehändler, wo
Frau Z. immer einkaufen war, der hat quer über die Gasse gegrüßt, und Frau Z. ist
sehr beschwingt ins Haus eingetreten und mit uns die Stiegen hinaufgegangen.*

*Im ersten Stock ist uns eine Bewohnerin entgegengekommen, die hat gesagt: „Ja,
Frau Z., was machen denn Sie da?" und als Frau Z. gesagt hat: „Ich gehe in meine
Wohnung", hat die Nachbarin ganz spontan gesagt: „Aber gehen Sie, Sie wohnen ja
jetzt im Altersheim, in der Wohnung wohnt doch Ihre Großnichte!" - und da hat Frau
Z. zwar gesagt: „Nein, nein, in der Wohnung wohne ich!", aber sie ist plötzlich recht
unsicher geworden, und als wir dann vor der Wohnungstür gestanden sind und ihr
Schlüssel nicht gepaßt hat, weil das Schloß ausgetauscht worden war, da hat sie dreimal
die Türnummer angeschaut und auf das Namensschild und auf die frisch gestrichene
Tür, dann hat sie ein paarmal geläutet - es hat natürlich niemand aufgemacht, denn die
Großnichte ist ja die ganze Woche in Wien auf der Universität - dann hat sie eine*

Weile sinnend vor sich hingesehen und dann hat sie sich plötzlich umgedreht, hat gesagt: „Fahren wir!" und ist die Stiegen ohne unsere Hilfe hinuntergegangen.

Wie wir im Heim angekommen sind, hat sich Frau Z. in ihrem Zimmer umgesehen, als würde sie diesen Raum zum ersten Mal betreten und hat gesagt: 'Aha, das ist jetzt mein Zimmer,' und 'Aha, das ist jetzt mein Bett.' Und traurig mehr zu sich selbst als zu uns: 'Wenn sie es mir wenigstens gesagt hätten!'

Sie war dann wieder sehr still und sie ist nach wie vor sehr in sich selbst zurückgezogen. Aber von diesem Tag an wollte sie nie mehr in ihre Wohnung gehen. Sie hat Abschied nehmen und die Trennung von ihrer alten Umgebung zulassen können."

Das psychosoziale Grundbedürfnis von Frau Z. nach Geborgenheit und Sicherheit war völlig unbefriedigt, und durch ihre ständigen Bemühungen, das Heim zu verlassen und nach Hause zurückkehren zu wollen, deutlich zu erkennen.

Das validierende Pflegeziel, das die beiden Kolleginnen erreichen wollten, war daher: „Frau Z. hat den Verlust der Wohnung teilweise verarbeitet, verbessertes Wohlbefinden im Heim" und der Besuch in der alten Umgebung war eine entsprechende validierende Pflegemaßnahme, mittels derer dieses Ziel erreicht werden sollte und in gegenständlichen Fall auch ansatzweise erreicht werden konnte.

Nur, wenn wir Altes loslassen können, können wir innerlich frei werden, Neues anzuerkennen und uns für Zukünftiges zu öffnen.

Wenn wir es akzeptieren, daß diese sehr alten, desorientierten Menschen immer noch Sehnsucht nach der alten Umgebung spüren, die sie hinter sich lassen mußten, und wenn wir sie mit validierenden Pflegemaßnahmen bei der Verarbeitung dieses großen Verlustes begleiten, dann helfen wir ihnen in ihrem letzten Lebensstadium ein wenig Geborgenheit und Sicherheit zu empfinden und zu spüren, daß wir ihnen mit Empathie und Respekt begegnen, und sie ihren letzten Lebensabschnitt in Würde verbringen können.

00141 Posttraumatische Reaktion

Definition
Der Zustand, bei dem ein Patient eine anhaltend unangemessene Reaktion auf ein traumatisches, überwältigendes Ereignis zeigt.

Ätiologie
– Ereignisse außerhalb der üblichen menschlichen Erfahrung
– Physischer und psychischer Missbrauch
– Tragisches Geschehen mit mehreren Toten
– Epidemien
– Plötzliche Zerstörung des eigenen Heims oder der Gemeinde
– Kriegsgefangenschaft
– Opfer krimineller Handlungen (Folter)
– Kriege
– Vergewaltigung
– Katastrophen
– Schwere Unfälle
– Augenzeuge von Verstümmelungen
– Augenzeuge von gewaltsamen Todesfällen oder andere Schrecken
– Schwerwiegende Bedrohung oder Verletzung der eigenen Person oder
  eines geliebten Menschen
– Industrie- und Fahrzeugunfälle
– Militäreinsatz

Symptome
aus der Sicht des Patienten
– Konzentrationsschwierigkeiten
– Traurigkeit
– Aggressive Gedanken
– Überempfindlichkeit auf Sinnesreize
– Herzklopfen
– Wut und/oder Zorn
– Wiederholte Träume, Albträume
– Übertriebene Schreckhaftigkeit
– Hoffnungslosigkeit
– Scham
– Panikattacken
– Entfremdung
– Leugnen
– Entsetzen
– Niedergeschlagenheit
– Angst
– Selbstvorwürfe

– Furcht
– Magenbeschwerden
– Wiederkehrende Erinnerungen
– Kopfschmerzen
– Enthaltung
– Taubheitsgefühl
aus der Sicht der Pflegeperson
– Vermeidung
– Unterdrückung
– Aggressionen
– Bettnässen (bei Kindern)
– Erhöhte Wachsamkeit
– Veränderte Gemütszustände
– Medikamenten-, Drogen- und Suchtmittelmissbrauch
– Distanzierung
– Psychogene Amnesie
– Reizbarkeit
– *Rückzug*
– Zwanghaftes Verhalten
– Verdrängung

Es war ein eiskalter Jännertag, scharfer Wind und heftiges Schneetreiben. Die kleine Gruppe von Senioren, die am anderen Ende des kleinen Platzes in der Kirche neben dem Krankenhaus die Messe besucht hatte, kehrte - von einigen Schwestern und Pflegern des Pensionistenheims begleitet und hilfreich durch den Schnee geleitet - rasch wieder ins Heim zurück.

Als eine Schwester eine halbe Stunde später ins Zimmer von Herrn Otto G., 85, kam, um ihm ein Häferl mit heißem Tee zu bringen, blieb sie erschrocken auf der Schwelle stehen:

Der alte Mann hatte den Tisch umgekippt, die Matratze aus dem Bett gezogen und vor den Tisch gelehnt, und er selbst kauerte dahinter und schrie angstvoll: „Deckung! Um Gotteswillen, Deckung! Die Russen schießen ganz nah!" Und als sie rief: „Ja, was machen Sie denn da, Herr Otto!" und ins Zimmer treten wollte, schrie er: „Bleib, wo Du bist! Hier ist alles vermint!"

Die Schwester verließ das Zimmer und bat einen Pfleger um Hilfe. Als der junge Mann die Zimmertür öffnete, rief Herr Otto wieder: „Hier ist alles vermint!" Der junge Pfleger lief auf Herrn Otto zu, legte schützend den Arm um ihn und führte ihn zu seinem Sessel, auf den sich Herr Otto ganz erschöpft niedersetzte und weinend rief: „Gottseidank, daß ihr kommt!"

Die Schwester legte die Matratze ins Bett zurück, richtete das Bett wieder her, und nach einer Weile legte sich Herr Otto ins Bett und schlief erschöpft ein.

Als der Abenddienst Herrn Otto das Abendessen ins Zimmer bringen wollte, war das Bett leer. Das Team suchte im ganzen Haus – Herr Otto blieb verschwunden. Der Pförtner erinnerte sich, Herrn Otto am späten Nachmittag in der Nähe seiner Loge gesehen zu haben. Nachdem sich dort aber auch die Cafeteria des Pensionistenheims befand, konnte er beim besten Willen nicht sagen, ob Herr Otto das Haus verlassen hatte oder nur auf einen Kaffee gegangen war.

In der Nacht läutete im Heim das Telefon, am Apparat die Notaufnahme des städtischen Unfallkrankenhauses: Ein Pendler, der spät abends mit dem Zug am Bahnhof angekommen war, hatte Herrn Otto in der Unterführung zwischen den Bahnsteigen liegend gefunden, zwar leicht unterkühlt, aber bis auf eine große Beule am Kopf unverletzt. Er war offensichtlich die Stiegen hinuntergefallen. Herr Otto wurde im Krankenhaus über Nacht stationär aufgenommen, im Bett liegend betastete er seinen Kopfverband und murmelte wiederholt etwas von: „Die lassen mich erschießen, wenn ich arbeitsunfähig bin." Aber dann schlief er doch ein, und die Nachtschwester kümmerte sich wieder um andere Patienten.

Am Morgen war Herr Otto weg. Diesmal im Spitalshemd, nur mit dem dünnen Schlafrock darüber. Und diesmal dauerte es fast 48 Stunden, bis er wieder gefunden wurde.

Er lag in einer stillen Seitenstraße, dort, wo schon die Gärten beginnen, mit gebrochener Schulter, und rief kläglich um Hilfe, vorbeilaufende Kinder hörten ihn rufen und holten Hilfe. Kein Mensch konnte erklären, wo Herr Otto die ganze Zeit über gewesen war und warum er niemandem in seinem Spitalsschlafrock aufgefallen war.

Gegen die Sanitäter, die ihn auf die Bahre heben wollten, wehrte er sich mit Händen und Füßen und schrie: „Nicht mehr ins Lager! Erschießt mich gleich hier!"

Es stürmte und schneite immer noch, als er erneut ins Krankenhaus eingeliefert wurde. Nachdem seine Schulter versorgt war, fiel er in einen tiefen Schlaf, aus dem er erst nach einigen Tagen wieder richtig erwachte.

Inzwischen schien eine blasse Wintersonne ins Zimmer, und Herr Otto saß mit dick eingegipster Schulter auf der Bettkante und blickte regungslos ins Leere. Zu der Schwester, die ihn fragte: „Tut die Schulter sehr weh?", sagte er: „Ja, die ist gebrochen. Der Schlitten ist zu schwer, aber die Iwans sagen ja immer nur „Dawai", und irgendeinmal knackt es!"

Zum Arzt, der ihn fragte: „Wie sind Sie denn niedergefallen?" sagte er ebenfalls: „Ich bin nicht gefallen. Das hier kommt vom Schlitten."

Ein Röntgenarzt entdeckte auf den Aufnahmen einige Verdickungen am Schlüsselbein, wie von einem sehr alten, schlecht verheilten Bruch und fragte verwundert: „War der Mann Holzarbeiter, weil er immer vom Schlittenziehen phantasierte?"

Eine Kollegin begann mit Herrn Otto validierende Entlastungsgespräche zu führen. Sie sprach mit Herrn Otto über seine gebrochene Schulter, und er sagte sehr ernst: „Diese schrecklichen Schlitten, bis die Knochen brechen!". Die Kollegin bestätigte ihn in seinen Gefühlen und sagte: „Das muß für Sie furchtbar gewesen sein, so schwer zu ziehen, daß die Knochen brechen! Sie sind ein sehr tapferer Mann und Sie waren immer sehr stark, daß Sie das alles ertragen haben! Sie sind bewundernswert, daß Sie das ausgehalten haben." Da brach Herr Otto in Tränen aus und rief: „Meine Kameraden! Sie sind alle gestorben."

Und so erfuhr sie mit der Zeit, daß Herr Otto im Zweiten Weltkrieg in Rußland an der Front gewesen und dann in russische Kriegsgefangenschaft geraten war. Er kam in ein Lager am Ussurifluß, an der chinesischen Grenze, dort mußten sie bei Schneesturm und eisiger Kälte meilenweit Erde, Holz und Torf transportieren - auf riesigen Schlitten, wie Herr Otto sagte, und sie als Kriegsfangene waren die menschlichen Schlittenhunde, breite Lederriemen um die Schultern gelegt, zogen sie die schweren Lasten über den eisigen glatten Boden, die Wachmannschaften droschen mit den Gewehrkolben auf die Gefangenen ein. Männer, die erschöpft hinfielen, wurden erschossen. Die meisten starben an Hunger oder erfroren in der grimmigen Kälte. Von seiner Arbeitsgruppe überlebte nur Herr Otto.

„Ich war ja etwas skeptisch, was die Geschichte von den riesigen Schlitten anbelangte", erzählte die Kollegin. „Aber da war unlängst eine Ausstellung in der Stadt von einem pensionierten Beamten, der als Kunstmaler seine Kriegserlebnisse in Bildern aufgearbeitet hat. Eine ganze Museumsetage voll düsterer Grafiken - und auf einmal stand ich vor einem Bild, auf dem eine Schar abgerissener, halbverhungerter Männer im Schneesturm einen riesigen Schlitten ziehen - mir ist es kalt über den Rücken gelaufen: Herr Otto hatte nicht übertrieben - das hatte es wirklich gegeben, er muß Furchtbares durchgemacht haben!"

Nach einigen Wochen, in denen es inzwischen Frühling geworden war, und nach vielen validierenden Gesprächen sagte er von seiner gebrochenen Schulter mit einem Mal: „Das ist vom Schifahren."

Das Team vom Pensionistenheim bemühte sich sehr darum, daß Herr Otto wieder ins Heim zurückkonnte, und um die Osterzeit war er wieder in seinem alten Zimmer. Auf seine gebrochene Schulter angesprochen und gefragt, wie das denn passiert sei, sagte er nur: „Ach, irgendwie." Seither spricht er nicht mehr vom Krieg.

Herr Otto G. hatte nie Gelegenheit gehabt, seine furchtbaren Kriegserlebnisse aufzuarbeiten. Die Männer seiner Generation waren dazu erzogen worden, nie Gefühle zu zeigen, nie über ihre Gefühle zu reden. Sie mußten immer stark sein, alles heldenhaft ertragen können. In den langen Jahrzehnten nach seiner Rückkehr aus der Kriegsgefangen-

schaft hatte Herr Otto die düsteren Erfahrungen seiner Jugendjahre verdrängt, sie wurden von den Alltagsereignissen überlagert.

Jetzt als hochbetagter Mann im letzten Stadium seines Lebens, genügte
ein kalter, stürmischer Wintertag, um alle diese scheinbar längst
begrabenen Erinnerungen wieder lebendig werden zu lassen. Kälte und
Schnee waren die Fahrkarte für seine Reise zurück in die dunkle Zeit
seiner Kriegserlebnisse. Die Kälte des sibirischen Winters damals und die
sibirische Kälte des Wintertages heute – es war die gleiche Empfindung.

Im Fall von Herrn Otto G. konnte nachvollzogen werden, warum der
alte Mann scheinbar ohne erkennbaren Grund plötzlich „ver-rückt"
war,und wenn wir uns bemühen, so viel wie möglich über die
Lebensgeschichte (und die Zeit- und Sozialgeschichte) der von uns
betreuten, hochbetagten Menschen zu erfahren, werden wir die Gründe
vieler Gefühlsäußerungen und Verhaltensweisen kennenlernen. In vielen
Fällen werden wir aber niemals erfahren, aus welchen Gründen sehr alte,
desorientierte Menschen plötzlich Dinge tun und sagen, die wir uns nicht
erklären können, weil sie für uns keinen Bezug zur Realität der Gegenwart
haben. Jede Emotion und deren Äußerung hat aber eine bestimmte
Ursache, die in der Biographie dieses sehr alten Menschen begründet ist,
und muß von uns Pflegepersonen ernstgenommen werden.

Aber auch wenn wir nicht wissen, aus welchem Grund ein von uns
betreuter betagter Mensch bestimmte Emotionen äußert und scheinbar
sinnlose Handlungen setzt, werden wir ihn empathisch begleiten und ihm
zeigen, daß wir ihn ernst nehmen und ihn so akzeptieren, wie er ist und
sich benimmt.

Auf diese Weise vermitteln wir ihm das Gefühl von Geborgenheit und
Sicherheit und unterstützen ihn bei der Bewältigung von traumatischen
Ereignissen aus seiner Lebensgeschichte.

Standard Nr. 1

Ziel:	Maßnahmen:
– Selbstwertsteigerung – Stressreduktion – Vertrauensbasis – Reduktion der chemischen und mechanischen Zwangsmaßnahmen – bessere Mobilität – Verhindern des Abgleitens in das Stadium des Vegetierens	– halte Blickkontakt – begebe dich auf die gleiche Sprechebene (nicht von oben, unten, von hinten ...) – pflege eine achtungsvolle (respektvolle) Ansprache, (persönliche Anfrede SIE, unterlasse das symbiotische WIR z.B. wir gehen zum WC, ins Bett ...) – halte Nähe – Distanz – wisse, jedes Gefühl, jede Wesensäußerung eines alten (desorientierten) Menschen hat einen Grund und ist berechtigt – höre hin, tiefes Zuhören – lasse aussprechen – widersprich, beschwichtige, schulmeistere nicht, lache nicht aus – stelle „W"-Fragen, aber kein warum, weshalb, weswegen, wieso (sind analytische Fragen, erfordern anspruchsvolle Antworten, führen an Grenzen und blamieren, verlangen eher nach Rechtfertigung – Frage mit -> wie, wo, wann, wer, was
Hinweis: Die validierende Haltung ist eine Grund-kommnukationshaltung, auch gegenüber Angehörigen und Mitarbeiter/innen	

Anleitung zur Dokumentationserstellung

Die in diesem Buch vorgestellte Art der Pflegedokumentation dient als Lernmittel für die Fort- und Weiterbildung in Spezieller validierender Pflege und ist daher strikt auf den Schwerpunkt der Befriedigung psychosozialer Grundbedürfnisse bei hochbetagten, desorientierten Menschen hin konzipiert. Die vorgestellten Formulare sollen durch ihre besondere Gliederung das Erlernen der einzelnen Elemente dieses Pflegekonzeptes erleichtern.

Spezielle validierende Pflege selbst ist aber mit allen Pflegekonzepten, welche die Aktivitäten des täglichen Lebens (ATLs) in den Vordergrund stellen, kompatibel. Schließlich ist die Befriedigung psychosozialer Grundbedürfnisse nicht nur auf die in diesem Buch genannte Zielgruppe allein beschränkt: Auch orientierte PatientInnen und KlientInnen haben die gleichen psychosozialen Bedürfnisse, und diese Bedürfnisse sollten unter dem Blickwinkel ganzheitlicher Pflege in gleichem Ausmaß Beachtung finden, wie körperorientierte Bedürfnisse berücksichtigt und in den Pflegeprozeß mit eingebunden werden.

Die Dokumentationsvorlage für Spezielle validierende Pflege enthält folgende Standardblätter:

1. Ausgangsverhalten/Informationssammlung
2. Checkliste zur Bestimmung des Grades der Desorientiertheit
3. Regionale und individuelle Lebensgeschichte (wird laufend ergänzt)
4. Plan für validierende Pflege
5. Berichtblätter A und B (bei jedem Treffen zu erstellen)
6. Evaluierung/zusammenfassende Auswertung

Grundsätzliche Vorbemerkung. Wichtig: Achten Sie auf objektive Formulierungen! Beschreiben Sie immer das von Ihnen beobachtete Verhalten Ihrer KlientInnen wertfrei und präzise, anstatt es vage mit einem wertenden (und unter Umständen auch abwertenden) Begriff zu benennen. Kennzeichnen Sie Aussagen von dritten Personen ausdrücklich als solche!

Die Formulierungen dürfen keinerlei Interpretation und Werturteil und auch keinerlei „Gemeinplätze" enthalten (= inhaltsleere Schlagwörter, unter denen sich jeder, der diese liest, etwas anderes oder auch gar nichts vorstellt), wie z.B.:

„KlientIn ist depressiv."	FALSCH
„Frau M. wirkt teilnahmslos, liegt nur im Bett, weint, wenn man sie anspricht."	**RICHTIG**
„KlientIn ist sehr aggressiv."	FALSCH
„Herr Müller wirkt sehr verärgert, weil ihm das Mittagessen nicht geschmeckt hat. Hat über das Essen sehr geschimpft."	**RICHTIG**

Ungünstig sind alle Formulierungen, die die *eigene Bewertung* eines Verhaltens von KlientInnen sind. Zum Beispiel.: „Klientin ist sehr verwirrt" (*ungünstig*, wertender Gemeinplatz). BESSER: „Frau Müller hat das WC nicht gefunden. Hat nicht ins Zimmer zurückgefunden, mußte geführt werden."

Keine negativen Bewertungen oder subjektiven Formulierungen wie z.B.: „Ist sehr diszipliniert", „Ist angepaßt", „Geht es soweit gut", „War soweit ruhig", „Ißt problemlos", „Brav gewesen", „Fühlt sich schlecht", „Ist schwierig", „Psychisch besser", „Verwirrt", „Befolgt alles", „Lieb, nett". Dies kann dazu führen, daß die KlientInnen „abgestempelt" werden. Zustand und Verhalten von KlientInnen sollen immer im Detail exakt beschrieben werden.

Arbeitsblatt „Ausgangsverhalten". Dieses Blatt umfaßt die Personalien, Diagnosen und Therapien sowie die entsprechenden Verordnungen, den körperlichen Zustand, individuelle Bedürfnisse der KlientInnen sowie Bewältigungsstrategien bei Krisen, Gewohnheiten und Rituale, das Ausmaß der Pflegebedürftigkeit und die Fähigkeit zur Mitarbeit.

Quellen für Ihre Informationssammlung können sein:
- direkte eigene Beobachtung
- Aussagen von KlientInnen selbst im direkten Gespräch

- Aussagen von Angehörigen; BetreuerInnen, BegleiterInnen im direkten Gespräch
- Aussagen von KollegInnen oder dem therapeutischen Team im direkten Gespräch
- direkte Informationen aus der Arztanamnese, aus der Krankengechichte
- Aussagen der behandelnden ÄrztInnen im direkten Gespräch
- Auskünfte von sonstigen Drittpersonen

Die auf diese Weise gewonnenen Daten können objektiven oder subjektiven Charakter haben.

Objektive Daten sind alle Daten, die objektiv beobachtbar und meßbar sind: z.B. Größe, Gewicht und Vitalwerte.

Subjektive Daten sind alle Daten, die individuelle Aussagen widerspiegeln, z.B. Aussagen der einzelnen KlientInnen über ihre individuellen Empfindungen und/oder was für die einzelnen KlientInnen z.B. Müdigkeit, Schmerzen, Gefühle, Ängste persönlich bedeuten.

Das Informationsgespräch oder der Erstkontakt bedeutet für Sie:
- Beginn einer Beziehung zu den KlientInnen
- eine Informationsgewinnung, die für den Plan für Spezielle validierende Pflege notwendig ist

Um wichtige Informationen von Ihren KlientInnen zu erhalten, müssen Sie lernen und in der praktischen Anwendung im Gespräch beachten:
- mit den KlientInnen in Rapport zu gehen
- aktiv und aufmerksam zuzuhören
- von den KlientInnen erhaltene Informationen ohne jede Interpretation zu dokumentieren und/oder weiterzugeben
- nicht die eigene Ansicht aufzudrängen und
- offene Fragen zu stellen (verbale Validationstechniken)

Vermeiden Sie:
- Erlebnisse der KlientInnen zu deuten
- den KlientInnen Ratschläge zu geben
- die Gefühle der KlientInnen zurückzudrängen oder zu pushen
- Suggestivfragen zu stellen

Das Gespräch darf niemals zu einer stereotypen Befragung bzw. zu einem Verhör ausarten. Wenn keine verbale Verständigung mit dem/der KlientIn möglich ist, bitte vermerken Sie diesen Umstand in der Praxisdokumentation entsprechend.

Eintragungen in den Dokumentationsteil „Ausgangsverhalten"

Bleiben Sie im Text kurz und zur Sache zutreffend prägnant. Führen Sie in der Rubrik „Sozio-ökonomischer Status" nur die unmittelbaren persönlichen Daten an. Alle übrigen Erläuterungen zum Lebensverlauf gehören auf dem Blatt „Lebensgeschichte" notiert.

Beschreiben Sie in allen Rubriken immer das von Ihnen beobachtete Verhalten Ihrer KlientInnen wertfrei und präzise, anstatt es vage mit einem wertenden (und unter Umständen auch abwertenden) Begriff zu benennen.

Schreiben Sie daher bei der Rubrik „Grad des Verlustes" z.B. unter „Sehvermögen" kein Schlagwort wie etwa: „sieht schlecht", sondern erläutern Sie präzise: „Starke Kurzsichtigkeit, kann Gegenstände nur auf sehr kurze Distanz erkennen, trägt Brille".

Nehmen Sie in der Rubrik „Verhaltensmuster" bei den einzelnen Zeilen folgende Eintragungen vor:

Reaktionen auf Krisen. Hier sind seinerzeitige Reaktionen der KlientInnen auf Krisensituationen in ihrem vergangenen Leben einzutragen. Aus der Art und Weise, wie die KlientInnen seinerzeit mit Lebenskrisen umgegangen sind, lassen sich Bewältigungsstrategien für gegenwärtige Krisensituationen ableiten und eventuell auch analog anwenden. Falls Sie zu diesem Punkt nichts in Erfahrung bringen konnten, notieren Sie: „Nichts bekannt". Dies gilt im übrigen füe alle Rubriken auf diesem Blatt.

Traumata aus der Vergangenheit. Tragen Sie hier traumatische Erlebnisse Ihrer KlientInnen aus ihrem früheren Leben ein - gerade die Generation der heute über Achtzigjährigen ist von den Kriegsereignissen und Entbehrungen des Zweiten Weltkriegs und der Nachkriegszeit geprägt und oft genug in ihrem Selbstverständnis erschüttert worden. In diese Zeile gehören aber auch Schockerlebnisse wie der plötzliche Tod eines geliebten Menschen, der plötzliche Verlust des Arbeitsplatzes usw..

Reaktion auf altersbedingte Einbußen: In diese Zeile schreiben Sie bitte Ihre unmittelbaren Beobachtungen, wie die KlientInnen mit den physischen und psychischen Verlusten des Alters umgehen. Zitieren Sie Aussagen der Betroffenen wörtlich unter Anführungszeichen.

Kontakte zu Angehörigen/Freunden. Tragen Sie präzise ein, wer die KlientInnen besucht und in welcher Häufigkeit diese Besuche stattfinden. Also nicht: „Verwandte kommen regelmäßig" sondern richtig: „Tochter kommt täglich, Enkelsohn jeden Samstag, Bruder immer zu Ostern und zu Weihnachten". Die exakte Häufigkeitsangabe dieser sozialen Kontakte ist wichtig, um bei mangelnder Kontakthäufigkeit dem drohenden Risiko sozialer Isolation entgegensteuern zu können.

Interaktion mit anderen Bewohnern. Die gleichen Kriterien gelten für die Eintragungen in diese Zeile. Vermeiden Sie inhaltsleere Worthülsen wie „normal", „regelmäßig" u.ä. Beschreiben Sie präzise Art und Umfang der Interaktionen.

Beziehung zum Personal. Auch hier gelten die Kriterien aus den beiden obigen Absätzen. Vermeiden Sie hier ebenfalls Schlagworte und Gemeinplätze wie: „Unauffällig", „angenehm", „im üblichen Umfang" oder auch „streitsüchtig", „abweisend" o.ä. Beschreiben Sie auch hier präzise das Verhalten der KlientInnen.

Gewohnheiten/Rituale. Rituale strukturieren den gerade in Langzeiteinrichtungen oft sehr gleichförmigen Tagesablauf, unterstreichen den Zeitpunkt von jährlich wiederkehrenden Fest- und Feiertagen und geben gerade dementen Menschen, welche sich an Kalender und Uhr nicht mehr orientieren, ein erhöhtes Gefühl von Sicherheit. Halten Sie bitte in dieser Rubrik alles an Vorlieben und Gewohnheiten fest, welche für die Aktivitäten des täglichen Lebens von Bedeutung sind. Hat der/die KlientIn besondere Vorlieben beim Essen und Trinken, beim Schlafen , der Körperpflege u.ä., dann wird man diese hier vermerken und im Tagesablauf ein immer zur gleichen Zeit wiederkehrendes Ritual damit setzen.

Bevorzugte Sinneswahrnehmung. Hier wird die Beobachtung aus den validierenden Interaktionen eingetragen, wie aus Sprache und Körpersignalen des/der jeweiligen KlientIn die bevorzugte Sinneswahrnehmung zu erkennen ist. (siehe auch Kapitel „Grundstützen für ein validierendes Gespräch" - S.81 ff.) Diese Eintragung ist wesentlich, um beim Einsatz validierender Pflegemaßnahmen ganz bewusst die bevorzugte Sinneswahrnehmung verstärkt anzusprechen.

Cave: Bei desorientierten Menschen in Stadium III und IV ist die bevorzugte Sinneswahrnehmung meist nicht mehr (oder erst sehr spät im Laufe langer validierender Arbeit) erkennbar. In diesem Fall kreuzen Sie bitte „nicht einschätzbar an".

Arbeitsblatt „Lebensgeschichte". Die Erfassung der persönlichen Lebensgeschichte der KlientInnen ist in vielfacher Hinsicht wichtig für die Beziehung, welche Sie mit den KlientInnen aufbauen, und für den wirkungsvollen Einsatz validierender Pflegemaßnahmen. Je mehr Sie über die Person wissen, mit der Sie arbeiten, desto leichter wird Ihnen die Interaktion gelingen und desto erfolgreicher wird der Einsatz der von Ihnen erstellten validierenden Pflegemaßnahmen sein. Auch nähere Kenntnis der allgemeinen regionalen Zeitgeschichte der letzten 80 Jahre wird Sie bei Ihrer Arbeit mit validierender Pflege hilfreich unterstützen.

Notieren Sie unbedingt, mit wem Sie die Lebensgeschichte erfaßt haben (mit den KlientInnen selbst, deren Angehörigen, oder anderen Personen).

Stellen Sie sicher, daß das Blatt „Lebensgeschichte" nur Angaben über *vergangene* Ereignisse aus dem Leben der KlientInnen enthält. Alle Angaben, welche den gegenwärtigen Status der jeweiligen Person betreffen, gehören entweder ins Blatt „Ausgangsverhalten" oder in die Rubrik „Anamnese/Ist-Zustand" im Blatt „Plan für validierende Pflege".

Arbeitsblatt „Checkliste zur Einstufung des Grades der Desorientiertheit. Bitte verwenden Sie dabei die Checkliste (S. 132.) zur Bestimmung des Grades der Desorientiertheit anhand der körperlichen und emotionalen Charakteristika. Da sich der Zustand betagter desorientierter Menschen im Laufe eines Tages sehr oft verändert, sollen die Besuche zum Zwecke der Einstufung an drei verschiedenen Tagen und zu *unterschiedlichen* Tageszeiten (früh, mittags und abends) erfolgen.

Verwenden Sie bei Ihren Besuchen, welche der Einstufung der KlientInnen dienen, die verbalen Techniken „Fragen zur Gegenwart" und „Fragen zur Vergangenheit". Die Antworten können Ihnen helfen, das Stadium, in dem sich die Person befindet, zu bestimmen, wenn Sie z.B. die Frage stellen: „Leben Sie schon lange hier?"

Die mangelhaft orientierte Person wird sich der Gegenwart bewußt sein, aber über die gegenwärtigen Bedingungen klagen und gefühlsbezogene Fragen nicht beantworten wollen, z.B. wird sie sagen: „Viel zu lange", „Jede Minute ist zuviel", „Hier stinkt es, ein Wahnsinn, wie wenig die hier lüften."

Wenn die Person spricht, aber zeitlich desorientiert ist, wird sie nicht auf Gegenwartsfragen antworten. Sie wird statt dessen über ihr früheres Zuhause, ihre Eltern und Geschwister oder über ihren Beruf sprechen. Sie wird die Antwort modifizieren.

Eine Person mit sich wiederholenden Bewegungen wird nicht mit korrekten Wörtern oder gar Sätzen antworten, sondern nur mit für Sie unverständlichen Wortteilen, Silben und Lauten reagieren.

Arbeitsblatt „Plan für validierende Pflege". Dieses Arbeitsblatt besteht aus zahlreichen Rubriken, die alle möglichst exakt und vollständig ausgefüllt werden sollen.

Rubrik   „Anamnese/Ist-Zustand"   (=   aktuelles Verhalten/gegenwärtige Situation). Diese Sammlung von Informationen über die KlientInnen dient als Grundlage für die validierende Pflegeplanung.

Rubrik   „Auszug   aus   der   Pflegediagose" (analog NANDA/Orem). Pflegediagnosen liefern die Grundlage zur Auswahl von Pflegehandlungen und zum Erreichen erwarteter Pflegeziele und schaffen Rahmenbedingungen zur Anwendung der Pflegeplanung.

Sie dienen der Feststellung und Einschätzung der klientenbezogenen Probleme und pflegerischen Bedürfnisse, wobei im Pflegekonzept der Speziellen validierenden Pflege der Schwerpunkt auf diejenigen Pflegediagnosen gelegt wird, welche die unbefriedigten psychosozialen Grundbedürfnisse der KlientInnen betreffen.

Körperorientierte Pflegediagnosen werden im Rahmen dieses Konzept nur dann angeführt, wenn daraus eine Beeinträchtigung der Lebensqualität der einzelnen KlientInnen resultiert und somit eines oder mehrere der psychosozialen Grundbedürfnisse der einzelnen KlientInnen unbefriedigt sind.

Überprüfen Sie, ob die von Ihnen eingetragenen psychosozial orientierten Pflegediagnosen zu den Problemen der KlientInnen kompatibel sind. Tragen Sie die Pflegediagnosen den Regeln konform ein: Pflegeproblem (Taxonomiekennzahl und Titel), Definition (genaue Beschreibung der Pflegediagnosen) und Ätiologie (Symptome = wie zeigt sich das Problem?).

Rubriken „Ressourcen" und „Probleme" der KlientInnen. Die korrekte klientenorientierte Erfassung der Ressourcen und Probleme ist unerläßlich, denn sie zeigt uns spezielle Stärken der KlientInnen, die in der validierenden Pflege therapeutisch eingesetzt werden können, und sie macht individuelle Probleme der einzelnen KlientInnen aufgrund unbefriedigter psychosozialer Grundbedürfnisse sichtbar. Beides sind Voraussetzungen für erfolgreiche Entscheidungen über validierende Pflegemaßnahmen in der Speziellen validierenden Pflege.

Ressourcen sind die inneren und äußere Kräfte und Fähigkeiten der KlientInnen, die von den Pflegenden erkannt und zur zumindest ansatzweisen Befriedigung der psychosozialen Grundbedürfnisse des KlientInnen gefördert werden müssen.

Ressourcen existieren sowohl in der Person der KlientInnen selbst als auch in ihrer Umgebung.

Dazu zählen z.B.:

- physische Fähigkeiten (z.B. Bewegung, Essen, Trinken, Ausscheiden aber - sehr oft vergessen - auch die Fähigkeit, Gefühle, Wünsche und Bedürfnisse zu äußern)

- psychische Fähigkeiten (z.B. Ehrgeiz, Optimismus, Charaktereigenschaften); hiezu zählen auch religiöse Beziehungen (Hoffnung!) und Lebenswünsche („Das möchte ich noch erleben") aber auch der Wille, sich nicht fremdbestimmen zu lassen.

- soziale Fähigkeiten (z.B. Familienbindungen, Kontakte zum Umfeld)

Versuchen Sie daher beim Erfassen der Biographie möglichst detailliert zu erfahren, was die KlientInnen früher gerne gemacht haben, ob sie gerne gesungen haben, Musik gehört haben und welche Art von Musik, ob sie gern in Theater gegangen sind oder ins Kino – ob es einen Schauspieler gegeben hat, den sie gern gemocht haben? Ob sie Ausflüge gemacht haben, gereist sind, welche Hobbies sie gehabt haben? Je mehr man von den KlientInnen weiß, desto individueller kann man anhand der Gewohnheiten und Vorlieben (Ressourcen) validierende Pflegemaßnahmen setzen.

Probleme sind Beeinträchtigungen von KlientInnen, die sie selbst nicht ausgleichen können, in einem Lebensbereich, der ihre Lebensqualität bestimmt, und die durch ihr Vorhandensein den Grad der Befriedigung der psychosozialen Grundbedürfnisse herabmindern. Solche Probleme können sein:

- psychische Probleme (z.B. Gefühl der Verlassenheit, Heimweh, Trauer, Angst, Zorn)

- physische Probleme, die psychosoziale Auswirkungen haben (z.B. Gehunfähigkeit, Schmerzen, Sehschwäche, Schwerhörigkeit, Inkontinenz)

Alle Probleme müssen objektiv und konkret formuliert sein, d.h. eine reine Beobachtung ohne Interpretation und/oder Werturteil sein. Wollen Sie trotzdem Ihren persönlichen Eindruck beschreiben, so müssen Sie deutlich darauf hinweisen: „Ich habe den Eindruck, daß ..." u.ä.

Bei jedem Problem muß der Grad der bestehenden mangelnden Befriedigung eines bestimmten psychosozialen Grundbedürfnisses angeführt sein und es müssen die Faktoren genannte werden, an denen erkannt werden kann, daß dieses Problem tatsächlich im angeführten

Ausmaß existiert. (siehe Kapital „Sehr alte Menschen äußern grundsätzliche menschliche Bedürfnisse S. 58 ff.)

˜ Achten Sie bei der Erfassung der Probleme darauf, daß Sie wirklich psychosoziale Probleme der KlientInnen beschreiben, infolge derer eines oder mehrere der psychosozialen Grundbedürfnisse der KlientInnen unbefriedigt sind, und nicht Probleme, die Sie oder das Pflegeteam mit den KlientInnen haben! So ist z.B. der Vermerk „Inkontinenz" allein kein Nachweis dafür, daß der/die betroffene KlientIn damit ein Problem hat. „Psychosoziales Grundbedürfnis nach Status und Prestige ist unbefriedigt – empfindet Scham über seine Inkontinenz" ist eindeutig als patientenbezogenes psychosoziales Problem zu erkennen.

Vieles, was von den Pflegenden als Problem empfunden wird, ist in Wirklichkeit eine Ressource der KlientInnen!! (siehe Einleitung S. 2 ff.) Reflektieren Sie daher Ihre Feststellungen sorgfältig, bevor Sie diese in die Dokumentation aufnehmen!

Rubrik „Informationen von Team/Angehörigen". Hier werden Informationen notiert, die für die validierende Pflege von Bedeutung sind, z.B. „Team wird mich über Verhaltensveränderungen der/des KlientIn informieren" oder „Tochter bringt alte Fotos mit" oder „Sohn berichtet, daß seine Mutter bei seinem letzten Besuch fast nichts gesprochen hat". Kommentare von Teammitgliedern oder Angehörigen über Wesen, Charakter und Situation des desorientierten betagten Menschen bitte immer als Originalzitat anführen und als direkte Rede kennzeichnen, damit bei eventuell wertenden Aussagen klar ist, daß diese nicht von Ihnen, sondern von dritten Personen stammen.

Rubrik „Ziele". Ziele beschreiben den Zustand, der erreicht wurde, wenn die validierenden Pflegemaßnahmen, die zur Erreichung dieses Zieles gesetzt wurden, erfolgreich waren. Sie müssen vom Standpunkt der KlientInnen her (klientenorientiert) formuliert werden, zwischen Qualität und Quantität unterscheiden, so knapp und dabei exakt wie möglich formuliert sein und dürfen niemals eine validierende Pflegemaßnahme beschreiben, sondern immer nur das Ergebnis der erfolgreich durchgeführten validierenden Pflegemaßnahme. Bei jedem Ziel muß der Grad der erzielten Befriedigung eines bestimmten psychosozialen Grundbedürfnisses angeführt sein und es müssen die Faktoren genannte werden, an denen erkannt werden kann, daß das Ziel tatsächlich im angestrebten Ausmaß erreicht wurde.

Zur Erklärung: Wenn Sie sich fragen: „Auf welche Art und Weise möchte ich das gesteckte Ziel erreichen? Wie werde ich das tun?" Und wenn Sie dann beschreiben, *wie* Sie es *tun* werden, und *was* Sie genau *machen* werden, dann handelt es sich um eine Maßnahme. Eine validierende Pflegemaßnahme ist z.B.: „Täglich nach dem Abendessen mit der Klientin ein Vaterunser sprechen" (Klientin ist praktizierende Katholikin) oder „Dem Klienten jeden Sonntag nach dem Aufstehen 10 min. Kassette mit Marschmusik vorspielen" (Klient war Gendarm) oder „Der Klientin eine Topfpflanze zur Betreuung übergeben" (war früher Gärtnerin = validierende Pflegemaßnahme aus der Biographie).

Als Ziel ist zu verstehen: der Zustand, in dem sich Ihr/e KlientIn befinden wird, *nachdem* Sie die validierenden Pflegemaßnahmen gesetzt haben. Ziele in Rahmen des Konzeptes der validierenden Pflege können beispielsweise sein: „Engeres Vertrauensverhältnis", „Psychosoziales Grundbedürfnis nach Geborgenheit und Sicherheit ist in Ansätzen befriedigt – Klientin empfindet Intimpflege nicht mehr so sehr als streßbesetzt." u.ä..

Ziele müssen realistisch, überprüfbar und erreichbar sein! Wenn die Ziele zu hoch gesteckt werden und daher nicht erreicht werden können, ist der Frust gleich mitgeplant! Es ist daher zielführender, von einer ansatzweisen oder teilweisen Befriedigung der einzelnen psychosozialen Grundbedürfnisse der KlientInnen auszugehen, da eine vollständige Bedürfnisbefriedigung realistischerweise kaum zu erreichen sein wird.

Rubrik „Validierende Pflegemaßnahmen". Die geplanten validierenden Pflegemaßnahmen müssen in Art, Umfang und Angabe des Zeitpunktes ebenso genau dokumentiert werden wie andere Pflegemaßnahmen auch (= z.B. „Täglich morgens 1 Tropfen XXX-Tropfen ins linke Auge", „Jeden Dienstag, 10:00 h Physik. Therapie").

Daher auch bei den validierenden Pflegemaßnahmen ebenso exakt notieren, z.B. „Mo, Mi, Fr 10:00 h validierendes Gespräch mit Fachkraft für validierende Pflege", „Jeden Samstag 9:00 h Vollbad mit Lavendel-ölzusatz". Also immer: wann, wie lang, wie oft, wer führt die Maßnahme durch. Bestimmte Ereignisse sollten immer wieder zu bestimmten Zeiten stattfinden – Rituale sind für desorientierte hochbetagte Menschen äußerst wichtig und geben Sicherheit.

Kein Ziel ohne Problem, kein Problem ohne Ziel und für beide die entsprechende(n) validierende(n) Pflegemaßnahme(n)!

Wenn Sie jedes einzelne Problem mit einer Ziffer versehen, und dieselbe Ziffer bei der Präzisierung des zugehörigen Zieles anführen, eben jene Ziffer dann auch bei den zugehörigen validierenden Pflegemaßnahmen festhalten, wird es für Sie einfacher sein, bei der Eintragung in die Dokumentation nichts zu übersehen, und Sie vermeiden dadurch, ein bestehendes Problem Ihrer KlientInnen unberücksichtigt zu lassen.

Rubrik „*Eigener Kommentar zum Ist-Zustand*". Diese Rubrik ist für Ihre ganz persönliche Stellungnahme zu Ihrer persönlichen Arbeit vorgesehen (z.B. was ist mir leicht/schwer gefallen, was erwarte/befürchte ich, welche Erfahrungen habe ich bisher gemacht?)

Arbeitsblätter „Berichtblatt A" und „Berichtblatt B". Diese Arbeitsblätter enthalten den laufenden Bericht über den Zustand eines/einer KlientIn und über Erfolg und Wirkung der eingesetzten validierenden Pflegemaßnahmen. Daher sind kontinuierliche Aufzeichnungen (= nach jedem Treffen mit dem/der KlientIn!) notwendig. Sie finden ein Muster von Berichtblatt A als Leerformular in auf S. 200, Muster für validierende Interaktion im Anhang ab S. 207).

Die gesetzten validierenden Pflegemaßnahmen können nur dann dauerhaft wirksam sein, wenn sie in kurzen Abständen kontinuierlich eingesetzt werden. Es ist daher unbedingt erforderlich, mindestens dreimal wöchentlich mit den KlientInnen zu arbeiten, um die Erreichung der gesetzten Ziele zu gewährleisten!

Füllen Sie bei der Erstellung der Dokumentation über das jeweilige Treffen mit dem/der KlientIn zuerst das Berichtblatt B mit den Aufzeichnungen über den Verlauf des Treffens (über die direkte Gesprächsführung) aus. Anhand dieser Inhalte leitet sich vieles ab, was in Berichtblatt A enthalten sein muß.

Welche Angaben sollen im Berichtblatt A dokumentiert werden?

– Situationsbeschreibung und aktuelles Verhalten - achten Sie auf präzise und wertfreie Beschreibungen.

– Beobachtung hinsichtlich der körperlichen und emotionalen Charakteristika (notieren Sie Ihren persönlichen Eindruck, also nicht z.B.: „Ist traurig" sondern „wirkt traurig", „macht auf mich einen traurigen Eindruck" u.ä.) Vermeiden Sie wertende Gemeinplätze.

– Kommunikation: verbal, nonverbal oder beides

– Sprache: verständlich, nicht verständlich, Dialekt, undeutlich u.a.

– Wortwahl in bevorzugter Sinneswahrnehmung

- Gesprächsthema
- Schlüsselworte: Das sind Wörter oder Wortfolgen, die entweder „Word doodles" (Feil) sind (= für uns unverständliche Silbenfolgen, denen aber ein dem Klienten/der Klientin geläufiger Begriff zugrundeliegt, z.B.: „Wollstopf", „Das ist der Mufok" u.ä.) oder Synonyme (= ähnlich den Begriff definierende Wörter anstelle einer üblichen Wortassoziation, z.B. „angetucht" anstelle von „angezogen", „Frühstreich" anstelle von „Brotaufstrich zum Frühstück") bzw. ähnlich klingende Wörter anstelle der dem gemeinten Begriff zugehörigen Wortassoziationen („Park" statt „Bank", „Würstel" statt „Wüste" u.ä.).
  Überprüfen Sie sorgfältig, ob es sich bei Ihnen nicht verständlichen Wörtern wirklich um Schlüsselwörter oder lediglich um Ihnen unbekannte Wörter handelt - Gesprächsthemen sind keine Schlüsselwörter!
- Berührung: Wenn angewendet, welche Art von Berührungen und auf welche Weise (z.B. Streichen beider Handrücken, leichtes Massieren an den Schultern). Darunter fällt insbesondere sensorische Stimulation.
- Angewandte Techniken: Welche Techniken wurden angewandt? Die angewandten verbalen oder nonverbalen Techniken müssen genau dokumentiert werden.
- Durchgeführte Maßnahmen: Welche geplanten validierenden Pflegemaßnahmen wurden tatsächlich bei diesem Treffen durchgeführt?
  Unterscheiden Sie bitte sorgfältig zwischen Techniken und Maßnahmen. Wenn ich z.B. mit meiner Klientin ein validierendes entlastendes Gespräch führe, dann werde ich an Techniken u.a. W-Fragen, Polarity, Frage nach der Vergangenheit, gemeinsames Suchen nach Lösungen aus der Vergangenheit, um Gegenwärtiges zu bewältigen einsetzen und dies auch, wo jeweils zutreffend, in der Rubrik „Angewandte Techniken" eintragen. In der Rubrik „Durchgeführte Maßnahmen" werde ich „validierendes Entlastungsgespräch" vermerken.
  Wenn Sie sensorische Stimulation durchgeführt haben und dies als Maßnahme vermerken, geben Sie auch die Qualität der stimulierten Ebene an (visuell, auditiv, olfaktorisch, gustatorisch, taktil ...).
- Feedback von Team/Angehörigen: Kamen Rückmeldungen/Reaktionen vom Team und/oder von Angehörigen (Äußerungen wörtlich zitieren!)?

- Eigene Interpretation: z.B. eigene Beobachtungen, Reaktionen, Emotionen.
- Maßnahmen für das nächste Treffen: z.B. „Musikkassette mitbringen", „Mantel für Spaziergang herrichten". Überprüfen Sie, ob die Vorhaben tatsächlich verwirklicht wurden und begründen Sie schriftlich in der Niederschrift für das Folgetreffen, wenn eine Maßnahme entgegen der ursprünglichen Planung doch nicht durchgeführt wurde.

Welche Angaben sollen im Berichtblatt B dokumentiert werden? Im Berichtblatt B wird der *Ablauf* des Treffens dokumentiert. Dabei ist zu beachten, daß gerade bei den Treffen in der Praktikumsphase so präzise wie möglich die direkte Gesprächsführung mit dem/der KlientIn angeführt wird.

Die präzise Aufzeichnung der direkten Gesprächsführung läßt erkennen, inwieweit Sie Ihre theoretischen Kenntnisse in die Praxis umsetzen konnten. Dies ist daher ein wichtiges Instrument für die Bewertung der von Ihnen erstellten Dokumentationen.

Verwenden Sie unbedingt Rede und Gegenrede und fügen zwischen Ihren Äußerungen und denen Ihrer KlientInnen jeweils einen Absatz ein, um die Lesbarkeit und Transparenz des Gesprächsablaufes sicherzustellen.

Arbeitsblatt „Evaluierung". Evaluierung ist die Wirksamkeitskontrolle der validierenden Pflegemaßnahmen, zusammenfassende Auswertung für den gesamten Prozeß der validierenden Pflege durch die Bewertung der geleisteten Pflege sowie der erreichten Fortschritte im Hinblick auf die angestrebten Ziele. Durch kontinuierliche Pflegeevaluation wird es der Pflegeperson ermöglicht, die Effektivität der gesetzten validierenden Pflegemaßnahmen in bezug auf die Befriedigung der psychosozialen Grundbedürfnisse des/der KlientIn /PatientIn zu steuern.

Anhand der Kriterien des Evaluierungsblattes für Spezielle validierende Pflege überprüfen Sie die Effizienz der von Ihnen gesetzten validierenden Pflegemaßnahmen und vergleichen die aktuellen Ergebnisse mit den zu erwartenden Ergebnissen aufgrund Ihrer Zielsetzungen im Plan für validierende Pflege. Dieser Schritt ist wichtig, um Ihre Arbeit für Sie selbst und für Dritte transparent und Ihre Arbeitsleistung nachvollziehbar zu machen.

Führen Sie in den Rubriken „Welche gesteckten Ziele wurden erreicht?" und „Welche gesteckten Ziele wurden nicht erreicht?" die einzelnen Ziele mit derselben Ziffer an, die Sie bereits im Plan für validierende Pflege verwendet haben. Auf diese Weise können Sie problemlos überprüfen, ob tatsächlich alle gesetzten Ziele auf ihre Erreichung hin evaluiert wurden.

Es ist eigentlich selbstverständlich, wird aber im Zuge der vielfältigen Arbeit gerne öfter vergessen: Bitte versehen Sie alle Blätter mit dem jeweiligen Datum des Ereignisses, füllen Sie alle Kopf- und Fußzeilen den Angaben entsprechend aus und unterschreiben Sie bitte jede einzelne Dokumentationsseite rechts unten – die Pflege-dokumentation ist gleichzeitig ein Dokument!

Abschließend bleibt zu sagen, daß die Niederschriften in den Dokumentationsblättern mit Ihrer praktischen Arbeit durchgehend kompatibel sein müssen. Überprüfen Sie daher im Zuge Ihrer Arbeit mit Ihren KlientInnen immer wieder, ob Sie sich von Ihren Vorgaben entfernen und vermerken Sie derartige Abweichungen/Veränderungen sachlich und fachlich kompetent begründet in der der Dokumentation!

Zum besseren Verständnis der Arbeit mit den wichtigsten Dokumentationsformularen, die in der vorliegenden oder ähnlichen Form auch Eingang in den spätere praktischen Pflegealltag finden, ist im Anhang anhand von Kurzdokumentationen zu den Stadien I, II, III und IV der Ablauf validierender Arbeit modellhaft anschaulich dargestellt.

Berichtblatt A

KlientIn:	erstellt von:
Station:	Ort:
Kontaktdauer:	Datum:
	Tageszeit:

Situationsbeschreibung/Aktuelles Verhalten:

Körperliche und emotionale Charakteristika:	
Körperhaltung:	
Atmung:	
Blickkontakt:	
Mimik:	
Stimmungslage/Emotionen:	
Sonstiges:	

Kommunikation:	
verbal	☐
non-verbal	☐
Sprache:	
Wortwahl:	visuell ☐ auditiv ☐ kinästhetisch ☐ olfaktorisch ☐
Gesprächsthema:	
Schlüsselworte:	
Berührung:	

Datum: ..-..-20...   verfaßt von: N.N.(Unterschrift)

Berichtblatt A (Fortsetzung)

Angewandte Techniken:	
Durchgeführte Maßnahmen:	
Feedback von Team/Angehörigen:	
Eigene Interpretation:	
Maßnahmen für das nächste Treffen:	

Datum: ..-..-20... **verfaßt von: N.N.(Unterschrift)**

Schlußbemerkung

Das Modell der Speziellen validierenden Pflege kennt keine Patentrezepte. Methodische „Gleichschaltung" – welcher Art auch immer – würde bedeuten, die von uns betreuten und gepflegten hochbetagten Menschen alle in eine einzige Kategorie einzuordnen, anstatt sie so zu sehen und zu behandeln, wie sie wirklich sind: nämlich einzigartige Persönlichkeiten mit dem großen, unverwechselbaren persönlichen Erlebens- und Erfahrungsschatz ihres langen Lebens.

„Von vornherein" können wir gar keine Methode erfolgreich anwenden. Der betagte Mensch selbst muß uns durch den Kontakt mit uns dorthin führen, welche Methode seine gegenwärtige Lebensqualität verbessert und ihm beweist, daß er volle Wertschätzung durch uns erfährt.

Das Ziel ist – zumindest in Ansätzen, nach Möglichkeit in größeren Teilbereichen – diese individuelle Befriedigung der psychosozialen Grundbedürfnisse der einzelnen KlientInnen und dadurch die Verbesserung ihrer Lebensqualität – mittels validierender Pflegemaßnahmen zu erreichen.

Sie selbst jedoch als Pflegeperson finden durch Ihre Fachkompetenz kreative Wege, auf die Individualität des sehr alten Menschen einzugehen. Daher orientiert sich Ihre Planung der Maßnahmen an der Individualität der einzelnen KlientInnen.

Die Dokumentation unserer Tätigkeit gibt uns die Möglichkeit, den Erfolg unserer Zielsetzungen transparent zu machen und über den Moment der gesetzten Maßnahmen hinaus zu beobachten und den Weg zum Erfolg durch diese Monitorfunktion auch laufend korrigieren und verbessern zu können. Sie bildet eine fundierte Grundlage für belegbare und diskutierbare Vergleiche und bildet damit den Ausgangspunkt für weitere, noch individuell besser eingesetzte validierende Pflegemaßnahmen bei künftigen KlientInnen.

Da jeder Mensch, dem wir im Laufe unserer Pflegetätigkeit begegnen, ein einzigartiges, unverwechselbares Individuum ist, kann das

Pflegekonzept der „Speziellen validierenden Pflege" auch keine endgültige, unwiderrufliche Methode sein, weil wir immer wieder von den von uns betreuten Personen Neues lernen werden und uns mit diesem Neuen auseinandersetzen müssen. Das Konzept der „Speziellen validierenden Pflege" schließt daher auch die Auseinandersetzung mit unserer eigenen Persönlichkeit mit ein, und auch hier kann es keine endgültige Erfahrung geben, weil wir im Laufe unseres Lebens immer wieder neue Erfahrungen hinzugewinnen. Wenn wir uns selbst öffnen, werden wir erkennen, daß nur die Öffnung gegenüber einem breiten Spektrum an Möglichkeiten und nicht Abschottung für uns positive Wege zu zukunftsweisender Pflegearbeit erschließt.

Ich wünsche Ihnen viel Erfolg bei Ihrer Arbeit!

Das ... dieser ... Methode ...
bzw. betonten Personen ...
Neben ...
wurden. Hier ... stellt sich ...
können, unsonst diese für ...
... erhält, vorgelebt, weil ...
war. Sie möchten hinzu zumeist ...
die eingeschränkten Antwort ...
auch an Absichten ein und ...
sie es zu zulernt weiß der Zuspruch ...
Ich wünsche Ihnen viel Erfolg bei Ihrer Arbeit

Muster
für die validierende Interaktion

Musterbeispiel
für validierende Interaktion
Stadium I

Berichtblatt B

KlientIn: Paula H.	**erstellt von:** N.N.

Datum	
3.2.93	Frau H. kommt ins Schwesternzimmer, hat zwei Trinkgläser in der Hand, wirkt gut gelaunt und möchte eine Auskunft. Sie setzt zum Sprechen an und zögert, denkt anscheinend über etwas nach. Ich: Frau H., kann ich Ihnen behilflich sein, kann ich etwas für Sie tun? Frau H: Natürlich! Deswegen bin ich ja hier! (Mimik verändert sich) Ich: Frau H., was kann ich für Sie tun? Frau H: Ja, wenn ich das jetzt wüßte. Jetzt ist es weg! Aber es ist eh klar: Das Mittagessen war ja gerade. Ich: Das Mittagessen war gerade! Was war mit dem Mittagessen? Frau H: Na, vergiftet war das wieder. Die kochen mit dem chemischen Glumpert so ungesund und vergiften damit mein Hirn. Ich: Vergiftet war das Mittagessen? Frau H: Ja, vergiftet!! Ich: Das ist ja schrecklich! Hat es anders geschmeckt? Frau H: Es hat ja gleich so komisch ausgeschaut, und ich hab mir gedacht: Sicher ist das wieder vergiftet! Meine Schwester, die Mitzi, hat zu mir gesagt: Ich soll nicht so heikel sein, ich bild mir das nur ein. Aber die Mitzi war schon als kleines Mädel immer viel dümmer als ich. Der ist nie etwas aufgefallen. Ich war da viel gescheiter. Ich war sogar Vorarbeiterin beim „Frieb". Und mein Vater hat auch immer gesagt, daß ich die Gescheitere bin. Und die da unten in der Küche glauben, ich seh das nicht, daß sie mich vergiften wollen. Aber mit mir nicht, ich werde sie anzeigen, ich werde sie in die Zeitung geben!

Datum: ..-..-20...   **verfaßt von: N.N.(Unterschrift)**

Berichtblatt B (Fortsetzung)

Datum	
3.2.93	Ich: Frau H., da müssen Sie wirklich gute Augen haben, wenn Sie das gleich sehen, daß mit dem Essen etwas nicht stimmt.
	Frau H: Meine Augen sind das einzige, was ich noch habe. Ich sehe wie ein Luchs. Ich war sogar der Augenstern von meinem Vater, ich habe für ihn mitsehen müssen, weil er im Krieg auf einem Auge blind geworden ist.
	Ich: Sie waren sicher ein sehr wichtiger Mensch für Ihren Vater!Frau H: Das will ich auch meinen! Mein Vater hat immer gesagt, er wüßte nicht, was er ohne mich täte. Ich habe ihn wirklich sehr lieb gehabt.
	Ich: Frau H., was haben Sie am liebsten an Ihrem Vater gehabt?
	Frau H: Wenn ich auf seinem Schoß gesessen bin und ihm vorgelesen habe, da hat er mich gestreichelt und immer gesagt: „Du bist das liebste, was ich habe!" Zur Mitzi hat er das nie gesagt!!!
	Ich: Da muß er Sie wirklich sehr lieb gehabt haben, das war sicher eine wunderschöne Zeit für Sie.
	Frau H: Ja, das war die schönste Zeit in meinem Leben. Ich hab noch ein altes Romanbuch, aus dem ich meinem Vater immer vorgelesen hatte. Wenn Sie wollen, werde ich es Ihnen zeigen, aber ich weiß nicht, ob Sie die Schrift überhaupt noch lesen können. Ihr Jungen lernt ja nichts mehr. Ich habe noch schön schreiben gelernt, mit Haar- und Schattenstrich, wenn ich mir Ihre Schrift da anschaue, wenn Sie mir etwas aufschreiben, das hätte es bei uns nicht gegeben, so eine Schmiererei.
	Ich: Frau H., Sie würden mir wirklich das Buch zeigen? Und wenn ich die Schrift nicht lesen kann, würden mir dabei helfen, es zu entziffern? Sie haben schon recht, daß wir Jungen vieles nicht mehr gelernt haben, was alte Menschen noch wissen. Sie sind eine sehr gescheite Frau, von der ich noch sehr viel lernen kann.
	Frau H: Das glaub ich auch, aber heute nicht mehr. Jetzt kommt bald die Jause, und ich möchte einen heißen Kaffee trinken. Der Kaffee kommt ohnehin immer so halb lau aus der Küche. Auf Wiedersehn!

Musterbeispiel
für validierende Interaktion
Stadium II

Berichtblatt B

KlientIn: Anna B.	erstellt von: N.N.

Datum	
6.7.1994	Ich begrüße Frau B. und setze Universelle Berührungstechniken ein (Berührungstechnik für „Freund").

Frau B. sagt einige unverständliche Worte und dann: „Gut, daß Du da bist, ich habe schon wieder kein Essen bekommen, die vergessen immer auf mich."

Ich: „Man hat Ihnen schon wieder kein Essen gegeben? Da sind Sie sicher hungrig?

Frau B. zeigt auf ihren Bauch und sagt: „Er knurrt."

Ich: „Er knurrt, so schlimm ist es? Seit wann knurrt er denn, Frau B.?"

Frau B.: „Schon lange, die vergessen mich ."

Ich: „Vergessen werden Sie, das ist ja furchtbar, wenn die nicht an Sie denken. Machen die das immer oder kommt es auch vor, dass Sie nicht vergessen werden?

Frau B.: „Wenn du da bist, geben sie mir ..."

Ich: „Wenn ich bei Ihnen bin, bekommen Sie da genug, Frau B.?"

Frau B.: „Da ist es besser, viel besser."

Ich: „Sie sind eine sehr starke Frau B., die viel aushalten mußte, haben Sie früher auch gehungert?"

Frau B.: „Zum Essen war immer was da, oft nur ein Stück Brot und ein Apfel ... die Mutter war streng, der Vater auch, aber hungrig ... ich mag das nicht."

Ich: „Sie wollen das nicht, was mögen Sie nicht?" |

Datum: ..-..-20...   **verfaßt von: N.N.(Unterschrift)**

Berichtblatt B (Fortsetzung)

Datum	
6.7.1994	Frau B.: „Alle sind fort, haben mich alleine gelassen, die Nichte, die Rosi ist so oft weg."

Ich: „Ganz alleine fühlen Sie sich, und die Rosi fehlt Ihnen auch sehr. Was an der Rosi fehlt Ihnen am meisten?"

Frau B.: „Sie ist so ... so ... lieb und gescheit, wenn ich ihr eine Geschichte erzähle, dann merkt sie sich alles gleich."

Ich: „So eine Gecheite ist Ihre Rosi, welche Geschichte mag die Rosi am liebsten, Frau B.?"

Frau B.: „Die vom Kater, dem mit den Stiefeln."

Ich zeige Frau B. das mitgebrachte Märchenbuch, aber Frau B. reagiert nicht darauf.

Frau B. beginnt das Märchen zu erzählen, großteils verständlich und zusammenhängend.

Ich: Danke, Fr. B., ich habe schon vergessen, wie das Märchen ausgeht, jetzt habe ich wieder etwas dazugelernt, Sie sind eine ganz wunderbare Märchenerzählerin, und die Rosi hat sich auch immer sehr darüber gefreut."

Fr. B. zeigt mir ein Foto von Rosi , flüstert leise zu dem Bild.

Ich verabschiede mich von Fr. B. und verspreche ihr, am nächsten Vormittag wieder bei ihr vorbeizukommen. |

Musterbeispiel
für validierende Interaktion
Stadium III

Berichtblatt B

KlientIn: Juliane L.	erstellt von: N.N.

Datum	
15.11.95	Ich begrüße Frau L. mit einem Streicheln über die Haare, Frau L. schaut mich kurz an und lächelt. Ich stelle die mitgebrachte Honig - duftkerze auf den Tisch und zünde sie an. Frau L. schaut kurz auf die Kerze, dann dreht sie das Stofftier so, daß dieses auf die Kerze blickt und vergewissert sich durch Vorbeugen, daß das Stofftier auch Richtung Kerze „schaut".

Frau L.: „Jetzt ist sie da", (sagt sie zu meiner Überraschung).

Ich: „Ja, jetzt bin ich da, ich möchte Sie besuchen, wenn es Ihnen recht ist.."

Frau L.: „Ihr arbeits und arbeits und dann ist niemand da, " Dabei schaut sie auf ihr Stofftier, das sie zupft und streichelt. Sie schaut mich zwischendurch auch immer wieder kurz an, wirkt dabei unzufrieden.

Ich: „Ja, wir arbeiten und arbeiten und sind nie da, und das gefällt ihnen gar nicht, wenn niemand da ist."

Dabei nehme ich sie bei den Händen und streichle sie. Spreche in ihrem Tonfall und suche ihren Blickkontakt. Frau L. erwidert den Blick. Ich fange leise die Melodie von „Fein sein beinander bleiben.." zu summen an und berühre ihre Wangen, dann nehme ich sie an den Händen und wiege sie ein wenig.

Frau L. reagiert darauf, summt auch und lächelt dabei. Dann sagt sie: „Ja, ja, dann arbeit ma nicht", und schaut mich dabei an. „Hast der da wenigstens ...", spricht nicht weiter, zupft an ihrem Stofftier und lacht laut. „Dann wird's gut gemacht." Sie lehnt sich zurück und rückt sich zurecht.

Ich: „Dann wird es gut gemacht! Das ist wichtig, daß es immer gut gemacht wird?"

Frau L.: „Ja, ja, guten Morgen, guten Morgen", und lächelt mich dabei an. „Sie bringst, sie spielen, aber die drei Spiele waren schöne Spiele." |

Datum: ..-..-20...   **verfaßt von: N.N.(Unterschrift)**

Berichtblatt B (Fortsetzung)

15.11.95	Sie wartet auf keine Antwort von mir, ich habe den Eindruck, daß sie mir etwas erzählen will.

Frau L.: „Die Masotant hat gesagt, und die Gisitante hat gesagt, darf man des kaufen von niemanden, weißt."

Ich: „Die Gisitante hat des gesagt? Von niemanden darf man das kaufen, hat die Gisitante gesagt. Kennt sie sich da aus, die Gisitante?"

Frau L. gibt keine Antwort. Sie ist ruhig und blickt zu Boden. Ich nehme sie wieder an den Schultern und wiege sie, dabei summe ich leise. Frau L. genießt das offensichtlich, sie bleibt ganz ruhig, schließt dabei immer wieder die Augen.

Ich: „Sind Sie müde Frau L.?, Sie haben mir jetzt soviel beim Singen geholfen." Frau L. nickt und lächelt gibt keine Antwort.

Ich bringe sie vom Stuhl zum Bett, helfe ihr, ihr Nachthemd anzuziehen. Frau L. summt ein paar Mal den Anfang von „Fein sein beinander bleiben".

Bei der Gelegenheit nehme ich ihre rechte Hand, lege sie auf ihren nackten Bauch und kreise dabei im Uhrzeigersinn. Frau L. macht einen sehr zufriedenen Eindruck, lächelt.

Ich stelle wieder direkten Blickkontakt her, setze universelle Berührungstechnik (Mutter) ein und sage „Danke, dass Sie mir so schön beim Singen helfen, Frau L."

Sie hält meinen Blickkontakt, lächelt und summt weiter.

Ich: „Frau L., schlafen Sie gut, wenn Sie erlauben komme, ich morgen wieder."

Frau L. sagt: „Schon davon?" Sie hält dabei meine Hand, aber nicht so fest wie in den letzten Tagen. Ich umarme sie, lösche die Honigkerze beim Tisch und verabschiede mich.

Musterbeispiel
für validierende Interaktion
Stadium IV

Berichtblatt B

KlientIn: Alois B.	erstellt von: N.N.

Datum	
22.6.95	Herr Alois B. liegt im Bett, hat die Augen geschlossen. Der Mund ist halb geöffnet. den Kopf hält er verkrampft einige Zentimeter vom Kopfpolster abgehoben.
	Ich setze mich neben ihn hin, nehme seine beiden Hände und streichle sie.
	Ich sage: „Guten Tag, Herr Alois. Ich bin Brigitte, darf ich wieder ein bißchen bei Ihnen bleiben?"
	Herr B. reagiert nicht.
	Ich streichle ihn weiter mit meinen Händen und übe dabei einen leichten Druck an seinen Unterarmen aus. Dabei sage ich: „Ihre Hände haben fleißig gearbeitet. Viele Leute sind zu Ihnen gekommen und haben sich in Ihrem Frisiersalon verschönern lassen. Sie sind alle gerne zu dem freundlichen, liebenswerten Herrn Alois gekommen! Sie waren ein sehr guter Friseur, Herr Alois!"
	Nachher singe ich das Lied „Bittschön, Herr Friseur ...". Dabei streichle ich ihn an seinen Wangen.
	Herr B. öffnet die Augen und schaut mich an. Es ist aber keine Reaktion aus seinem Gesicht zu erkennen. Ich lasse ihn an der Brillantine riechen und sage: „Sie haben sicher den Herren mit Brillantine die Frisur verschönert, Sie sind ja ein sehr tüchtiger Herren-friseur!" Dann streiche ich vorsichtig Brillantine in sein Haar und setze individuelle Berührungstechniken ein.
	Herr B. bewegt seine Lippen als ob er etwas sagen wollte, seine Atmung vertieft sich,
	Ich sage ihm, dass ich seine Fußsohlen, die so viele Berge bestiegen haben, jetzt mit Hirschtalg einmassieren werde und beginne das Lied: „In die Berg bin i gern" zu singen.

Datum: ..-..-20... **verfaßt von: N.N.(Unterschrift)**

Berichtblatt B (Fortsetzung)

Datum	
22.6.95	Ich massiere mit leichtem Druck seine Fußsohlen mit Hirschtalg. Herr B. seufzt tief. Ich frage ihn: „Tuts gut? Tuts gut, den Füßen, die gerne auf die Berge hinaufgegangen sind?" Herr B. wird ganz ruhig, seine Augen sind geschlossen, sein Atem ruhig und regelmäßig. Ich nehme seine Hände, drücke sie sanft, verabschiede mich und sage, daß ich am nächsten Tag wieder vorbeikomme.

Muster
für die Pflegedokumentation

Erklärung der Kurzbezeichnungen:

FVP   Fachkraft für validierende Pflege
TD   Tagdienst
ND   Nachdienst

Musterdokumentation
Stadium I
erstellt von DGKS Brigitte Scharb

Ausgangsverhalten

KlientIn: Ludwig M.   **Station:** Apart. 124 PH XX   **Datum:** 11.1.2005
seit 30.10.2004

ANGABEN ZUR PERSON:	
Alter:	81 Jahre (geb. am 3.4.1924)
Geschlecht:	männlich
Geburtsort:	Mödling/NÖ

SOZIO-ÖKONOMISCHER STATUS: (Familiensituation, Beruf, Religion u.ä.)	
	verwitwet seit 1995 2 Töchter, 5 Enkelkinder Guter Kontakt War Erster Verkäufer in einem renommierten Papiergeschäft r.k.- Kirchenbesuch immer zu hohen Feiertagen

GESUNDHEITSZUSTAND: Medizinische Diagnose, Medikation, frühere mentale oder psychische Krankheiten u.ä.	

Medizinische Diagnose:
Hypertonie, statische Ödeme

Medikamente:
Lasix	Di, Fr ½-0-0
Nifepidin ret.20 mg	0-0-1
Hirudoid-Gel	2x täglich

Keine früheren mentalen oder psychischen Krankheiten bekannt.

Datum: ..-..-20...   **verfaßt von: N.N.**(Unterschrift)

Ausgangsverhalten (Fortsetzung)

GRAD DES VERLUSTES VON:	
Sprache	klar und verständlich, spricht Schriftdeutsch
Sehvermögen	Lesebrille
Hörvermögen	sehr gut
Mobilität	keine Einschränkungen
Tastsinn	keine Einschränkungen
Kurzzeitgedächtnis	etwas beeinträchtigt - vergisst manchmal, wo er seine Geldbörse, Ausweis o.ä. hingelegt hat, fühlt sich dann bestohlen
VERHALTENSMUSTER:	
Reaktionen auf Krisen	Herr M. gibt an, es hätte in seinem Leben keine Krisen gegeben, selbst im Krieg sei er „immer ein Mann" gewesen
Traumata aus der Vergangenheit	Laut seiner eigenen Aussage keine, die Töchter meinen, die lange Krankheit und der Tod seiner Gattin wären für ihn ein sehr schwerer Schlag gewesen
Reaktion auf altersbedingte Einbußen	Herr M. betont immer wieder, daß er stolz ist, körperlich und geistig fit wie ein junger Mann zu sein. Leugnet Eeinbußen des Kurzzeitgedächtnisses
Kontakte zu Angehörigen/Freunden	Beide Töchter kommen abwechselnd 2x wöchentlich, Enkelkinder ca. alle 3 Wochen zu Besuch. Bekannte und Nachbarn kommen oft, aber in unregelmäßigen Abständen
Interaktion mit anderen Bewohnern	Herr M. ist sehr kommunikativ und wirkt als „Kavalier der alten Schule"
Beziehung zum Personal	Herr M. schätzt die Kommunikation mit Autoritätspersonen, wird als höflich und freundlich erlebt, seit ca. 6 Wochen drückt er Ärger über „schlechte Manieren des Personals" aus

Datum: ..-..-20...   **verfaßt von: N.N.**(Unterschrift)

Ausgangsverhalten (Fortsetzung)

Gewohnheiten/Rituale
(Essen, Trinken, Schlafen, Waschen u.ä.)

Nach dem Aufstehen vollführt Herr M. sommers wie winters bei jedem Wetter auf dem Balkon eine Viertelstunde lang seine gewohnten Turnübungen.
Um 8 h früh hört er sich die Nachrichten im Radio an und möchte dabei nicht gestört werden.
Täglich am Vormittag Spaziergang und Einkaufen, nach dem Mittagessen ca. ½ Std. „Mittagsschläfchen" - will dabei nicht gestört werden.
Zum Essen schätzt Herr M. einen Pfiff helles Bier, abends ein Achtel Rotwein „nicht zu süß". Mag kein fettes Fleisch.
Fast jeden Tag um 15 h empfängt Herr M. Besuche (Familie und/oder Bekannte).
Nach den Abendnachrichten im Fernsehen Duschen mit „Spanisch Leder".
Beliebte Fernsehsendungen: „Universum", „Millionen-Show", div. Kultursendungen.

BEVORZUGTE SINNES-WAHRNEHMUNG:	☐ visuell ☒ auditiv ☐ kinästhetisch/olfaktorisch ☐ nicht einschätzbar

Lebensgeschichte
Regionale/individuelle Biographie

KlientIn: Ludwig M.	**Erstellt mit:** Klienten

Datum d. Erhebung	
wurde im Zeitraum von 12.12.04 bis 11.1.05 erstellt	Herr Ludwig M. ist am 3.9.1924 in Mödling bei Wien als Jüngstes von drei Kindern geboren. Seine Mutter war Hausfrau, sein Vater war in einer Gärtnerei beschäftigt. Es waren bescheidene Lebensverhältnisse, da der Vater nicht sehr gut verdiente, die Mutter jedoch war eine sehr geschickte Näherin und konnte durch Näharbeiten für Bekannte aus der Nachbarschaft das Haushaltsbudget etwas aufbessern. Sie war auch eine sehr gute Köchin, die laut Herrn M. „aus nichts ein dreigängiges Menü auf den Tisch stellen konnte". Er erzählt, daß er eine glückliche und schöne Kindheit hatte, die Mutter sehr liebevoll war und beide Eltern alle drei Kinder zu rechtschaffenen, ehrlichen Menschen erzogen haben. Der Vater hat ihm die Natur und die Liebe zu den Pflanzen vermittelt und hat mit den Kindern sehr viele Ausflüge in die Umgebung von Mödling, aber auch nach Wien in den Prater gemacht. Zu größeren Unternehmungen fehlte das Geld. Seine Schwester Martha ist schon als junge Frau an Tuberkulose gestorben, sein älterer Bruder Josef ist aus dem Zweiten Weltkrieg nicht mehr zurückgekommen, er galt als vermisst. Herr M. bekam eine Lehrstelle in einem renommierten Papierwarengeschäft im 1. Bezirk in Wien, er hat dort die Gesellenprüfung abgelegt und hat es in diesem Unternehmen bis zum Ersten Verkäufer gebracht. Er war dort bis zu seiner Pensionierung beschäftigt. Er betont immer wieder, dass er stolz darauf ist, so lange in einem Betrieb beschäftigt gewesen zu sein. Er hatte eine Vertrauensstellung, er verwaltete auch das Lager und „es hat nie auch nur ein Stück gefehlt", wie er betont. Seine Chefs, zuerst der Senior, dann der Junior schätzten ihn sehr, weil er so genau und verlässlich war. Er gehörte fast schon zur Familie der Chefs (Einladung zur Kaffeejause). Mit 30 Jahren heiratete er die um 6 Jahre jüngere Luise K., mit der er zwei Töchter bekam (Helga und Herta). Es war eine sehr glückliche und liebevolle Beziehung. Herr M. ist sehr stolz darauf gewesen, daß er so gut verdiente, daß sich seine Frau zur Gänze der Erziehung der Töchter und um den Haushalt kümmern konnte. Herr M. war Mitglied in einem Männergesangsverein und konnte Mandoline spielen. Er erzählt, daß er an den Sonntagen, wenn das Wetter nicht so schön war, die Familie oft beisammen gesessen ist und zu seiner Mandoline gesungen haben. Sein Lieblingslied war immer „Tiritomba".

　　Datum: ..-..-20...　　　　　**verfaßt von: N.N.**(Unterschrift)

Lebensgeschichte (Fortsetzung)

Datum d.Erhebung	
wurde im Zeitraum von 12.12.04 bis 11.1.05 erstellt	Die Töchter haben beide einen Beruf erlernt - Helga wurde Friseurin und hat einen Friseurmeister mit eigenem Salon geheiratet. Herta wurde Kindergärtnerin und hat laut Angabe von Herrn M. „einen höheren Magistratsbeamten" aus Wien geheiratet. Im Herbst 1999 erlitt seine Gattin einen Schlaganfall, war halbseitig gelähmt und wurde bis zu ihrem Tod von Herrn M. zuhause gepflegt. Er ist sehr stolz darauf, daß er sich nur fallweise von seinen Töchtern unterstützen ließ. Nachdem in dem Haus, in dem Herr M. gewohnt hat, umfangreiche Renovierungsarbeiten eingeleitet wurden, der Lärm und Schmutz für ihn unerträglich wurden, entschloß er sich, ins Pensionistenheim einzuziehen, in dem er mit seiner Frau bereits seit einigen Jahren angemeldet war, weil er „es doch dort bei weitem bequemer hat", wie er immer sagte.

Datum: ..-..-20...   **verfaßt von: N.N.**(Unterschrift)

Plan für validierende Pflege

Datum:	KlientIn:	erstellt von:
11.1.2005	Ludwig M.	DGKS Brigitte Scharb

Anamnese/ Ist-Zustand	Herr M. ist in allen ATLs selbständig, in letzter Zeit geringfügige Einbußen des Kurzzeitgedächtnisses, Herr M. fühlt sich bestohlen, wenn er seine persönlichen Gegenstände nicht findet. Wenn man ihm beim Suchen behilflich ist und diese Gegenstände findet, dann erlebt Herr M. dies als „Psychoterror - man habe ihm die Sachen absichtlich versteckt, um ihn zu testen". Wirkt in letzter Zeit zunehmend unzufrieden, äußert: „Hier sind ja lauter Verrückte, die gehören ja weg" und „Das Personal hier hat keine Ahnung von guten Manieren - in unserem Geschäft wären die fristlos entlassen worden".
Auszug aus der Pflegediagnose:	**00130 Denkprozeß, verändert -** Klient erlebt eine Störung der kognitiven Abläufe, Situationen richtig zu erkennen, zu verarbeiten und zuzuordnen - aufgrund physiologischer Veränderungen **00055 Rollenerfüllung, unwirksam -** Beeinträchtigung des Klienten, die gewohnten sozialen und familiären Rollen zu übernehmen - Statusempfinden stark vermindert infolge irreversiblen Rollenverlusten und umfeldbedingten Einschränkungen **00114 Verlegungsstreß-Syndrom -** Klient erfährt psychosoziale Störung infolge des Umzugs von seiner Wohnung ins Heim und hohem Ausmaß an Umgebungsveränderung
Ressourcen:	- soziale Kontakte zu Familie und Bekannten - großes Interesse am Umweltgeschehen - tägliches Turnen - schätzt ein Glas Bier und abends ein Achtel Rotwein - Kindheit emotional positiv besetzt - Bezug zu Natur und Pflanzen - Ausflüge in den südlichen Wienerwald und den Wiener Prater sind aus der Kindheit emotional positiv besetzt - Vertrauensstellung in renommiertem Papierwarengeschäft

Datum: ..-..-20...   **verfaßt von: N.N.**(Unterschrift)

Plan für validierende Pflege (Fortsetzung)

Ressourcen: (Fortsetzung)	- war Erster Verkäufer - Einladungen zu Kaffeejause bei Familie der Chefs - positive Erinnerung an seine Ehe - war stolz auf guten Verdienst - Frau konnte zuhause bleiben - war Mitglied in einem Männergesangsverein - spielte Mandoline - Lieblingslied „Tiritomba" - Hat seine Gattin liebevoll zuhause gepflegt - Kirchenbesuch an hohen Feiertagen - lässt sich nicht fremdbestimmen
Probleme:	**Psychosoziales Grundbedürfnis nach Status und Prestige ist unbefriedigt,** fühlt sich unter „den Verrückten" deplaziert, vermisst gute Manieren des Personals, drückt seinen Ärger darüber aus **Psychosoziales Grundbedürfnis nach Geborgenheit und Sicherheit ist unbefriedigt,** fühlt sich bestohlen und „getestet", empfindet das Finden von gestohlen geglaubten Gegenstände durch Dritte als „Psychoterror" und bringt dies zum Ausdruck, starke Streßsituation
Informationen von Team/Angehörigen:	Die beiden Töchter berichten, daß Herr M. seine Gattin sehr liebevoll zuhause gepflegt hat und sich nur ungern fallweise von ihnen helfen ließ. Es war ihm sehr wichtig, daß beide Töchter einen Beruf erlernten, damit sie selbständig sein konnten. Das Team ist fassungslos über die Entwicklung: „Herr M. war anfangs ein so höflicher und zufriedener Bewohner, er hat sich die erste Zeit so wohl gefühlt." Laut Team meinte er immer wieder: „Wie im Paradies, um gar nichts muß ich mich kümmern, alles wird mir gemacht, so verwöhnt wurde ich mein ganzes Leben nie." Und jetzt wolle er sie alle „fristlos entlassen".
Ziele:	Aufgebautes Vertrauensverhältnis. **Psychosoziales Grundbedürfnis nach Status und Prestige ist besser befriedigt,** reduzierter Streß in bezug auf demente MitbewohnerInnen, erfährt Status und Wertschätzung und drückt dies aus **Psychosoziales Grundbedürfnis nach Geborgenheit und Sicherheit ist besser befriedigt,** empfindet das Finden von gestohlen geglaubten Gegenständen durch Dritte seltener als gegen seine Person gerichteten Psychoterror, vermindertes Stressempfinden, verbesserte Lebensqualität, deutliche Entspannungszeichen

Datum: ..-..-20...   **verfaßt von: N.N.(Unterschrift)**

Plan für validierende Pflege (Fortsetzung)

Validierende Pflege-maßnahmen:	- Mo, Mi, Fr 20 min. validierende Ego-Stärkung bzw. Entlastung je nach Bedürfnis des Klienten (Achtung! Rituale von Herrn M. beachten - Zeiten für diese Gespräche mit ihm persönlich vereinbaren - eventuell darum bitten, die Termine in seinen Kalender ein-tragen zu dürfen)/FVP - bei jeder Begegnung immer wieder Herrn M. grüßen. - sehr sorgfältig auf Höflichkeitsformen achten - wenn Herr M. etwas nicht findet, ihn höflich fragen, ob man ihm beim Suchen behilflich sein dürfte - Entscheidung des Klienten akzeptieren!) - Herrn M. bitten, ob er den einmal im Monat statt-findenden Musikabend beratend mitgestaltet bzgl. Auswahl der Musikstücke etc./Seniorenbetreuerin - Herrn M. bitten, ob er das Lager für die Betteinlagen mitverwaltet (jeden Freitag vormittag Bestandskontrolle und Meldung an die Stationsschwester) - bekommt dafür ein Stifterl Rotwein als Dankeschön/StatSr - Herr M. wird jeden Montag Nachmittag 20 min. von der Stationsschwester zum Kaffee eingeladen - Reminiszenzarbeit zum Thema „Knigge damals" /StatSr Nach Aufbau des Vertrauensverhältnisses in der validierenden Interaktion mit Herrn M. gemeinsames Suchen von Lösungsmöglichkeiten, wie Streß in der Begegnung mit dementen MitbewohnerInnen reduziert werden kann Herr M. äußert: „Das sind eigentlich arme Leute, die man bedauern muß" und drückt aus, daß er froh ist, daß er „noch alle Sinne beisammen hat".
26.1.2005	
Eigener Kommentar zum Ist-Zustand:	Herr M. scheint mir ein Mensch mit sehr hohen moralischen Grundsätzen zu sein, in der Begegnung sehr höflich. Er hat aufgrund seines Umzuges ins Pensionistenheim offensichtlich sehr viel von seiner Identität verloren (beruflicher und privater Status und vielfältige Lebensaufgaben).
Gab es Unterstützung durch Team/Angehörige?	Das gesamte interdisziplinäre Team war hoch motiviert, unterstützend mitzuarbeiten, sie freuten sich sehr, daß Herr M. „wieder der alte Kavalier geworden ist", der sogar manchmal zum Scherzen aufgelegt ist. Beide Töchter waren sehr interessiert an dem Pflegekonzept, haben sich Informationsmaterial geben lassen.

Evaluierung
Zusammenfassende Auswertung
für den gesamten Prozeß der validierenden Pflege

KlientIn: Ludwig M.	erstellt von: DGKS Brigitte Scharb

In welchem Stadium befand sich Klient/in	am Beginn des Prozeßgeschehens? I... am Ende des Prozeßgeschehens? (14.3.05) I...
Hat sich das Verhalten des/der Klient/In während des Prozeßgeschehens verändert?	☒ ja ☐ nein Anmerkungen: Wenn Herr M. etwas nicht findet, kann er jetzt sogar manchmal darüber lachen und sagt: „Ich bin ein zerstreuter Professor!" Er findet, daß das Personal in letzter Zeit „bessere Manieren bekommen hat und erkannt hat, daß man mit Höflichkeit viel weiter kommt, er hat es ja auch bis zum Ersten Verkäufer damit gebracht."
Welche gesteckten Ziele wurden erreicht?	Aufgebautes Vertrauensverhältnis. **Psychosoziales Grundbedürfnis nach Status und Prestige ist besser befriedigt,** reduzierter Streß in bezug auf demente Mitbewoh-nerInnen, bedauert diese sogar fallweise, in den letzten Tagen keine negative Äußerung über „Verrückte". Hat sich bei Stationsschwester lobend geäußert, „wie gut alles funktioniert, seit sie zusammenarbeiten". Hat sich von Tochter Herta seine Mandoline und Noten bringen lassen, hat beim letzten Musikabend einige Stücke zum besten gegeben (hat viel Applaus von anderen Bewohnern erhalten!). **Psychosoziales Grundbedürfnis nach Geborgen-heit und Sicherheit ist besser befriedigt,** seit 14 Tagen keine Beschwerde durch Herrn M., daß ihm etwas gestohlen worden wäre - bittet nur manchmal, man möge ihm beim Suchen helfen und meint, er wäre „ein zerstreuter Professor". Er meint auch, das sei kein Wunder, wo er jetzt soviel zu tun habe, da könne er schon einmal etwas vergessen
Welche gesteckten Ziele wurden nicht erreicht? **Was hat Probleme gemacht?**	alle Ziele erreicht keine zusätzlichen Probleme aufgetreten

Datum: ..-..-20...   **verfaßt von: N.N.(Unterschrift)**

Evaluierung (Fortsetzung)

Konnten Team/Angehörige in den Prozeßverlauf integriert werden?	Team und Angehörige konnten sehr gut integriert werden.
Erfolgten Änderungen bei:	
Medikation?	keine Änderungen
physikalischen Maßnahmen?	keine Änderungen
Verhaltensmuster?	Herr M. wirkt wesentlich ausgeglichener, ist manchmal zum Scherzen aufgelegt und wirkt sehr aktiv bei der Gestaltung und Durchführung der Musikabende mit. Führt die Kontrollen des Lagers der Betteinlagen sehr gewissenhaft durch - hat sich aus eigenem eine Liste angelegt.
Sonstiges?	keine Anmerkung

Eigene Reflexion:	Herr M. machte auf mich den Eindruck eines Menschen, der sein Leben lang etwas geleistet hat (Vertrauensstellung in der Firma, guter Verdienst, hat seine Töchter erfolgreich zur beruflichen Eigenständigkeit erzogen, hat seine Frau mit hohem Selbstverständnis bis zu ihrem Tod gepflegt). Er hat offensichtlich den Wegfall aller dieser Aktivitäten anfangs als befreiend empfunden („hier ist alles wie im Paradies"), erlebte sein Umfeld aber dann sehr rasch als eine Ansammlung von Defiziten. Es war für mich eine sehr positive Unterstützung meiner Arbeit, daß das Team sehr schnell erkannt hat, daß hier nicht bei den Symptomen sondern bei der Ursache der Veränderung des Verhaltens von Herrn M. angesetzt werden muß. Durch dieses gemeinsame Engagement war es uns möglich, in relativ kurzer Zeit Herrn M. die „alte" Lebensqualität zumindest großteils zurückzugeben.

Datum: ..-..-20...   **verfaßt von: N.N.**(Unterschrift)

Musterdokumentation
Stadium II
erstellt von DGKS Silvia Reichl

Ausgangsverhalten

KlientIn: Friederike C.   **Station:** 1B   **Datum:** 28.4.2004
seit 5.2.2003

ANGABEN ZUR PERSON:	
Alter:	83 Jahre (geb. am 24.1.1920)
Geschlecht:	weiblich
Geburtsort:	Bisamberg/NÖ

SOZIO-ÖKONOMISCHER STATUS: (Familiensituation, Beruf, Religion u.ä.)	
	verwitwet - keine Kinder erlernter Beruf - Weißnäherin Später im Orthopädiefachgeschäft ihres Gatten mitgearbeitet Bewohnt ein 3-Bett-Zimmer auf der Station Erhält regelmäßigen Besuch ihres Schwagers (ca. 1x pro Woche - dieser hat Sachwalterschaft beantragt - laufendes Verfahren), gelegentlich von ihrem Neffen Ihre Schwester ist nach einem Schlaganfall pflegebedürftig und kann Fr. C. daher nicht besuchen, sonst keine weiteren Angehörigen Fr. C ist r.k. - hat jedoch keinen besonderen Bezug zur Kirche
GESUNDHEITSZUSTAND: Medizinische Diagnose, Medikation, frühere mentale oder psychische Krankheiten u.ä.	

Medizinische Diagnose:
Vasculäre Demenz mit paranoiden und depressiven Symptomen, Cholecystolithiasis, Z.n. rez. Harnwegsinfekten, St.p. cerebraler Insult (12/02), Facialisparese re., Parese der rechten Hand, St. p. Knieoperation li. (Zeitpunkt ?), Obstipation

Medikamente:
- Insult (Prophylaxe zur Verhinderung v. Gefäßverschlüssen   Thrombo Ass 100 mb Tbl.0-1-0-0
- Depression   Remeron 30 mg Tbl. 0-0-0-1
- Obstipation   Dulphalac 2 EL 1-0-0-0
Weitere Medikamente:
Agopton   1-0-0-0
Aquaphoril Tbl.   1-0-0-0
KCL - ret. Drg.   1-0-1-0
Mogadon Tbl.   0-0-0-½
Keine früheren mentalen oder psychischen Krankheiten bekannt.

     Datum: ..-..-19...   **verfaßt von: N.N.**(Unterschrift)

Ausgangsverhalten (Fortsetzung)

GRAD DES VERLUSTES VON:	
Sprache	Hochdeutsch, klare, sehr gewählte Ausdrucksweise, z.T. jedoch beträchtliche Wortfindungsstörungen - versucht Inhalte dann anders zu umschreiben, beginnt mehrmals mit einem Satz oder wechselt spontan das Thema
Sehvermögen	leichte Beeinträchtigung - Fr. C trägt eine Brille
Hörvermögen	kaum beeinträchtigt
Mobilität	Fr. C geht mit einem Stock, leichte Gangunsicherheit
Tastsinn	re. sehr eingeschränkt (Parese nach Insultgeschehen), li. uneingeschränkt
Kurzzeitgedächtnis	stark beeinträchtigt
VERHALTENSMUSTER:	
Reaktionen auf Krisen	Sind mir nicht näher bekannt, öfter vorkommende Aussagen von Fr. C. in diese Richtung sind jedoch: „Es muß schon gut sein" oder „Anderen geht es da noch viel schlechter". Der Schwager von Fr. C. berichtete einmal: „Sie war eine sehr selbständige Frau, die wusste, was sie wollte und ihren Interessen nachging, ohne jedoch andere zu bemühen oder um Hilfe zu bitten".
Traumata aus der Vergangenheit	nicht bekannt, Fr. C. sprach beispielsweise niemals über ihren bereits „seit längerem" verstorbenen Ehemann, aber mit einer beeindruckenden Leidenschaft von ihrem Vater.
Reaktion auf altersbedingte Einbußen	Aussagen von fr. C.: „Wenn's nur nicht schlimmer wird" oder „Die Leute sollten nicht immer so viel jammern".
Kontakte zu Angehörigen/Freunden	regelmäßiger Besuch von ihrem Schwager (ca. 1x/Woche), gelegentlich von ihrem Neffen
Interaktion mit anderen Bewohnern	Frau C. nimmt von sich aus kaum Kontakt zu anderen Heimbewohnern auf, wirkt sehr distanziert auf der einen Seite, und sehr hilfsbereit auf der anderen Seite, ist offensichtlich großem Streß durch ihre Bettnachbarin ausgesetzt. Frau H. glaubt sich in ihrer Wohnung und kommandiert Frau C. ständig herum. Frau C. bringt zum Ausdruck, daß es ihr an Ruhe fehlt.

Datum: ..-..-20...   **verfaßt von: N.N.**(Unterschrift)

Ausgangsverhalten (Fortsetzung)

Beziehung zum Personal	nimmt von sich aus kaum Kontakt auf, reagiert auf Ansprache jedoch stets freundlich, zeigt Verständnis für die „schwierige und belastende Arbeit einer Krankenschwester", es scheint mir, als wolle sie mit ihren Anliegen und Problemen niemandem zur Last fallen

Gewohnheiten/Rituale
(Essen, Trinken, Schlafen, Waschen u.ä.)

Fr. C. ist eine sehr gepflegte Erscheinung - sie scheint darauf immer Wert gelegt zu haben. Ich habe ihren Schwager gebeten, Kleidung, Schuhe etc. für sie mitzubringen - ihre Sachen sind offensichtlich von sehr guter Qualität und alles ist in Farbe und Form genau aufeinander abgestimmt. In regelmäßigen Abständen biete ich ihr Friseur und Fußpflegetermine an, die sie stets gerne annimmt („vielen Dank, Schwester, daß Sie mich erinnern, ich hätte schon wieder darauf vergessen - aber es ist doch wichtig, ein bisschen auf sich zu schauen - finden Sie nicht auch?")
Sie hat stets ihre Handtasche und ihren (ebenfalls auffällig schönen) Gehstock bei sich.
Fr. C. hat ein geringes Durstgefühl - „Ich weiß, Schwester, ich trinke zu wenig, aber es kostet mich wirklich Überwindung" - nimmt jedoch gerne ein Glas alkoholfreies Bier zum Mittagessen zu sich.
Bei der Körperpflege und beim Ankleiden benötigt Fr. C. klare und genaue Anweisungen, dann ist sie in der Lage, Aktivitäten zur Erledigung ihrer persönlichen Pflege (ihren Möglichkeiten entsprechend) durchzuführen.

BEVORZUGTE SINNES-WAHRNEHMUNG:	☐ visuell ☐ auditiv ☒ kinästhetisch/olfaktorisch ☐ nicht einschätzbar

Datum: ..-..-20...   **verfaßt von: N.N.**(Unterschrift)

Lebensgeschichte
Regionale/individuelle Biographie

KlientIn: Friederike C.	**Erstellt mit:** Klientin und ihrem Schwager

Datum d. Erhebung	
wurde im Zeitraum von 28.4.04 bis 6.5.04 erstellt	<u>Erzählungen des Schwagers der Klientin (Herr R.):</u> Fr. C. wuchs mit ihren Eltern und ihrer jüngeren Schwester Margarethe am Bisamberg auf, sie war ein wohlbehütetes Kind, und erlernte nach Absolvierung der Volks- und Hauptschule den Beruf der Weißnäherin. Als sie ihren Mann - Hr. Karl C. - ehelichte, und sich dieser mit einem Fachgeschäft für orthopädischen Schubedarf selbständig machte, half Fr. C. ihrem Gatten im Verakuf. Sie hatten keine Kinder, gingen aber ihren zahlreichen Hobbys nach: In erster Linie dem Wandern - Fr. C. war Mitglied bei den Naturfreunden (sie unternahmen auch zu viert – Schwester und Schwager - viele Bergwanderungen), aber auch Reisen („sie waren immer viel unterwegs gewesen"). Kultur, Zeichnen, Malen, Fotografieren, Bücher, Blumen, Singen und die Schneiderei zählten zu Frau C.s Freizeitgestaltungen. Fr. C. reiste auch sehr viel allein und schaute sich gerne historische Gebäude an - „Meine Schwägerin fuhr nur wegen einer Kirche gleich einmal nach Frankreich, ohne groß zu überlegen". Ohne nähere Erläuterungen erwähnte Herr R. noch: „Während des Krieges hatte meine Schwägerin ihre beste Zeit". <u>Erzählungen von der Klientin selbst (Frau C.):</u> Sie erzählt von ihrer Kindheit, die sie als ganz wunderbar erlebt hätte, besonders ihren Vater, mit dem sie so viel unternommen hatte und der ihr die Liebe zu den Bergen vermittelt hatte und stets gut zu ihr gewesen war (wann immer Fr. C. über ihren Vater spricht, bekommt ihr Gesicht einen sehnsuchtsvollen und „friedlichen" Ausdruck). Sie berichtet von ihrer Lehre zur Weißnäherin, die sie voller Freude und auch Stolz („das konnte nicht jede lernen!") absolviert hätte. Sie habe eine sehr gute und verständnisvolle Lehrmeisterin gehabt, für die sie beinahe mütterliche Gefühle entwickelt hatte. Später arbeitete sie im Geschäft ihres Mannes, doch die Liebe zur Schneiderei behielt sie sich. In der Faistauergasse im 13. Bezirk, wo sie später mit ihrem Mann ein kleines Häuschen mit Garten erstand, verlebte sie viele schöne Stunden. Sie hätte immer gerne Kinder gehabt, „aber es hat halt nicht sollen sein" - „ich habe mich mit meinem Schicksal abgefunden, habe immer etwas mit mir anzufangen gewusst".

Datum: ..-..-20...   **verfaßt von: N.N.**(Unterschrift)

Lebensgeschichte (Fortsetzung)

Datum d.Erhebung	
wurde im Zeitraum von 28.4.04 bis 6.5.04 erstellt	<u>Bericht aus der Krankengeschichte:</u> Am 19.12.2002 stürzt Fr. C. in ihrer Wohnung und wird mit einer Gehirnerschütterung und einigen Prellungen in das Meidlinger Unfallkrankenhaus eingeliefert. Laut Aussage des behandelnden Arztes kann die Pat. zum Unfallhergang keine exakten Angaben machen, sie dürfte jedoch schon längere Zeit in der Wohnung gelegen haben. Eine psychologische Begutachtung in diesem Zusammenhang ergibt folgendes: Denken im Ductus weitschweifig, teilweise unzusammen-hängend, das Denkziel wird nur teilweise erreicht, meist Vorbeireden und inhaltliche Konfabulationstendenz. Sprachverständnis gut erhalten. Am 2.1.2003 wird mit Fr. C. ein Gespräch bezügl. eines Kurzzeit-pflegeantrages geführt. Fr. C. möchte einen Pflegeheimantrag auf keinen Fall unterschreiben und möchte unbedingt wieder nach Hause zurückkehren. Ihrem Wunsch wird stattgegeben und eine Entlassung nach Hause für den 7.1.2003 vereinbart. Zu diesem Zeitpunkt wäre Fr. C. räumlich und zeitlich voll orientiert gewesen und mit Hilfe eines Vierpunktstockes einige Schritte mobil. Essen auf Rädern und Heimhilfe wurden organisiert. Am 8.1.2003 wird Fr. C. von der Heimhilfe in völlig verwirrtem Zustand zuhause angetroffen, und sie veranlasst die Krankenhauseinweisung in das KH Lainz mit dem Verdacht einer ischämischen Attacke. Am 3.2.2003 wird Fr. C. in „etwas gebessertem Allgemeinzustand" wieder in häusliche Pflege entlassen. Am gleichen Tag abends erfolgt nach dem Besuch der Heimhilfe aufgrund eines massiven Verwirrt-heitszustandes die Pflegeheimeinweisung. (Fr. C. weiß zu diesem Zeitpunkt nicht, ob sie verwitwet ist, ob sie Kinder hat, und ist nicht in der Lage, sich selbst Essen und Trinken zu nehmen). Fr. C. kommt am 5.2.2003 (nachdem sie zuvor noch 2 Tage auf einer anderen Stadion untergebracht war), gänzlich ohne ihre Einwilligung nach wiederholtem Ortswechsel auf unsere Station. Das psychologische Gutachten in diesen Tagen ergab: Stimmungswechsel, hat mnestische Einbußen - besonders im Kurz-zeitspeicher und im Neugedächtnis, mittelgradige kognitive Beein-trächtigung. Funktionsdefizite in der Konzentration und Aufmerksam-keit, schwere depressive Symptomatik.

Datum: ..-..-20...   **verfaßt von: N.N.**(Unterschrift)

Plan für validierende Pflege

Datum:	KlientIn:	erstellt von:
12.5.2004	Friederike C.	Silvia Reichl

Anamnese/ Ist-Zustand	Fr. C. hat große Probleme, sich hier einzugewöhnen, möchte auf keinen Fall hier bleiben - sie mache sich Sorgen um den Gesundheitszustand einiger ihrer Familienmitglieder, zeigt eine innere Unruhe, vergisst zu trinken (teilweise auch zu essen), Erzählungen sind sprunghaft. Sie ist in allen Bereichen zumindest teilweise desorientiert (ist auch von ihrer Tagesverfassung abhängig). Konnte den Heimaufenthalt nie wirklich realisieren und hat diesem auch nie zugestimmt - zumeist weiß sie auch nicht, wo sie sich hier befindet. Sie äußert immer wieder den Wunsch, nach Hause gehen zu wollen (nicht mehr so vehement wie zu Beginn), versucht des öfteren, die Station zu verlassen (lässt sich ohne Gegenwehr sofort wieder zurückbringen), fragt das Pflegepersonal nach dem Weg in die Faistauergasse oder zur Linie 60.
Auszug aus der Pflegediagnose:	**00125 Machtlosigkeit -** die Wahrnehmung der Klientin, daß das eigene Handeln keinen wesentlichen Einfluß auf den Ausgang ihres Wunsches hat, nach Hause zu gehen **00093 Müdigkeit -** ein anhaltendes Gefühl der Erschöpfung und eine verminderte Fähigkeit der Klientin, körperliche und geistige Arbeit zu leisten, aufgrund psychischer und emotionaler Streßfaktoren **00052 Soziale Interaktion beeinträchtigt -** Fr. C. zeigt (in ihrer Situation verständlich) kein Interesse an sozialen Kontakten mit ihr fremden Personen, macht sich Sorgen um Familienangehörige und ihre persönliche Zukunft **00053 Soziale Isolation -** Fr. C. zieht sich immer mehr in sich zurück, begibt sich auf Zeitreisen in die Vergangenheit, um die für sie offensichtlich unerträgliche Situation besser bewältigen zu können, äußert kaum noch Gefühle oder Bedürfnisse

Plan für validierende Pflege (Fortsetzung)

Auszug aus der Pflegediagnose: (Fortsetzung)	**00097 Beschäftigungsdefizit** - mangelnde Beschäftigungsmöglichkeit infolge psychischer und physischer Beeinträchtigungen **00120 Selbstwertgefühl situationsbedingt gering** - Fr. C. entwickelt negative Gefühle gegen sich selbst bzw. ihren Fähigkeiten („Ja, früher war ich einmal ein sinnvolles und wertvolles Mitglied unserer Gesellschaft ...!") **00129 Verwirrtheit, chronisch** - eine irreversible, lang andauernde bzw. fortschreitende Verschlechterung von Intellekt und Persönlichkit infolge dementieller Prozesse **00130 Denkprozeß, verändert** - eine Störung der kognitiven Abläufe und Vorgänge (Situationen richtig erkennen, verarbeiten und zuordnen) **00131 Gedächtnis beeinträchtigt** - Unfähigkeit, sich an bestimmte Gedächtnisabläufe zu erinnern oder Verhaltensweisen abzurufen
Ressourcen:	- Große emotionale Verbundenheit zu ihrem Vater und ihrer Kindheit im allgemeinen (Bisamberg), sowie der damit zusammenhängenden Liebe zu den Bergen (Mitglied bei den Naturfreunden). - Wertvolle Erinnerungen an ihre Lehrzeit zur Weißnäherin und ihre Lehrmeisterin - Liebe zur Schneiderei. - Zahlreiche Hobbys wie Malen, Zeichnen, Fotografieren, Lesen, Singen, Reisen - damit verbundenes Interesse an kulturellen Sehenswürdigkeiten - Eigenes Haus mit kleinem Garten - Freude an Blumen (Faistauergasse - 13. Bezirk). - Selbständigkeit in ihrem Leben - hatte großen Stellenwert („Wollte nie jemanden um Hilfe bitten, habe meine Vorstellungen immer selbst umgesetzt"). - Legt Wert auf eine gepflegte äußere Erscheinung. - Erscheint bescheiden und hilfsbereit. - Regelmäßige Kontakte zu ihrem Schwager (und über ihn zu ihrer Schwester und Neffen).
Probleme:	**Psychosoziales Grundbedürfnis nach Geborgenheit und Sicherheit ist unbefriedigt,** - vermisst ihre gewohnten Lebensumstände (Wohnumgebung und Bezugspersonen) und bringt dies zum Ausdruck (anfangs mehr und heftiger, nun seltener und verhaltener), hat Heimeinweisung nie richtig realisieren können - Lebensqualität ist beeinträchtigt. Fr. C. erfährt eine Stresssituation - da sie in ihrem Wunsch, nach Hause zurückzukehren, nicht unterstützt wird.

Datum: ..-..-20...   **verfaßt von: N.N.**(Unterschrift)

Plan für validierende Pflege (Fortsetzung)

Probleme: (Fortsetzung)	**Psychosoziales Grundbedürfnis, produktiv zu sein und gebraucht zu werden, ist unbefriedigt** - bedauert, ihren früheren Fähigkeiten und Interessen nicht mehr nachkommen zu können - jetzt auf fremde Hilfe immer mehr angewiesen zu sein, wo sie doch selbständig gewesen war. **Psychosoziales Grundbedürfnis, spontan Gefühle auszudrücken, ist unbefriedigt** - Fr. C., die zu Beginn ihrer Heimeinweisung sehr wohl noch Gefühle artikulieren konnte (z.T. auch recht heftig), zieht sich allmählich immer mehr in sich zurück, scheint resigniert zu haben und ihre Fähigkeit, Gefühle spontan auszudrücken, zu verlieren. **Psychosoziales Grundbedürfnis nach Status und Prestige ist unbefriedigt** - obwohl Fr. C. niemals verbal und direkt zum Ausdruck brachte, daß sie sich nicht angenommen und wertgeschätzt fühlt, konnte ich in einigen ihrer Aussagen ein solches Defizit für mich festmachen, bestätigt wurde ich darin, daß Fr. C. auf wertschätzende Bemerkungen zu ihrer Person sehr positiv reagierte (nicht gleich zu Beginn, aber im Verlaufe unserer Gespräche).
Informationen von Team/Angehörigen:	Meine Teamkollegen, auch ich selbst, erlebten die Situation - wenn Fr. C. wieder einmal die Station verlassen wollte und nach dem Weg in ihre Wohnung fragte - als sehr belastend und unbefriedigend, weil sie entweder vertröstet, mehr oder weniger angelogen oder beschwichtigt wurde. Auf beiden Seiten machte sich ein Gefühl der Hilflosigkeit breit. Es kam soweit, daß einige Pflegepersonen ihr aus dem Weg gingen, um nicht wieder mit dieser Situation konfrontiert zu werden. Das wiederum schien Fr. C. zu bemerken (überhaupt scheint ihr Gefühl für Aufrichtigkeit sehr ausgeprägt zu sein) und zog sich ihrerseits wieder mehr zurück.

Die Annahme einiger Kollegen, daß sich die Klientin nun allmählich eingelebt hätte und „ruhiger" geworden sei, kann ich nicht teilen. Ich habe vielmehr den Eindruck, daß Fr. C. ihre Situation als ausweglos erlebt und „aufgegeben" hat. Natürlich erwähnte sie auch ihrem Schwager gegenüber den Wunsch bzw. die Frage: „Was mache ich denn hier, wann kann ich endlich wieder nach Hause?" |

Datum: ..-..-20...   **verfaßt von: N.N.(Unterschrift)**

Plan für validierende Pflege (Fortsetzung)

Informationen von Team/Angehörigen: (Fortsetzung)	Aber sobald Herr R. dann von ihrer Schwester erzählte, wie schlecht es ihr ginge und welche Aufgabe er mit ihr hätte - lenkte sie sofort ein „Ja, natürlich, du hast jetzt andere Sorgen, hoffentlich geht es ihr bald besser usw." Sie hatte also auch von dieser Seite keinerlei Hilfe zu erwarten. Herr R. (Schwager der Klientin) zeigt sich über die Heimeinweisung sehr erleichtert. Es wäre in der letzten Zeit besonders „schwierig" mit ihr gewesen, sie hätte nie selbst gesehen, daß sie Hilfe benötigt und er hätte auch nicht allzu viel Zeit für sie erübrigen können, da er seine nach einem Schlaganfall halbseitig gelähmte Frau zu Hause betreuen würde. Er hat nun die Sachwalterschaft für Fr. C. beantragt - nachdem sie nicht mehr in der Lage wäre, ihre Angelegenheiten ohne Gefahr eines Nachteils für sich selbst zu besorgen. Er sieht, daß sie hier gut aufgehoben ist und möchte alles tun, um das Pflegepersonal in seiner Arbeit zu unterstützen, wann immer etwas für seine Schwägerin benötigt würde, soll man sich an ihn wenden.
Ziele:	Aufgebautes Vertrauensverhältnis. **Psychosoziales Grundbedürfnis nach Geborgenheit und Sicherheit ist besser befriedigt,** - empfindet den Umstand der Heimeinweisung bzw. ihre geänderten Lebensumstände als weniger belastend, Lebensqualität ist verbessert, erkennbare Stressreduktion - zeigt Entspannungszeichen **Psychosoziales Grundbedürfnis, produktiv zu sein und gebraucht zu werden, ist besser befriedigt -** fühlt sich in ihren Fähigkeiten (z.B. noch immer vorhandenes Bemühen zur Selbständigkeit) wertgeschätzt und kann dies (in Ansätzen) zum Ausdruck bringen, kann Hilfe durch Pflegepersonen besser annehmen - gibt zu erkennen, daß sie mit der Situation „nicht mehr alles selbst erledigen zu können" besser umgehen kann. **Psychosoziales Grundbedürfnis, spontan Gefühle auszudrücken, ist besser befriedigt** - Fr. C. ist zumindest ansatzweise in der Lage, ihrer „Verzweiflung" Ausdruck zu verleihen und zieht sich nicht weiter zurück (weiterer Rückzug aus der Realität wird vermieden) **Psychosoziales Grundbedürfnis nach Status und Prestige ist besser befriedigt** - Fr. C. fühlt sich besser wertgeschätzt und bringt dies zum Ausdruck.

Datum: ..-..-20...   **verfaßt von: N.N.**(Unterschrift)

Plan für validierende Pflege (Fortsetzung)

Validierende Pflege-maßnahmen:	individuell: in etwa tägl. 10-20 min. dauernde (Konzentrations-fähigkeit der Klientin z.T. stark herabgesetzt) ego-stärkende bzw. entlastende Gespräche mit der Klientin mit vorsichtigem Einsatz von Berührungstechniken durch die FVP Rituale: - Einsatz von Signalmusik als Orientierungshilfe („Guten Morgen Sonnenschein" um 8 Uhr, „Autofahrer unterwegs" um 12 Uhr, „Guten Abend, gute Nacht" um ca. 20 Uhr) - Gespräche mit der FVP tägl. um 9 Uhr - nach dem Frühstück (außer Sa. und So.) - Teilnahme an einzelnen, gezielten Aktivitäten des Stationsprogrammes (mit dem Einverständnis der Klientin) - jeden zweiten Mo. 14 Uhr Singgruppe mit Keyboard-begleitung - jeden Mittwoch 10 Uhr 30 Gesprächsrunde mit der zuständigen Psychologin - jeden Mo. und Do. 10 Uhr 30 Bewegungsrunde mit Musik mit der zuständigen Physiotherapeutin - Anbieten einer Ruhepause tägl. nach dem Mittagessen - Organisieren von Fotos aus der Kindheit (mit dem Vater, von Reisen ...) sowie Büchern, Bildbänden etc. - regelmäßige Terminvereinbarungen mit Friseurin und Fußpflege - Besuch der Schwester in der Wohnung des Schwagers - mit seiner Hilfe und dessen Sohn - wenn Klientin dies wünscht und sich körperlich dazu in der Lage fühlt - ev. therapeutischer Ausgang in ihre Wohnung und Mitnahme persönlicher, emotional besetzter Dinge (mit dem Ziel, ein „Abschiednehmen" zu ermöglichen).
Eigener Kommentar zum Ist-Zustand:	Fr. C. wirkt zumeist sehr nachdenklich, in sich gekehrt und niedergeschlagen, nimmt von sich aus kaum Kontakt zu anderen auf, lehnte die Teilnahme an unserem Aktivitätenprogramm meist ab bzw. kommt offensichtlich nur mit, um die Pflegeperson nicht zu enttäuschen. Sie wirkt oft müde und ohne Antrieb - scheint sie beim Bewältigen tägl. Aktivitäten zu be-einflussen.

Datum: ..-..-20...   **verfaßt von: N.N.**(Unterschrift)

Plan für validierende Pflege (Fortsetzung)

| Eigener Kommentar zum Ist-Zustand: (Fortsetzung) | Heftige Gefühlsausbrüche wie zu Beginn ihrer Einweisung (schreien: „Man kann mich doch nicht gegen meinen Willen hier festhalten!", schimpfen oder ähnliches kommt in letzter Zeit nicht mehr vor - es scheint so, als hätte Fr. C. zu resignieren begonnen.

Ich empfinde aufrichtige Sympathie für Fr. C. sowie Mitgefühl und Verständnis für ihre Situation. Eine bodenständige und ihr ganzes Leben lang selbständige Frau, die allmählich mit kognitiven und physischen Einbußen zu kämpfen hat, wird völlig unvermittelt und fremdbestimmt aus ihrem gewohnten Lebensumfeld gerissen, weil sie keine vertraute Person mehr um sich hat, die ihr behilflich sein könnte. Ein erschreckender Gedanke, möglicherweise auch selbst einem solchen Schicksal nicht entgegenwirken zu können. Mein Interesse, an ihrer Befindlichkeit etwas zu ändern, ist deshalb nicht nur beruflicher Natur. Von meinem Team wurde mir auch diesmal Unterstützung und offenkundiges Interesse entgegengebracht. |

Evaluierung
Zusammenfassende Auswertung
für den gesamten Prozeß der validierenden Pflege

KlientIn: Friederike C.	erstellt von: DGKS Silvia Reichl

In welchem Stadium befand sich Klient/in	am Beginn des Prozeßgeschehens? II.. am Ende des Prozeßgeschehens? II..
Hat sich das Verhalten des/der Klient/In während des Prozeßgeschehens verändert?	☒ ja ☐ nein Anmerkungen: Frau C. wirkt auf mich insgesamt weniger niedergeschlagen und deprimiert. Ihre Versuche, die Station zu verlassen, sind deutlich zurückgegangen. Auch ihr geäußerter Wunsch, nach Hause gehen zu wollen, wird seltener beobachtet. Sie nimmt fast regelmäßig an den ihr angebotenen Aktivitäten teil (besonders gerne besucht sie die Singgruppe, aber auch die Gesprächs- und Bewegungsrunde, zuletzt auch Teilnahme an der Kreativrunde - Seidenmalerei schien ihr besondere Freude zu bereiten). Sie zeigt wieder mehr Interesse an Büchern (insbesondere Bildbände und Reiseführer, die ihr Schwager mitgebracht hat) und erfreut sich ganz offensichtlich an den täglichen Spaziergängen im Garten. Ihre Orientierung auf der Station hat sich verbessert, sie findet jetzt zumeist selbständig zur Toilette. Zu ihrer Zimmernachbarin hat sie ein freundschaftliches Verhältnis aufgebaut, sie helfen sich beide gegenseitig (ganz nach ihren Möglichkeiten) und besuchen viele Aktivitäten gemeinsam. Ich glaube zwar nicht, daß Frau C. wirklich realisiert hat, daß sie sich hier in einem Pflegeheim befindet und ihren Lebensabend voraussichtlich hier verbringen wird - aber im wesentlichen habe ich das Gefühl, daß ihre Lebensqualität gesteigert werden konnte.

Datum: ..-..-20...   **verfaßt von: N.N.**(Unterschrift)

Plan für validierende Pflege (Fortsetzung)

Welche gesteckten Ziele wurden erreicht?	Aufgebautes Vertrauensverhältnis. **Psychosoziales Grundbedürfnis nach Geborgenheit und Sicherheit ist in Ansätzen befriedigt -** Klientin empfindet ihre geänderten Lebensumstände als weniger belastend, Lebensqualität scheint verbessert, die Klientin zeigt häufiger Anzeichen der Entspannung **Psychosoziales Grundbedürfnis, produktiv zu sein und gebraucht zu werden, ist in Ansätzen befriedigt -** erkennt eigene Defizite und kann Hilfe der Pflegepersonen besser annehmen, scheint sich durch validierende und wertschätzende Gespräche besser wahr- und ernstgenommen zu fühlen. **Psychosoziales Grundbedürfnis, spontane Gefühle auszudrücken, ist in Ansätzen befriedigt** - ein weiterer Rückzug aus der Realität hat nicht stattgefunden, die Klientin kann ihre Wünsche und Bedürfnisse besser zum Ausdruck bringen **Psychosoziales Grundbedürfnis nach Status und Prestige ist in Ansätzen befriedigt** - Frau C. bringt zumindest indirekt zum Ausdruck, sich besser wertgeschätzt zu fühlen
Welche gesteckten Ziele wurden nicht erreicht? **Was hat Probleme gemacht?**	Der Besuch bei ihrer Schwester (mit Hilfe ihres Schwagers) wurde noch nicht durchgeführt, da sich der Zustand der Schwester weiter verschlechtert hat, es soll ein solcher in absehbarer Zeit jedoch ermöglicht werden (auch auf ausdrücklichen Wunsch der Schwester der Klientin). Einen Ausgang in ihre Wohnung (zum Zwecke des sich „Verabschiedens") traue ich mir persönlich aus Gründen mangelnder Kompetenz nicht zu - ich bin mir einfach nicht sicher, ob diese Maßnahme nicht vielleicht eine Verschlechterung ihrer momentanen Befindlichkeit bringen würde. Für mich persönlich war der Wunsch des Nachhausegehens der Klientin und meiner damit verbundenen Hilflosigkeit am problematischsten. Frau C. akzeptierte aber anscheinend, daß ich hier keine Lösung bieten konnte..
Gab es Unterstützung durch Team/Angehörige?	Das Team und auch der Schwager der Klientin waren sehr kooperativ und unterstützten mich bei meiner Arbeit.

Datum: ..-..-20...   **verfaßt von: N.N.(Unterschrift)**

Evaluierung (Fortsetzung)

Konnten Team/Angehörige in den Prozeßverlauf integriert werden?	Die Unterlagen zur Weiterbildung „Spezielle validierende Pflege" liegen auf der Station auf. Eine Einschulung in die Grundprinzipien dieser speziellen Pflegeform für das gesamte Team wird für den Herbst des heurigen Jahres angestrebt und vom Team sehr begrüßt.
Erfolgten Änderungen bei:	
Medikation?	nein
physikalischen Maßnahmen?	Frau C. erhielt eine Handschiene und eine spezielle Therapie an der Bewegungsschiene durch die Ergotherapeutin
Verhaltensmuster?	Die Orientierung der Klientin hat sich verbessert, ihr Kontaktverhalten hat sich geändert - ist nicht mehr nur rein passiv, ihr Antrieb hat sich verbessert - sie nimmt an vielen unserer Aktivitäten teil, ihre Gedankengänge sind meist nicht mehr so abschweifend, sie kann länger bei einem Thema bleiben
Sonstiges?	Die geplanten und bewährten Pflegemaßnahmen werden weiter durchgeführt und die Pflegeplanung dahingehend laufend evaluiert.

Eigene Reflexion:	Die Gespräche mit Frau C. sind mir liebgewordene Gewohnheit geworden, ich werde sie auch weiterhin fortsetzen. Obwohl ich ihrem innigsten Wunsch - nach Hause zurückzukehren - nicht entsprechen kann, fühle ich mich nicht mehr so hilflos wie zu Beginn dieser Arbeit. Ich erachte Frau C. für eine bewunderswerte und nachahmenswerte Persönlichkeit, und die Arbeit mit ihr war für mich immer wieder voller Überraschungen - sie hat mich mit ihren Äußerungen nicht nur einmal in Staunen versetzt. Wären doch nur alle orientierten und voll im Leben stehenden Personen menschlich so kompetent wie diese Frau.

Datum: ..-..-20...   **verfaßt von: N.N.**(Unterschrift)

Musterdokumentation
Stadium III
erstellt von DGKS Silvia Reichl

Ausgangsverhalten

KlientIn: Emma G.   **Station:** HA   **Datum:** 14.8.2004
seit 12.12.1999

ANGABEN ZUR PERSON:	
Alter:	81 Jahre (geb. am 31.1.1922)
Geschlecht:	weiblich
Geburtsort:	Wien

SOZIO-ÖKONOMISCHER STATUS: (Familiensituation, Beruf, Religion u.ä.)	
	verwitwet, 1 Tochter (Schwiegersohn und eine Enkeltochter) erlernter Beruf - Schneiderin nach der Geburt ihrer Tochter - 4 Jahre zu Hause geblieben, anschließend verschiedene Berufe ausgeübt (längere Zeit bei der Firma Siemens am Fließband gearbeitet, aber auch im Verkauf und als Bedienerin tätig gewesen) Ihre Tochter lebt in München und kommt regelmäßig alle 2-3 Monate für ca. 2-3 Wochen nach Wien (besucht ihre Mutter in dieser Zeit täglich) Fr. G. hat sonst keine lebenden Angehörigen mehr und erhält außer von ihrer Tochter und deren Familie keinerlei Besuch. Fr. G. ist ohne rel. Bekenntnis und hatte laut den Angaben ihrer Tochter nie Bezug zur Kirche

GESUNDHEITSZUSTAND: Medizinische Diagnose, Medikation, frühere mentale oder psychische Krankheiten u.ä.	

Medizinische Diagnose:
Senile Demenz, Depressio, Hypertonie, venöse Insuffizienz, Mellitus levis, Pulmonalembolie am 14.6.2004

Medikamente:

2500 IE Fragmin s.c.	1-0-0-0	Myolastan 50 mg	0-0-1-½
Seropram 20 mg	1-0-0-0	Tramal 20 gtt	1-1-1-1
Agopton 15 mg	1-0-0-0	Fresubin Trinknahrung 200 ml	1-0-0-0

Keine früheren mentalen oder psychischen Krankheiten bekannt.

Datum: ..-..-20...   **verfaßt von: N.N.(Unterschrift)**

Ausgangsverhalten (Fortsetzung)

GRAD DES VERLUSTES VON:	
Sprache	zumeist unverständliche Wortsilben (häufig sehr laut - das PP gibt sn „sie schreit oft ohne Grund")
Sehvermögen	Eingeschränkt, trägt seit längerer Zeit eine Brille hält die Augen immer wieder geschlossen
Hörvermögen	lt. KG ebenfalls eingeschränkt, konnte dies selbst nicht beobachten, habe Frau G. allerdings stets von vorne angesprochen, erkennt Personen anscheinend zum Teil an ihrer Stimme
Mobilität	bettlägrig, wird nur selten in den Rollstuhl mobilisiert, leichte Kontrakturen an beiden Beinen - erhält spez. Schienen
Tastsinn	auch etwas eingeschränkt, in Zusammenhang mit eingeschränkter Beweglichkeit der Hände, schien sich später zu verbessern
Kurzzeitgedächtnis	stark beeinträchtigt
VERHALTENSMUSTER:	
Reaktionen auf Krisen	Laut Angaben ihrer Tochter hat Fr. G. kaum über Sachen, die sie bewegt oder betroffen gemacht haben, gesprochen - obwohl die beiden offensichtlich ein sehr gutes Verhältnis zueinander hatten und auch noch haben. Ihre Tochter meint. Fr. G. hätte dann noch mehr gearbeitet oder wäre noch umtriebiger gewesen.
Traumata aus der Vergangenheit	Fr. G. hat außer ihrer Tochter und deren Familie bereits seit längerem alle Angehörigen verloren (Gatte und Geschwister), sowie sämtliche ihrer wenigen Freunde bzw. Bekannten. Ihre Tochter meint außerdem, daß sie Kriegserlebnisse hatte (Bombenangriffe, Verlust des 1. Gatten, Bruder und Vater), die sie „immer begleitet" haben, ohne jemals wirklich darüber gesprochen zu haben
Reaktion auf altersbedingte Einbußen	langsamer, unaufhörlicher Rückzug - rascher fortschreitend, seit ihre Mobilität nachzulassen begonnen hat
Kontakte zu Angehörigen/Freunden	Fr. G. erhält alle 2-3 Monate Besuch ihrer Tochter und Enkeltochter aus Deutschland, dann für ca. 2-3 Wochen täglich, ansonsten keinerlei Besuche.
Interaktion mit anderen Bewohnern	Keine aktive Kontaktaufnahme

Datum: ..-..-20... 　　　　**verfaßt von: N.N.**(Unterschrift)

Ausgangsverhalten (Fortsetzung)

Beziehung zum Personal	Fr. G. scheint zu einigen Personen der Station eine besondere Beziehung gehabt zu haben (Abteilungs-helferin, ein Pfleger und zur Oberschwester - diese war die frühere Stationsschwester dieser Station) und reagiert auch heute noch rascher (scheint leichter erreichbar) bei Kontaktaufnahme durch diese Personen.

Gewohnheiten/Rituale
(Essen, Trinken, Schlafen, Waschen u.ä.)

Flüssigkeit und Nahrung müssen durch die PP verabreicht werden - keine besonderen Vorlieben oder Abneigungen erkennbar (laut ihrer Tochter: „Meine Mutter war nie heikel bei Essen"), schläft auch tagsüber sehr viel (oder scheint zu schlafen), die Körperpflege lässt fr. G. zumeist ruhig und passiv geschehen.
Fr. G. fängt gelegentlich an - zumeist für das PP aus nicht ersichtlichen Gründen - laut vor sich hin zu reden (man könnte es auch als schreien beschreiben), ein erkennbarer Wortlaut ist dabei nicht zu eruieren, gelegentlich kommen aber Worte wie „auweia", oder „auweh", „nicht" oder „jetzt nicht" darin vor.
Das PP berichtete mir, daß Fr. G. bis vor einiger Zeit gut auf von ihrer Tochter mitgebrachte Stofftiere reagierte, diese streichelte und lange in Händen hielt, seit ca. 4 Wochen scheint sie darauf nicht mehr zu reagieren.

BEVORZUGTE SINNES-WAHRNEHMUNG:	☐ visuell ☒ auditiv ☐ kinästhetisch/olfaktorisch ☐ nicht einschätzbar

Datum: ..-..-20...   **verfaßt von: N.N.(Unterschrift)**

Lebensgeschichte
Regionale/individuelle Biographie

KlientIn: Emma G.	**Erstellt mit:** Tochter der Klientin (Fr. B.) und dem Pflegepersonal der Station HA

Datum d. Erhebung	
wurde im Zeitraum von 4.8.04 bis 13.8.04 erstellt	<u>Erzählungen der Tochter der Klientin (Frau B.):</u> Der 1. Ehemann von Fr. G. sowie ihr Vater und Bruder kamen im 2. Weltkrieg ums Leben. Zu ihrem Bruder, der Leopold hieß, hatte sie bis zu seinem Tode ein sehr inniges Verhältnis. Sein Name fiel gerade zu Beginn ihrer Aufnahme im Pflegeheim sehr häufig. Nach dem Namen ihres 2. Gatten gefragt, antwortete Fr. G. häufig „Leopold". dieser hieß jedoch Johann (von ihr Hans genannt). Fr. G. hatte auch noch eine Schwester, die ebenfalls einige Jahre - bis zu ihrem Tod 1997 - in diesem Pflegeheim gelebt hatte. Fr. G. besuchte ihre Schwester in dieser Zeit regelmäßig. Über die Kindheit von Fr. G.und die Erlebnisse während des Krieges kann die Tochter der Klientin keine näheren Angaben machen - „darüber wurde bei uns zu Hause nie gesprochen", „es waren allerdings sicher furchtbare Ereignisse darunter, die die Mutter zu verdrängen versuchte". Die Mutter von Frau G. soll sehr steng gewesen sein, die Tochter erzählt, daß es kein einziges Foto ihrer Großmutter gab, auf dem diese gelächelt habe, persönlich hätte sie sie allerdings nicht mehr kennen gelernt. Es wäre halt sicher keine leichte Zeit gewesen nach dem ersten Weltkrieg, allein mit den zwei kleinen Töchtern, das hätte die Großmutter verbittern lassen. Fr. G. besuchte die Volks- und Hauptschule im 20. Wiener Gemeindebezirk und erlernte anschließend den Beruf der Schneiderin. 1953 heiratete sie ihren 2. Mann und bekam in relativ späten Jahren (mit 43) ihr einziges Kind - ihre Tochter Eva (immer liebevoll Evi genannt). 1982 verstarb auch ihr 2. Mann. Laut ihrer Tochter hatten sie eine gute Ehe geführt, „laute Worte oder bösen Streit gab es bei uns nicht". Fr. G. blieb nach der Geburt ihrer Tochter 4 Jahre zu Hause und nahm dann aus finanziellen Gründen und „weil sie nie still sitzen konnte und immer etwas tun musste" verschiedenste Arbeiten an (bei der Firma Siemens am Fließband, einige Zeit lang im Verkauf und auch als Bedienerin). In ihrem erlernten Beruf als Schneiderin fand sie keine Arbeitsstelle mehr, hatte ihren Beruf allerdings immer gerne ausgeübt und nähte auch zu Hause sehr viel. Auch in ihrer Freizeit konnte Fr. G. nicht still sitzen. Sie liebte die Natur, ging mit ihrem Mann zum Wandern in die Berge, erfreute sich an allem, was die Natur zu bieten hatte (Blumen, Obst - wurde dann verarbeitet zu Marmelade, Kuchen ...)

Datum: ..-..-20... **verfaßt von: N.N.**(Unterschrift)

Lebensgeschichte (Fortsetzung)

Datum d.Erhebung	
wurde im zeitraum von 17.10.04 bis 24.10.04 erstellt	Sie mochte auch Musik jeglicher Art, besonders Wiener Lieder und Operetten, die Tochter erinnert sich, daß eigentlich immer Musik zuhause gespielt wurde. Die Tochter der Kientin lebt mit ihrer Familie schon lange in München. Sie holte Fr. G. immer wieder für längere Zeit zu sich. Ganz wollte Fr. G. aber nie nach Deutschland übersiedeln. Fr. B. berichtet, daß es eigentlich sehr plötzlich zu Veränderungen im Verhalten ihrer Mutter kam. Sie wirkte zunehmend verwirrt und hatte zeitweise starke Gedächtnislücken. Zu dieser Zeit kümmerte sich Fr. G. tagsüber noch um ihre kleine Enkeltochter, während ihre Tochter arbeitete. Die Enkeltochter von Fr. G. heißt Annemarie (heute 5 Jahre alt). Fr. B. konnte dann einfach nicht mehr länger die Verantwortung übernehmen, sorgte sich auch um ihr Kind und musste sehr schnell eine Ent-scheidung treffen. Nach einem Sturz und einem kurzen Spitalsaufenthalt kam Fr. G. sehr rasch und eigentlich völlig unvorbereitet in Pflegeheimobhut. Fr. B. plagt heute noch diesbezüglich das schlechte Gewissen und sie spricht von einer „Überfallsaktion". Zu Beginn der Aufnahme von Fr. G. ins Geriatriezentrum äußerte sie sich oft sehr traurig über den Umstand, ihre Tochter so selten zu sehen. Im Jänner 2000 wurde Fr. B. zur Sachwalterin ihrer Mutter bestellt. Trotz der großen räumlichen Trennung wurde das Naheverhältnis zw. Tochter und Mutter und das ehrliche Bemühen von Fr. B. berück-sichtigt. Fr. B. muß jedes Mal sehr viele Überstunden machen, um anschließend wieder 2-3 Wochwen frei zu bekommen. Bericht aus der Krankengeschichte: Eine psychologische Begutachtung kurz nach der Aufnahme der Klientin ergibt folgendes: Zeitlich und örtlich desorientiert, zur Person und situativ teilweise orientiert, sehr ängstlich, leichte paranoide Tendenzen, unruhig, Defizite in allen kognitiven Funktionsbereichen. Anamn. seit längerem Depressionen, es werden noch einfache ganze Sätze geäußert, meist in Form von einfachen Konfabulationen, ein geordnetes Gespräch ist aufgrund höhergradiger Erinnerungslücken jedoch nicht möglich. Sprach- und Gedankengang kohärent, aber höhergradig verarmt. Kritikfähigkeit und Überblicksgewinnung ist höhergradig vermindert. Bei komplexen Fragen herrscht Ratlosigkeit. Zusammenfassend: Höhergradige Demenz, insbesondere Schwäche in Orientierung, Aufmerksamkeit und Gedächtnis. Höhergradiges dementielles Syndrom im Rahmen einer senilen Demenz.

Datum: ..-..-20...   **verfaßt von: N.N.**(Unterschrift)

Lebensgeschichte (Fortsetzung)

Datum d.Erhebung	
wurde im zeitraum von 17.10.04 bis 24.10.04 erstellt	<u>Informationen von seiten des Pflegepersonals:</u> Gespräch mit der Abteilungshelferin der Station: Die Fr. G. war eine ganz Liebe, sie war mobil bei ihrer Aufnahme, hat ja kurz, bevor sie zu uns gekommen ist, noch ihre Enkeltochter betreut. Sie bat ständig um Arbeit, war immer mit mir unterwegs und hat geputzt. Nach dem Frühstück hat sie immer alle ihre Sachen aus dem Kasten fein säuberlich zusammengepackt und traurig gefragt: „Warum muß ich denn gehen, ich möchte doch viel lieber hier bleiben!?" Erst wenn wir geantwortet haben: „Aber Emmi (ich habe sie immer Emmi genannt), sie müssen doch noch nicht weg, sie können doch noch bei uns bleiben", hat sie wieder alles zurückgeräumt und ist dann wieder mit mir saubermachen gegangen. Sie hat dann irgendwie erleichtert gewirkt. Ich habe das einmal ihrer Tochter erzählt und sie hat gemeint, das hat bestimmt etwas mir ihrem übereilten Weggehen aus München zu tun. Auch mit der früheren Stationsschwester (jetzige Oberschwester) hatte sie täglichen Kontakt: „Jeden Morgen nach dem Frühstück ist sie in mein Zimmer gekommen, hat nach meinem Befinden gefragt, ein bisschen auf meinem Tisch gewischt, ein wenig mit mir geplaudert, manchmal die Blumen gegossen und ist dann wieder gegangen. Sie hat nie geklagt, sich nie beschwert, war immer freundlich, ihre Stimmung einwenig getrübt, besserte sich, wenn man ihr kleine Arbeiten übertrug und sie dafür lobte." <u>Gespräch mit einem langjährigen Pfleger der Station:</u> „Je weniger mobil sie wurde, umso stiller und deprimierter wurde sie, irgendwann hat sie dann angefangen so plötzlich loszuschreien. Wir haben überhaupt nicht gewusst, was die Ursache dafür war. Und so abrupt, wie sie damit anfängt, hört sie auch wieder damit auf. Sie wurde auf alles mögliche untersucht, weil wir geglaubt haben, sie hat vielleicht Schmerzen. Schmerzmittel hat sie auch bekommen, man konnte dann kaum mehr mit ihr reden. Das Schreien blieb aber, erst in letzter Zeit ist es wieder merklich weniger geworden. (Von ärztlicher Seite wurden sämtliche Untersuchungen und Therapien durchgeführt, um körperlichen Schmerz ausschließen zu können. Auch jetzt noch erhält sie 4 x täglich Schmerzmedikamente - Tramal gtt. Der Umstand, daß dieses Schreien nur selten bei Manipulationen an der Klientin (Umlagern, Körperpflege) auftritt, sondern zumeist in Ruhe, spricht ebenfalls weniger für körperlichen Schmerz. Frau G. hat auch immer Verständnis für unsere Arbeit gezeigt, und hat uns viel abgenommen, sie hat sich sogar auch noch um die anderen PatientInnen im Zimmer gekümmert."

Datum: ..-..-20...   **verfaßt von: N.N.**(Unterschrift)

Plan für validierende Pflege

Datum:	KlientIn:	erstellt von:
8.8.04	Emma G..	Silvia Reichl

Anamnese/ Ist-Zustand	Fr. G. ist in allen Bereichen desorientiert und in sämtlichen Aktivitäten des tägl. Lebens von Fremdpersonen abhängig. Fr. G. spricht wenig und meist unverständlich, benötigt ausreichend Zeit, um auf Fragen bzw. Bemerkungen reagieren zu können. Ihr innerer Rückzug scheint schon weit fortgeschritten zu sein. Gelegentlich beginnt sie laut vor sich hin zu reden bzw. zu schreien. Hört ebenso abrupt wieder auf, wie sie damit beginnt. Reagiert auf Berührung und ruhige Ansprache mit Beruhigung und „Wachsamkeit". Sie ist vollständig inkontinent und schläft auch tagsüber sehr viel (oder hat zumindest die Augen geschlossen). Sie nestelt an ihrer Decke oder ihrer Kleidung herum.
Auszug aus der Pflegediagnose:	**00051 Kommunizieren, verbal, beeinträchtigt -** verminderte bzw. fehlende Fähigkeit, Sprache in der zwischenmenschlichen Kommunikation zu gebrauchen - infolge ihrer Demenzerkrankung und fehlender Stimuli **00122 Sinneswahrnehmung, verändert (visuell und taktil) -** verminderte bzw. veränderte Fähigkeit, sensorische Reize zu empfangen, zu interpretieren und darauf zureagieren - aufgrund unzureichender Umweltstimuli, psychischem Streß, eingeschränkter Wahrnehmung, Institutionalisierung und mangelnder Zuwendung **00092 Aktivitätsintoleranz -** Klientin kann die Aktivitäten des täglichen Lebens nicht mehr selbst ausführen, weil nicht genügend physische und psychische Kraft vorhanden ist bzw. beträchtliche kognitive Defizite und innerer Rückzug vorliegen. **00129 Verwirrtheit, chronisch -** eine irreversible, lang andauernde bzw. fortschreitende Verschlechterung von Intellekt und Persönlichkit infolge dementieller Prozesse **00130 Denkprozeß, verändert -** zeitliche und örtliche Desorientierung - Personen, Umstände und Ereignisse können nicht eingeordnet werden **00133 Schmerzen, chronisch -** möglicher unbewältigter emotionaler Schmerz, der durch Schreien und inneren Rückzug zum Ausdruck gebracht wird

Datum: ..-..-20...   **verfaßt von: N.N.**(Unterschrift)

Plan für validierende Pflege (Fortsetzung)

Ressourcen:	- enge emotionale Bindung und regelmäßige Kontakte zu ihrer Tochter (und Enkeltochter) - Verbundenheit zur Natur - Vorliebe für Musik jeder Art (besonders Wiener Lieder und Operettenmusik) - Fleiß und Arbeit als großer Stellenwert in ihrem Leben (im speziellen die Schneiderei) - emotional positiv besetzte Familienmitglieder (Bruder Leopold, Gatte Hans, Schwester) - reagiert positiv auf Berührung und ruhige Ansprache
Probleme:	**Psychosoziales Grundbedürfnis nach Geborgenheit und Sicherheit ist unbefriedigt,** Realität der Gegenwart sowie möglicherweise unbewältigte Erlebnisse aus der Vergangenheit scheinen stark stressbesetzt - dies wird durch Schreien und inneren Rückzug ausgedrückt - ist offensichtlich nicht in der Lage, verbliebene Ressourcen zu nutzen Lebensqualität ist stark beeinträchtigt
Informationen von Team/Angehörigen:	Laut den Informationen des Pflegepersonals der Station hatte Fr. G. zu Beginn ihrer Aufnahme die Sr. und vor allem die AH bei ihrer Arbeit begleitet, mitgeholfen und dafür auch Lob und Anerkennung erhalten. Sie wurde Emmi gerufen. Je eingeschränkter sie in ihren körperlichen Ressourcen wurde, umso rascher schien ihr innerlicher Rückzug fortzuschreiten, ihr Sprachschatz reduzierte sich zusehends; mit ihrer zunehmenden Immobilität begann sie zu schreien. Einige - besonders bereits seit Beginn ihrer Aufnahme auf der Station befindliche Mitarbeiter - scheinen einen besseren Zugang zu Fr. G. zu haben. Sie reagiert zum Teil auf Stimmen (öffnet die Augen, lauscht, lächelt mitunter). Die Tochter ist sehr bemüht um ihre Mutter, obwohl sie nicht so oft kommen kann. Während ihrer Besuche ist durchaus eine Veränderung bei der Klientin feststellbar. Dafür ist es umso schlimmer, wenn die Tochter wieder nach München zurück muß. Alle 2-3 Monate kommt Fr. B. für 2-3 Wochen nach Wien, um ihre Mutter in dieser Zeit täglich zu besuchen. Selbst kommt Fr. B. mit diesem Umstand sehr schlecht zurecht, würde ihre Mutter gerne immer bei sich haben und hat aus diesen Gründen einen Umzug nach Österreich für Anfang nächsten Jahres geplant und vorbereitet.

Datum: ..-..-20...   **verfaßt von: N.N.**(Unterschrift)

Plan für validierende Pflege (Fortsetzung)

Informationen von Team/Angehörigen: (Fortsetzung)	Sie sorgt sich sehr um den Gesundheitszustand ihrer Mutter, der, wie sie sagt, „kontinuierlich schlechter wird" und kann sich noch immer nicht vorstellen, ihre Mutter ganz zu verlieren („Ein ganz furchtbarer Gedanke").
Ziele:	Aufgebautes Vertrauensverhältnis. **Psychosoziales Grundbedürfnis nach Geborgenheit und Sicherheit ist in Ansätzen befriedigt,** - empfindet ihre derzeitige Lebenssituation als weniger belastend bzw. stressbesetzt. Lebensqualität ist etwas verbessert, erkennbare Stressreduktion - zeigt Entspannungszeichen (verminderte Schreisymptomatik) - kein weiterer Rückzug in Stadium IV
Validierende Pflege-maßnahmen: 25.8.2004	- etwa tägl. (Mo.-Fr.) max. 10 min. dauernde ego-stärkende und entlastende Interaktion mit der Klientin unter Einsatz von Berührungstechniken (beginnend Hände, Unterarme, später Kopf - achten auf Reaktionen, gegebenenfalls ausweiten) durch die FVP - Einsatz von stimulierenden Materialien und Maßnahmen mit Bezug auf ihre Biographie ausprobieren, Reaktionen beobachten, dann als Rituale einsetzen - genauen Plan erstellen - Zu jedem Gespräch kleines Wäschesäckchen, beträufelt mit Lavendelöl, mitbringen und Klientin riechen und fühlen lassen/FVP - Täglich Singen des Liedes „Hoch auf dem gelben Wagen"/FVP, später AH - Recorder mit Wiener Liedern oder Operettenmusik einschalten bei jeder körperpflegerischen Handlung/TD - Täglich nach der Kaffeejause verschiedene Stoffreste und diverse Knöpfe zum Angreifen und Fühlen geben/TD - Täglich vor dem Einschlafen kleinen Stoffhasen in die Hände der Klientin legen/ND - Fahrten in den Garten bei Schönwetter (mit Rollstuhl oder Bett - je nach körperlicher Verfassung und Möglichkeit)/TD - Von der Tochter mitgebrachte frische Blumen der Klientin zeigen und sie daran riechen lassen /TD

Datum: ..-..-20...   **verfaßt von: N.N.**(Unterschrift)

Plan für validierende Pflege (Fortsetzung)

Eigener Kommentar zum Ist-Zustand:	Fr. G. scheint sich bereits sehr weit aus der Realität in ihre eigene Welt zurückgezogen zu haben. Es ist wohl eine Interpretation meinerseits, wenn ich das Gefühl habe, daß ihre immer wieder auftretenden „Schreianfälle" ein Ausdruck unbewältigter Erlebnisse aus der Vergangenheit (Kriegszeit ?) darstellen, verbunden mit dem Gefühl der Einsamkeit. Bezeichnend dafür ist für mich der Umstand, daß sich ihr Verhalten während der regelmäßigen Besuche ihrer Tochter offensichtlich ändert, das Schreien weniger wird und sie ruhiger und entspannter wirkt.

Datum: ..-..-20...   **verfaßt von: N.N.**(Unterschrift)

Evaluierung
Zusammenfassende Auswertung
für den gesamten Prozeß der validierenden Pflege

KlientIn: Emma G.	erstellt von: DGKS Silvia Reichl

In welchem Stadium befand sich Klient/in	am Beginn des Prozeßgeschehens? III.. am Ende des Prozeßgeschehens? III..
Hat sich das Verhalten des/der Klient/In während des Prozeßgeschehens verändert?	☒ **ja, ein wenig** ☐ **nein** Anmerkungen: Von Seiten des Pflegepersonals hörte ich, daß Fr. G. weniger oft schreit bzw. durch Zuwendung und Hautkontakt leichter zu beruhigen ist. Fr. G. wirkte gegen Ende meiner Arbeit „wacher" und für mich leichter „erreichbar". Sie spricht weiterhin nur sehr wenig, reagierte aber enorm auf Berührung und sonstige sensorische Stimulationen.
Welche gesteckten Ziele wurden erreicht?	Aufgebautes Vertrauensverhältnis. **Psychosoziales Grundbedürfnis nach Geborgenheit und Sicherheit scheint besser befriedigt zu sein** - erkennbare Stressreduktion, zeigt Entspannungszeichen (Schreien wurde weniger), Lebensqualität scheint etwas verbessert zu sein, ein weiterer Rückzug in Stadium IV konnte verhindert werden.
Welche gesteckten Ziele wurden nicht erreicht? **Was hat Probleme gemacht?**	Die Ursache für ihr Schreien konnte nicht geklärt werden, aber wie bereits einmal erwähnt, erachte ich dies nicht für wesentlich. Selbst wenn ich diesbezüglich Einblicke bekommen hätte, wären diese für sie und für mich wahrscheinlich nicht oder nur sehr schwer aufzuarbeiten gewesen. Probleme macht mir die Tatsache, daß es für mich ein größerer Aufwand war, zu ihr zu gelangen (weil auf fremder Station), die Kontinuität nicht die gleiche war wie bei den beiden ersten Arbeiten und ich mit meiner Informationsarbeit in einem fremdenTeam wieder von vorne beginnen musste. Vom Team allerdings wurde mir sehr viel Interesse und auch Unterstützung entgegengebracht.

Datum: ..-..-20...   **verfaßt von: N.N.(Unterschrift)**

Evaluierung (Fortsetzung)

Gab es Unterstützung durch Team/Angehörige?	Wie bereits oben erwähnt, gab es diesbezüglich keinerlei Probleme und auch die Tochter meiner Klientin erwies sich als äußerst interessiert und kooperativ.
Konnten Team/Angehörige in den Prozeßverlauf integriert werden?	Einzelne Maßnahmen wurden und werden von den Teammitgliedern der Station durchgeführt. Auch Fr.B. - die Tochter der Klientin - war gerne bereit, einige Grundprinzipien der Speziellen validierenden Pflege anzunehmen und möchte an geplanten Maßnahmen festhalten. Der geplante Umzug nach Österreich wird für ihre Mutter ohnedies einen ganz besonders wertvollen Baustein in diesem Pflegeplan darstellen. Sie ist die erste Bezugsperson für Fr. G.
Erfolgten Änderungen bei:	
Medikation?	nein
physikalischen Maßnahmen?	Frau G. erhielt spezielle, vom Bandagisten angefertigte Schienen für ihre Beine (Kontraktur-prophylaxe), die sie tägl. einige Stunden trägt.
Verhaltensmuster?	Ihre Sprachfähigkeit hat sich (je nach Tagesver-fassung) minimal verbessert, sie wirkt jedoch insgesamt wacher und leichter erreichbar
Sonstiges?	Mit dem Team der Station HA wurde besprochen, die geplanten und bewährten Pflegemaßnahmen nach Möglichkeit weiter durchzuführen und in regelmäßigen Abständen zu evaluieren

Eigene Reflexion:	Zu Beginn meiner Arbeit hätte ich nicht gedacht, daß es mir gelingen würde, diese Beziehung zu Fr. G. aufzubauen, die sie während meiner Arbeit immer mehr annahm. Ich würde mich selbst nicht als allzu körperlichen Menschen bezeichnen und hielt die Sprache als meine größere Stärke . Zu Beginn hatte ich sogar etwas Angst vor dieser weiteren Begegnung mit Fr. G., weil es sehr bald offensichtlich wurde, daß unsere Kommunikation auf anderer Ebene verlaufen musste.

Datum: ..-..-20...   **verfaßt von: N.N.**(Unterschrift)

Evaluierung (Fortsetzung)

| **Eigene Reflexion:** (Fortsetzung) | Unsere fast ausschließlich non-verbale Kommunikation (von ihrer Seite her) hat mich schrittweise sehr bewegt. Zu keinem Zeitpunkt allerdings fühlte ich mich dabei unwohl. Ihre, nach näherer Betrachtung doch recht offensichtlichen „Hilferufe" nach Zuwendung und Anerkennung haben mich betroffen gemacht. Wie viele Frau G.s befinden sich in unserer Obhut, zu denen niemand mehr spricht, die keiner berührt, weil ja scheinbar keine Reaktionen mehr kommen. Mit relativ einfachen und unspektakulären Mitteln ist für Fr. G. ihr jetziger, letzter Lebensabschnitt hoffentlich ein wenig erträglicher geworden. |

Musterdokumentation
Stadium IV
erstellt von DGKS Silvia Reichl

Ausgangsverhalten

KlientIn: Margarete W. **Station:** 1A **Datum:** 17.10.2004
seit 12.11.1999

ANGABEN ZUR PERSON:	
Alter:	87 Jahre (geb. am 7.6.1916)
Geschlecht:	weiblich
Geburtsort:	Wien

SOZIO-ÖKONOMISCHER STATUS: (Familiensituation, Beruf, Religion u.ä.)	
	verwitwet, 2 Töchter hat ab ihrem 14. Lebensjahr in der Gastwirtschaft ihrer Eltern gearbeitet - hat das Geschäft später übernommen und bis zu ihrer Pension in diesem Gewerbe gearbeitet; die Töchter besuchen Fr. W. regelmäßig, die ältere der beiden beinahe täglich - starkes emotionales Verhältnis vorhanden. Fr. W. hatte 3 Geschwister - 2 Brüder sind bereits vor langer Zeit verstorben, ihre Schwester befindet sich seit ca. 2 Mo. ebenfalls in einem städtischen Pflegeheim. Religion spielte lt. den Aussagen der Töchter keine Rolle in ihrem Leben - als Konfession wird r.k. angegeben.

GESUNDHEITSZUSTAND: Medizinische Diagnose, Medikation, frühere mentale oder psychische Krankheiten u.ä.	

Medizinische Diagnose:
Senile Demenz, cerebrovasculäre Insuffizienz, Depressio, M. Parkinson, Insulinpflichtiger Diabetes mellitus Typ II, TIA, Vertigo, St. p. OSH-Fraktur 1999 nach Sturz, Myocardinfarkt 1998, latente cardiale Dekompensation, Hyperthyreose, St. p. Hysterektomie, totale Inkontinenz

Medikamente:

Madopar 62,5 mg	1-1-1-0	Insulinpflichtiger Diabetes seit 20 Jahren	
Monomack ret. 50 mg	1-0-0-0	Mixtard 30/70 IE	32-0-0-0
Thrombo ass 10 mg	0-½-0-0	Insulatard IE	0-0-4-0
Zantac 300 mg	0-0-1-0		
Favistan	½-0-0-0	seit 5.9.2003 Ernährung über PEG-Sonde	
Moduretic	1-0-0-0		
Norvasc	1-0-0-0		

Keine früheren mentalen oder psychischen Krankheiten bekannt.

Datum: ..-..-20... **verfaßt von: N.N.**(Unterschrift)

Ausgangsverhalten (Fortsetzung)

GRAD DES VERLUSTES VON:	
Sprache	keine verbale Verständigung - Frau W. spricht nicht
Sehvermögen	nicht genau beurteilbar - trägt jedoch seit langem eine Brille
Hörvermögen	nicht beurteilbar, scheint auf akustische Reize zu reagieren
Mobilität	sehr eingeschränkt, liegt fast ausschließlich im Bett
Tastsinn	nicht beurteilbar, beobachtet werden immer wieder kehrende kratzende Bewegungen am Kinn
Kurzzeitgedächtnis	nicht beurteilbar
VERHALTENSMUSTER:	
Reaktionen auf Krisen	Laut Angaben der Töchter har Fr. W. nie über ihre Gefühle od. Befindlichkeit gesprochen, sie hatten den Eindruck, daß sie des öfteren „still vor sich hingelitten hätte", es aber nie vor ihnen zu besond. Gefühlsausbrüchen (Ärger, Wut, Trauer, besond. Freude) gekommen wäre. Ihr Leben als Gesamtes wurde als gegeben hingenommen, an dem ohnedies nichts zu ändern wäre, einzig und allein ihre Töchter hätte sie auch stimmgewaltiger vor anderen (insbesond. ihrem Gatten) verteidigt bzw. in Schutz genommen. Insgesamt wird sie eher als vorsichtige, ruhige und ängstliche Person beschrieben.
Traumata aus der Vergangenheit	Die Töchter erzählen von einem besond. Erlebnis aus der Kriegszeit, bei dem Fr. W. nur knapp einer Verschleppung durch die Russen entkommen war.
Reaktion auf altersbedingte Einbußen	Fr. W. negierte altersbedingte Einschränkungen zumeist und wurde bis zuletzt als äußerst „umtriebig" und „immer in Bewegung" beschrieben. Auch diesbezüglich klagte sie nie und nahm div. „Wehwechjen" als gegeben hin. Ihre zunehmende Inkontinenz verleugnete sie auch vor ihrer Tochter bzw. versuchte sie so gut sie konnte zu vertuschen. Mit zunehmendem Alter und speziell seit ihrer Aufnahme ins Pflegeheim - langsamer, unaufhörlicher innerer Rückzug
Kontakte zu Angehörigen/Freunden	Fast täglicher Besuch ihrer beiden Töchter (besond. die ältere Tochter - Fr. Herta - kommt beinahe jeden Nachmittag).
Interaktion mit anderen Bewohnern	Keine aktive Kontaktaufnahme

Datum: ..-..-19...   **verfaßt von: N.N.(Unterschrift)**

Ausgangsverhalten (Fortsetzung)

Beziehung zum Personal	Keine aktive Kontaktaufnahme

Gewohnheiten/Rituale (Essen, Trinken, Schlafen, Waschen u.ä.) Völlig immobile Klientin, kann sich nicht selbst lagern, liegt fast ausschließlich im Bett - wird ca 1x/Woche für ca. 2-3 Std. mittels Hebekran in den Lehnsessel mobilisiert. Die Physiotherapeutin kommt tägl. zum Durchbewegen der Extremitäten, Klientin wird lt. Lagerungsplan gelagert. Sie bewegt die Hände und einen Arm - beobachtet werden immer wieder kehrende kratzende Bewegungen am Kinn. Benötigt Unterstützung in allen Aktivitäten des täglichen Lebens, die Körperpflege lässt Fr. W. ruhig und passiv geschehen. Schlucken ist beeinträchtigt - Ernährung erfolgt über eine PEG-Sonde - tägliche Schluckversuche mit Joghurt, Püree ode ähnlichem, um Schluckreflexe zu aktivieren, trinkt kleine Mengen Flüssigkeit. Liegt häufig mit geöffneten Augen, aber leerem Blick da. Reagiert auf Berührung gelegentlich mit kurzem Blickkontakt und erhöhter Atemfrequenz. Keine verbalen Äußerungen

BEVORZUGTE SINNES-WAHRNEHMUNG:	☐ visuell ☐ auditiv ☐ kinästhetisch/olfaktorisch ☒ nicht einschätzbar

Lebensgeschichte
Regionale/individuelle Biographie

KlientIn: Margarethe W.	**Erstellt mit:** den beiden Töchtern der Klientin (Fr.H. und Frau.A.) und dem PP der Stat. 1A

Datum d. Erhebung	
wurde im zeitraum von 17.10.04 bis 24.10.04 erstellt	Erzählungen der Töchter der Klientin (Fr.H. und Fr. A.): Die Töchter berichten von einer „schweren Kindheit" ihrer Mutter. Sie beschreiben die Eltern ihrer Mutter als äußerst streng - man hatte zu „funktionieren", das Leben war geprägt durch sehr strenge Regeln. Die Eltern selbst kamen aus sehr ärmlichen Verhältnissen und hatten zwar immer hart gearbeitet, aber keinerlei spürbare Liebe für ihre kinder erübrigen können. Fr. W. hatte noch 2 Brüder und eine Schwester. Zu ihrem jüngsten Bruder „Fredi" hatte sie ein sehr inniges Verhältnis und es traf sie ganz besonders hart, als er im Alter von nur 20 Jahren im Krieg ums Leben kam. Zu ihrem 2. Bruder hatte sie später nur sporadischen Kontakt und auch er ist mittlerweile verstorben. Mit ihrer noch lebenden Schwester verband sie Zeit ihres Lebens kaum etwas - die Töchter berichten, daß sie sehr unterschiedlich gewesen wären. Seit ca. 2 Monaten befindet sich auch die Schwester in stationärer Pflegeheimbetreuung. Sie hatte jedoch auch vorher Fr. W. nie im Geriatriezentrum besucht. Die Eltern von Fr. W. betrieben eine Gastwirtschaft und ab ihrem 14. Lebensjahr arbeitete Fr. W. sehr hart, aber immer gerne in diesem Gewerbe. Sie lernte Köchin, machte aber auch sonst alle anfallenden Arbeiten - vom Abwasch über den Einkauf bis zum Service. Im Betrieb ihrer Eltern lernte sie ihren späteren Mann kennen. Sie heiratete ihn mit 21 Jahren, da war ihre älteste Tochter bereits 2 Jahre alt. Erst dann erhielt sie die Erlaubnis ihres Vaters zur Hochzeit. Das sie dieses uneheliche Kind überhaupt bekommen „durfte", war einer ihrer wenigen „Kämpfe" in ihrem Leben - immer mit der Auflage ihrer Eltern „daß das Kind ja nicht den Betrieb stören dürfe". Von ihrem Gatten bekam sie wenig Unterstützung, er war von Anfang an sehr dem Alkohol zugetan und auch bei ihm hatte sie kein leichtes Leben. Bis zum 5. Lebensjahr ihrer ältesten Tochter lebte sie mit ihr allein bei ihren Eltern, erst dann übernahm sie mit ihrem Gatten eine eigene Gastwirtschaft und sie lebten von da an zusammen. Sie zogen in eine Zimmer-Küche-Wohnung mit WC am Gang.

Datum: ..-..-19...   **verfaßt von: N.N.**(Unterschrift)

Lebensgeschichte (Fortsetzung)

Datum d.Erhebung	
wurde im zeitraum von 17.10.04 bis 24.10.04 erstellt	Nur Weihnachten haben beide Töchter als schöne Erinnerung behalten. Da hätte ihr Vater nie getrunken und es wäre ein harmonisches und friedliches Fest gewesen, an dem niemand an den nächsten Tag denken wollte. Angesprochen wurden familiäreProbleme ohnedies nie. Die jüngere Tochter wurde ebenfalls mit 19 Jahren schwanger und auch sie benötigte die Einwilligung des Vaters zur Hochzeit. Sie bekam insgesamt 3 Kinder und lebte bald ihr eigenes Leben, verlor jedoch nie den Kontakt zur Mutter und ihrer Schwester. Die ältere Tochter hatte Zeit ihres Lebens nicht geheiratet und sich immer sehr um ihre Mutter gekümmert. Speziell in den späteren Jahren hat sie sie quasi rund um die Uhr betreut und überall hin mitgenommen. Es besteht ein sehr enges emotionales Verhältnis zwischen den beiden und es geht ihr offensichtlich sehr zu Herzen, ihre Mutter in diesem Zustand zu wissen und sich selbst sehr hilflos dabei zu fühlen. Sie sagt: „Ich weiß, daß meine Mutter alt und sehr krank ist, aber der Gedanke daran, sie einmal nicht mehr bei mir zu haben, ist für mich beinahe unerträglich". Die Töchter berichten weiter von einer großen - aus ihrer Sicht völlig unbegründeten - Eifersucht ihres Vaters. Aus diesem Grund verbot er seiner Frau beinahe alles, wo er sie unbeobachtet wusste. Sie durfte keine Freundinnen treffen, sie hatte keine Hobbys, sogar das Lesen von Liebesromanen - eine kleine Leidenschaft von Fr. W. - duldete er nicht. Der Ehemann von Fr. W. verbrachte die meiste Zeit (trinkend) in der Gastwirtschaft. Fr. W. kümmerte sich um alle Belange der Wirtschaft fast ausschließlich selbst. Das einzige, was sie gemeinsam unternahmen, waren regelmäßige Urlaube in die Steiermark nach Pöllau. 1987 verstarb der Gatte von Fr. W. Die Töchter berichten, daß Fr. W. danach richtig „erleichtert" wirkte - aber auch darüber wurde nie wirklich gesprochen und es veränderte sich auch nichts in ihrem Verhalten, sie war weiterhin in sich gekehrt und interessierte sich nur für die Belange ihrer Töchter. Nach Hobbys gefragt, konnten beide Töchter nur verneinend den Kopf schütteln. Das einzige, worüber sich Fr. W. hin und wieder freute, war das gelegentliche Hören von Operettenmusik und die Freude über Blumen (besonders Rosen). Sie las auch nach dem Tod ihres Gatten keine Liebesromane und hatte keinen Kontakt mehr zu ehemaligen Freundinnen. Ab 1999 wirkte sie zunehmend desorientierter, ging oft mehrmals täglich einkaufen (kaufte 30 Eier oder ähnliches), wusste dann aber nichts mehr damit anzufangen.

Datum: ..-..-20...   **verfaßt von: N.N.(Unterschrift)**

Lebensgeschichte (Fortsetzung)

Datum d.Erhebung	
wurde im zeitraum von 17.10.04 bis 24.10.04 erstellt	Die Bewältigung des Alltags wurde immer beschwerlicher, Hilfe wollte Fr.W. aber nur sehr bedingt annehmen. Ihre sozialen Kontakte beschränkten sich bald ausschließlich auf ihre Töchter. Im Oktober 1999 mußte sie wegen allgemeiner Schwäche, Schwindel und Verwirrtheitszuständen in Spitalsbehandlung. Von dort wurde auch ein Antrag auf Pflegeheimaufnahme gestellt, nach 10 Tagen wurde sie allerdings wieder in häusliche Pflege entlassen. Vor ihrer Aufnahme in das Geriatriezentrum war die Betreuung ihrer Mutter für die Töchter kaum mehr möglich. Trotz Ausschöpfung extramuraler Einrichtungen (HH etc.) und einer fast ständigen Anwesenheit einer der beiden Frauen wollte Fr. W. weder essen noch trinken, konnte ihre Medikamente oft nicht mehr nehmen, war kaum mehr mobil, schlief auch tagsüber sehr viel und ihr Diabetes entgleiste völlig. Die HH berichtete zu diesem Zeitpunkt, daß Fr. W. selbst die Einweisung in ein Pflegeheim wünschte. <u>Eine psychologische Begutachtung zu diesem Zeitpunkt ergab:</u> Fr. W. wirkt sehr zurückgezogen und verlangsamt, hat auf Fragen kaum geantwortet, wirkt desorientiert und verschlossen, kaum zugänglich - deutliche depressive Symptomatik bei mittelschwerer Demenz und schweren kognitiven Beeinträchtigungen. <u>Informationen von seiten des Pflegepersonals:</u> Zu Beginn ihrer Aufnahme auf die geriatrische Langzeizstation erholte sich Fr. W. körperlich eigentlich sehr gut, sie wurde bald wieder mobil, glaubte sich in einer Pension, in die sie jeden Sommer kommt (Urlaube mit ihrem Gatten in der Steiermark). Mit der „Bedienung" zeigte sie sich sehr zufrieden und wollte nach jeder „Behandlung" bezahlen. Auf keinen Fall wollte sie Schulden haben. Gerne trank sie zum Essen ein Gläschen Bier oder Wein. Tagsüber sah sie gerne fern - und bat immer um „freie Sicht" - glaubte sich im Kino. Insgesamt wirkte sie sehr still, sie beobachtete viel, sprach aber wenig und nahm von sich aus keinen Kontakt zu Mitpatienten oder Pflegepersonal auf. Von ihrer Persönlichkeit her wirkte sie eher ängstlich, unsicher und zurückgezogen, verzagt, traurig, gelegentlich weinerlich und mitunter unruhig, agitiert. Sie war zeitreisend und ca. 1 Monat lang versuchte sie regelmäßig die Station zu verlassen, weil sie sich um ihre Töchter sorgte. Das Langzeitgedächtnis war noch gut ausgeprägt, aber sie erkannte ihre Töchter nicht immer, fragte oft nach den „Kleinen". <u>Eine weitere psychologische Testung 2001 ergab:</u> Fr. W. wirkt desorientiert, im Antrieb verlangsamt, zeigt wenig Mimik, Probleme im Verstehen komplexer Anweisungen, keine Spontansprache.

Datum: ..-..-19...   **verfaßt von: N.N.**(Unterschrift)

Lebensgeschichte (Fortsetzung)

Datum d.Erhebung	
wurde im zeitraum von 17.10.04 bis 24.10.04 erstellt	Hochgradiges dementielles Syndrom im Rahmen einer senilen Demenz mit hochgradiger Verminderung der kognitiven Leistungsfähigkeit, die Klientin ist nicht in der Lage, ihre Angelegenheiten ohne Gefahr eines Nachteiles für sich selbst zu besorgen - es wird ein Sachwalter beantragt und ihre jüngere Tochter wird daraufhin einige Zeit später zu ihrem Sachwalter bestellt. Im August 2003 bemerkt die ältere Tochter von Fr.W. bei ihrem Besuch eine auffällige „Schläfrigkeit". Von Seiten des Pflegepersonals und der Ärzte wird berichtet, daß Fr. W. nur mehr auf Ansprache die Augen öffnet, z.T. somnolent wirkt, nur mehr passiv im Rollstuhl sitzt und Nahrung nur mehr gelegentlich zu sich nimmt. Fr.W. kommt in Spitalsbetreuung. Durchgeführte Untersuchungen können keine sicheren Anhaltspunkte für ein ischämisches Geschehen dokumentieren. Eine dargestellte Parese der li. oberen und unteren Extremität bildet sich nach einer Zuckersubstitution wieder zurück. Es wird eine PEG-Sonde gesezt und die Pat. zurücktransferiert. Seit diesem Geschehen reagiert Fr. W. kaum noch, öffnet aber auf Ansprache die Augen, nimmt aber nur selten Blickkontakt auf, sie spricht nicht mehr.

Datum: ..-..-20...   **verfaßt von: N.N.**(Unterschrift)

Plan für validierende Pflege

Datum:	KlientIn:	erstellt von:
27.10.04	Margarethe W.	DGKS Silvia Reichl

Anamnese/ Ist-Zustand	Fr. W. scheint in allen Bereichen desorientiert und ist in sämtlichen Aktivitäten des täglichen Lebens von Fremdpersonen abhängig. Fr. W. spricht nicht und zeigt auch sonst nur wenig Reaktion auf Ansprache oder Berührung (Öffnen der Augen, sonst kaum Mimik, nur selten Blickkontakt, Augen starren oft ins Leere). Fr. W. ist immobil und nicht imstande, sich selbst zu lagern. Sie ist vollständig inkontinent und wird über eine PEG-Sonde ernährt. Gelegentlich werden wiederkehrende Kratzbewegungen am Kinn beobachtet.
Auszug aus der Pflegediagnose:	**00051 Kommunizieren, verbal, beeinträchtigt -** fehlende Fähigkeit, Sprache in der zwischenmenschlichen Kommunikation zu gebrauchen - infolge ihrer Demenzerkrankung und fehlender Stimuli **00122 Sinneswahrnehmungen, gestört -** in sämtlichen Bereichen eingeschränkte Fähigkeit, sensorische Reize zu empfangen und zu interpretieren, begleitet von einer ebenso beeinträchtigten Reaktion auf gesetzte Reize - aufgrund des Verlustes der persönlichen, örtlichen, zeitlichen und situativen Orientierung **00124 Hoffnungslosigkeit -** Unfähigkeit, persönliche Wahlmöglichkeiten zu erkennen und vorhandene Ressourcen zu nutzen - infolge völliger Aktivitätsein-schränkung, körperlichem Versagen und Isolation **00129 Verwirrtheit, chronisch -** eine irreversible, lang andauernde bzw. fortschreitende Verschlechterung von Intellekt und Persönlichkeit infolge dementieller Prozesse **00130 Denkprozeß, verändert -** zeitliche und örtliche Desorientierung - Personen, Umstände und Ereignisse können nicht eingeordnet werden
Ressourcen:	- enge emotionale Bindung und regelmäßige Kontakte zu ihren Töchtern (besonders zu erstgeborener Tochter) - Fleiß und Arbeit als großer Stellenwert in ihrem Leben (Gastwirtschaft - im speziellen das Kochen) - emotional positiv besetzte Weihnachtsfeste - Vorliebe für Operettenmusik - trank gerne ein Gläschen Bier oder Wein - freute sich über Blumen (im spez. Rosen und deren Duft) - emotional positiv besetzter Bruder „Fredi" - bereits verstorben - Tod traf sie sehr, möglicherweise Aufreißen alter Wunden?) (- frühere Vorliebe für Liebesromane - ev. nicht pos. besetzt, da durch Gatten verboten?)

Datum: ..-..-19... **verfaßt von: N.N.(Unterschrift)**

Plan für validierende Pflege (Fortsetzung)

Probleme:	**Psychosoziales Grundbedürfnis nach Geborgenheit und Sicherheit ist unbefriedigt,** Offensichtliches Unvermögen, persönliche Wahlmöglichkeiten wahrzunehmen und persönliche Ressourcen zu nutzen - Realität der Gegenwart scheint stark stressbesetzt - völliger innerer Rückzug. Lebensqualität ist stark beeinträchtigt.
Informationen von Team/Angehörigen:	Sowohl von seiten der Angehörigen als auch von Seiten des Pflegepersonals wurde mir sehr viel Interesse und Unterstützung entgegengebracht Die Töchter erzählten bereitwillig aus der Biographie der Klientin und möchten alles unternehmen, um eine Besserung des Zustandes ihrer Mutter herbeiführen zu können. Sie scheinen sehr große Erwartungen in meine Arbeit mit ihrer Mutter zu haben. Ich habe ein wenig Sorge, diesen Erwartungen gerecht werden zu können - trotz mehrerer Gespräche darüber, sich keine „Wunder" zu erhoffen.
Ziele:	Aufgebautes Vertrauensverhältnis. **Psychosoziales Grundbedürfnis nach Geborgenheit und Sicherheit ist in Ansätzen befriedigt,** - Klientin zeigt Anzeichen von Stressreduktion und Entspannung.
Validierende Pflegemaßnahmen:	- etwa tägl. (Mo.-Fr.) ca. 10 min. dauernde ego-stärkende und entlastende Interaktion mit der Klientin ("fürsorgliche, gute Mutter", "fleißige, arbeitsame Hände" etc.) unter Einsatz von Berührungstechniken (beginnend Hände, Kopf, Wangen - auf Reaktionen achten - gegebenenfalls ausweiten) durch die FVP - Vorspielen von Operettenmusik - tägl. im Anschluß an die validierende Interaktion - FVP oder TD oder Tochter - in der Vorweihnachtszeit - Vorspielen bzw. Singen von Weihnachtsliedern - FVO od. TD od. Tochter - kleine weihnachtliche Dekorationsstücke auf Nachtkästchen bzw. Bettgalgen anbringen - Tochter - Abstellen eines kleinen Gefäßes mit getrockneten Rosen auf ihrem Nachtkästchen, tägl. beträufeln mit Rosenduftöl - Tochter (zeigen und riechen lassen) - tägl. zur Mittagszeit einige Tropfen Bier oder Wein auf die Zunge träufeln (später ev. kleine Schlucke verabreichen) - TD - tägl. die Klientin warme Speisen riechen lassen TD (im speziellen warme Mehlspeisen - Klientin war „berühmt" für ihre selbstgebackenen Mehlspeisen - dazu das Lied singen: „Backe, backe Kuchen") - FVP

Datum: ..-..-20...   **verfaßt von: N.N.**(Unterschrift)

Plan für validierende Pflege (Fortsetzung)

Validierende Pflege-maßnahmen: (Fortsetzung) 4.und 5.11.2004	- bei Auftreten der wiederkehrenden Kratzbewegungen am Kinn - kleinen Stoffbären in die Hände der Klientin legen - TD oder ND - ev. Küchengeräte (Kochlöffel, Schneebesen etc.) fühlen lassen Keine Reaktion auf angebotene Küchengeräte
Eigener Kommentar zum Ist-Zustand:	Aufgrund ihrer Biographie würde ich meinen, daß ihr völliger Rückzug eine weitere Konsequenz ihres an sich immer sehr introvertierten Wesens ist. Offensichtlich sah Fr. W. bereits in jüngeren Jahren keine Wahlmöglichkeiten, an ihrem nicht leicht verlaufenem Leben etwas zu ändern. Ihr einziger Motor schienen immer ihre Töchter gewesen zu sein. Zum Teil hatte ich ein wenig den Eindruck, daß auch sie es jetzt waren, die sie am „Gehen" hindern. Obwohl die Töchter beinahe jeden Tag bei ihrer Mutter sind, waren sie doch auch eher der Meinung, daß sie das meiste nicht mehr mitbekommen würde. Dahingehend war es mir möglich, die Töchter zu sensibilisieren, wieder vermehrt mit ihrer Mutter zu sprechen, sie zu berühren und ihr ganz allgemein mehr Reize zukommen zu lassen. Für diese information schienen sie sehr dankbar.

Datum: ..-..-19...   **verfaßt von: N.N.**(Unterschrift)

Evaluierung
Zusammenfassende Auswertung
für den gesamten Prozeß der validierenden Pflege

KlientIn: Margarethe W.	erstellt von: DGKS Silvia Reichl

In welchem Stadium befand sich Klient/in	am Beginn des Prozeßgeschehens? IV... am Ende des Prozeßgeschehens? III/IV..
Hat sich das Verhalten des/der Klient/In während des Prozeßgeschehens verändert?	☒ ja ☐ nein Anmerkungen: Fr.W. reagiert heute „rascher" aud sensorische Stimulation, direkte Blickkontakte können häufiger und länger beobachtet werden, ebenso einzelne gezielte Reaktionen der Klientin (Händedruck, nach etwas greifen). Sie zeigt im Zusammenhang mit gesetzten validierenden Maßnahmen Anzeichen von Entspannung.
Welche gesteckten Ziele wurden erreicht?	Aufgebautes Vertrauensverhältnis. **Psychosoziales Grundbedürfnis nach Geborgenheit und Sicherheit scheint ansatzweise besser befriedigt zu sein -** Klientin zeigt Anzeichen von Entspannung. Aus der Sicht der Pflegenden kann man sagen, daß die eingesetzten validierenden Maßnahmen von der Klientin „angenommen" wurden und anscheinend auch erfolgreich waren. Ein endgültiger Rückzug aus der Gegenwart (völliges Vegetieren) konnte verhindert werden.
Welche gesteckten Ziele wurden nicht erreicht? **Was hat Probleme gemacht?**	Während meiner Besuche bei Fr. W. hatte sie kein einziges Mal gesprochen - dazu muß ich jedoch bemerken, daß ich die Wiedererlangung der Sprachfähigkeit auch nie wirklich vor Augen hatte und auch unrealistisch gewesen wäre. Das sie einzelne Worte in der Gegenwart ihrer Tochter oder einzelner Pflegepersonen gesprochen hat, ist für mich jedoch grundsätzlich auch ein Zeichen dafür, daß ein noch weiterer Rückzug verhindert werden konnte.
Gab es Unterstützung durch Team/Angehörige?	Ich erhielt sowohl von Seiten des Teams aus auch von den beiden Töchtern der Klientin volle Unterstützung und Kooperation.

Datum: ..-..-20...   verfaßt von: N.N.(Unterschrift)

Evaluierung (Fortsetzung)

Konnten Team/Angehörige in den Prozeßverlauf integriert werden?	Das Team will die validierenden Pflegemaßnahmen weiter fortsetzen, und auch die Töchter möchten die Pflegenden dabei nach ihren Möglichkeiten unterstützen.
Erfolgten Änderungen bei:	
Medikation?	keine Änderungen
physikalischen Maßnahmen?	keine Änderungen
Verhaltensmuster?	Fr. W. wirkt insgesamt leichter empfänglich für gesetzte Reize im sensorischen Bereich
Sonstiges?	-

Eigene Reflexion:	Obwohl Frau W. von allen meinen bisherigen KlientInnen die wenigsten „sichtbaren" Reaktionen zeigte und auch keine „deutlichen Erfolge"erzielt werden konnten, möchte ich die Arbeit mit Fr. W. als äußerst lehrreich und befriedigend für mich bewerten. Die Töchter von Fr. W. hängen sehr an ihrer Mutter. Ich hatte z.T. den Eindruck, daß sie die Ursache dafür sind, daß Frau W. noch nicht „ganz losgelassen" hat. Ganz eng an die Arbeit mit Fr. W. waren auch die Begegnungen mit ihren Töchtern geknüpft. Ich hoffe sehr, nicht allzu große und vor allem unerfüllbare Hoffnungen und Erwartungen in ihnen ausgelöst zu haben. Ich denke, wenn das betreuende Pflegeteam an den „erprobten" validierenden Maßnahmen festhalten kann bzw. diese entsprechend evaluiert werden, kann es Fr. W. ermöglicht werden, halbwegs friedvoll den Rest ihres hiesigen Lebens zu verbringen bzw. auf dem Weg aus diesem Leben nicht ganz allein zu bleiben.

Datum: ..-..-19...   **verfaßt von: N.N.**(Unterschrift)

Literatur

Bach E (2003), Gesammelte Werke, Verlag Aquamarin

Bach E, Scheffer M (2004), Blumen, die durch die Seele heilen, Verlag Ullstein

Bienstein Ch, Fröhlich A (1991), Basale Stimulation in der Pflege, Verlag Selbstbestimmtes Leben, Düsseldorf

Blimlinger E, Ertl A, Koch-Straube U, Wappelshammer E (1994), Lebensgeschichten – Biographiearbeit mit alten Menschen, Vincentz-Verlag, Hannover

Böhm E (1988), Verwirrt nicht die Verwirrten, Psychiatrie-Verlag, Rehburg-Loccum

Böhm E (1991), Alte verstehen – Grundlagen und Praxis der Pflegediagnose, Psychiatrie-Verlag, Rehburg-Loccum

Brobst R et al. (1996), Der Pflegeprozeß in der Praxis, Verlag Hans Huber, Bern

Cavanagh S (1995), Pflege nach Orem, Lambertus-Verlag, Freiburg i.B.

Doenges M, Moorhouse M (1997), Pflegediagnosen und Maßnahmen, Verlag Hans Huber, Bern

Erikson E (1973), Identität und Lebenszyklus, Suhrkamp, Frankfurt am Main

Feil N (1990), Validation – ein neuer Weg zum Verständnis alter Menschen, Delle Karth Verlag, Wien

Frankl V E (1991), Der Wille zum Sinn, Piper, München

Herkner W (1975), Einführung in die Sozialpsychologie, Verlag Hans Huber, Bern

Hornung R, Lächler L (1986), Psychologisches und soziologisches Grundwissen für Krankenpflegeberufe, Psychologie Verlags Union, München

Juchli L (1995), Pflege – Praxis und Theorie der Gesundheits- und Krankenpflege, 7. Auflage, Thieme, Stuttgart

Kämmer K (Hrsg) (1994), Pflegemanagement in Altenheimen, Schlütersche Verlagsanstalt, Hannover

Kübler-Ross E (1990), Leben bis wir Abschied nehmen, Kreuz Verlag, Stuttgart

Maslow A H (1970), Motivation and Personality, Harper & Row, New York

NANDA (2005), Nursing Diagnoses: Definition and Classification, 6th Edition, North American Nursing Diagnosis Association, Philadelphia

Osborn C, Schweitzer P, Trilling A (1997), Erinnern – Eine Anleitung zur Biographiearbeit mit alten Menschen, Lambertus-Verlag, Freiburg i.B.

Petzold H (1985), Mit alten Menschen arbeiten, Pfeiffer, München

Projektgruppe Subjektive Gesundheits- und Krankheitskonzepte, Fachhochschule Frankfurt am Main (Hrsg) (1997), Die Kunst der patientenorientierten Pflege, Mabuse, Frankfurt am Main

Schaub M (1994), Psychologie für die Pflegeberufe, Springer, Berlin

Scheffer M (2002), Die Original Bachblüten-Therapie für Einsteiger. Die Büten – die Anwendung – die Wirkung, Hugendubel

Schlettig H, von der Heide U (1995), Bezugspflege, Springer, Berlin

Schmidbauer W (1990), Die hilflosen Helfer – Über die seelische Problematik der helfenden Dienste, Rowohlt, Reinbek bei Hamburg

Sittler E, Kruft M (1997), Pflegeleitfaden Altenpflege, Urban & Schwarzenberg, München

Stefan H, Allmer F, Eberl J et al. (2003) Praxis der Pflegediagnosen, 3. Auflage, Springer, Wien New York

Stevens J (1988), Die Kunst der Wahrnehmung, Verlag Chr. Kaiser, München

Stösser A (1992), Pflegestandards, Springer, Berlin

Völkel I, Ehmann M (1997), Spezielle Pflegeplanung in der Altenpflege, Verlag Gustav Fischer, Stuttgart

Weh B, Sieber H (1985), Pflegequalität, Urban & Schwarzenberg, München

Willig W, Erben M, Pulvermüller G (1994), Psychologie, Soziologie, Gesprächsführung in der Altenpflege, Willig, Balingen

Woodward K (1991), Aging and Its Discontents, Indiana University Press, Bloomington

Zimmermann E (2001), Aromatherapie für Pflege- und Heilberufe, Sonntag Verlag, Stuttgart

SpringerMedizin

Gerald Gatterer, Antonia Croy

Leben mit Demenz

Praxisbezogener Ratgeber für Pflege und Betreuung

Unter Mitarbeit von G. Neubauer, M. Schmieder, H. G. Zapotoczky

2005. XIII, 325 Seiten. 14 Abbildungen.

Broschiert **EUR 29,80**, sFr 51,–

ISBN 3-211-00804-7

Die demographische Entwicklung prophezeit uns: Wir werden alle älter. Die hinzugewonnene Lebenszeit kann aber oft ein Leben mit Krankheit, Behinderung und der Pflegeabhängigkeit von anderen Menschen sein.

Dieses Handbuch beleuchtet das Leben mit einer dementiellen Erkrankung und stellt einen praxisorientierten Leitfaden für das Zusammenleben mit von Demenz betroffenen Personen dar. Klar und verständlich werden die Ursachen der Erkrankung und Möglichkeiten für Diagnostik und Therapie besprochen. Fachleute aus den Bereichen Medizin, Pflege, Psychologie und Angehörigenbetreuung stellen praxisrelevante Lösungen für die im Verlauf der Erkrankung auftretenden Probleme, vom Erkennen der ersten Symptome bis hin zum Abschiednehmen, vor.

Alle professionellen Helfer der Altenpflege sowie Betroffene und deren Angehörige erhalten einen detaillierten Überblick zur Betreuung und Versorgung von dementiell erkrankten Menschen. Ein Serviceteil bietet wichtige Kontaktadressen für Deutschland, Österreich und die Schweiz.

SpringerWien NewYork

P.O. Box 89, Sachsenplatz 4–6, 1201 Wien, Österreich, Fax +43.1.330 24 26, books@springer.at, **springer.at**
Haberstraße 7, 69126 Heidelberg, Deutschland, Fax +49.6221.345-4229, SDC-bookorder@springer-sbm.com, springeronline.com
P.O. Box 2485, Secaucus, NJ 07096-2485, USA, Fax +1.201.348-4505, orders@springer-ny.com, springeronline.com
Eastern Book Service, 3–13, Hongo 3-chome, Bunkyo-ku, Tokyo 113, Japan, Fax +81.3.38 18 08 64, orders@svt-ebs.co.jp
Preisänderungen und Irrtümer vorbehalten.

SpringerMedizin

Gerald Gatterer (Hrsg.)

Multiprofessionelle Altenbetreuung

Ein praxisbezogenes Handbuch

2003. XX, 413 Seiten. 15 Abbildungen.
Broschiert **EUR 39,80**, sFr 68,–
ISBN 3-211-83812-0

Erstmalig im deutschen Sprachraum wird in diesem Handbuch die Altenbetreuung aus der Sichtweise von unterschiedlichen Fachdisziplinen präsentiert. Namhafte Fachleute aus den Bereichen der Altenpflege, Medizin, Psychologie und Therapie sowie Angehörige von Betroffenen bzw. Selbsthilfegruppen erläutern praxisbezogene Maßnahmen zur Lösung von leichteren bis schwerwiegenden Problemen, die mit dem Älterwerden verbunden sind.

Von den Themenkreisen werden sowohl stationäre und ambulante Versorgungsstrukturen, Diagnostik und Therapie psychischer Erkrankungen im Alter, als auch Rehabilitation, Kommunikation, Psychotherapie, Palliativmedizin und alternative Betreuungsformen ausführlich behandelt.

Dieses Praxishandbuch gibt allen professionellen Helfern der Altenpflege sowie den Angehörigen von Betroffenen einen praxisrelevanten Überblick zur Betreuung und Versorgung von älteren Menschen.

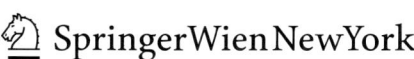

SpringerWien NewYork

P.O. Box 89, Sachsenplatz 4 – 6, 1201 Wien, Österreich, Fax +43.1.330 24 26, books@springer.at, **springer.at**
Haberstraße 7, 69126 Heidelberg, Deutschland, Fax +49.6221.345-4229, SDC-bookorder@springer-sbm.com, springer.de
P.O. Box 2485, Secaucus, NJ 07096-2485, USA, Fax +1.201.348-4505, orders@springer-ny.com, springeronline.com
Eastern Book Service, 3 – 13, Hongo 3-chome, Bunkyo-ku, Tokyo 113, Japan, Fax +81.3.38 18 08 64, orders@svt-ebs.co.jp
Preisänderungen und Irrtümer vorbehalten.

SpringerMedizin

Monique Weissenberger-Leduc

Handbuch der Palliativpflege

Dritte, vollständig überarbeitete Auflage.
2002. XVI, 189 Seiten.
Broschiert **EUR 19,90**, sFr 34,–
ISBN 3-211-83829-5

Das Handbuch der Palliativpflege befasst sich systematisch mit der Linderung von Beschwerden im letzten Lebensabschnitt des Menschen, wobei physische und soziale Aspekte integriert gesehen werden.

Die Autorin, Krankenschwester und Pflegewissenschafterin, gibt in knapper und übersichtlicher Form fachliche Pflegehinweise für Alltagssituationen mit Schwerkranken und Sterbenden. Die notwendigen, theoretischen Grundlagen werden ebenso vermittelt. Ein ausführliches Kapitel ist der Schmerzbekämpfung gewidmet, weitere behandeln die Unterstützung bei der Bewältigung anderer quälender Symptome, wie z. B. Dysphagie, Schlaflosigkeit oder Angstzustände. Dieses Buch bietet konkrete, praxisnahe Pflegemaßnahmen an und ermöglicht eine bessere Versorgung von Patienten im letzten Lebensabschnitt.

Die dritte Auflage wurde vollständig überarbeitet, aktualisiert, und neue Kapitel über Ziele der Palliativpflege, komplementäre pflegerische Maßnahmen sowie über einige wichtige Symptome hinzugefügt.

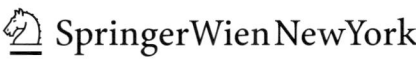 Springer Wien New York

P.O. Box 89, Sachsenplatz 4–6, 1201 Wien, Österreich, Fax +43.1.330 24 26, books@springer.at, **springer.at**
Haberstraße 7, 69126 Heidelberg, Deutschland, Fax +49.6221.345-4229, SDC-bookorder@springer-sbm.com, springeronline.com
P.O. Box 2485, Secaucus, NJ 07096-2485, USA, Fax +1.201.348-4505, orders@springer-ny.com, springeronline.com
Eastern Book Service, 3–13, Hongo 3-chome, Bunkyo-ku, Tokyo 113, Japan, Fax +81.3.38 18 08 64, orders@svt-ebs.co.jp
Preisänderungen und Irrtümer vorbehalten.

Springer und Umwelt